한방간호학개론

한방간호학개론

유준상 지음

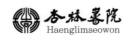
杏林書院
Haenglimseowon

머리말 ■

　초, 중, 고 12년의 세월을 동양학과 단절되어 생활한 우리에게 음양오행은 너무나 낯선 개념이다. 한자보다 오히려 영어에 익숙한 우리에게 삶의 모든 분야에서 한의학의 영역은 어디에서도 쉽게 찾을 수 없는 듯 보인다.

　한의학은 음양오행을 바탕으로 인간의 몸과 마음을 통일된 하나의 유기체로 파악하여 생리, 병리, 질병의 치료, 예방 및 양생법을 제시하는 학문이다. 고대 중국으로부터 전래되어 우리나라에서 토착화된 의학과 접목되어 우리나라 고유의 한의학(韓醫學)으로 발달하게 되었다.

　한의학은 비단 한의사들만의 것이 아닌, 우리 모두의 것이어야 하기에 간호학을 전공하는 간호학과 학생은 물론, 일반 시민들에게도 쉽게 다가갈 수 있는 것이 되어야 할 것이다.

　한의학이라고 하면 먼저 한자가 많아 어렵다, 고리타분하다거나, 개념이 두루뭉술해서 확실하지 않다 등 여러 가지 이미지가 떠 오를 수 있다. 이에 본 책에서는 가능한 쉽고 간결하게 한의학을 한글로 설명하고자 노력하였으나, 한글만으로 의미를 전달하기 어려운 경우는 한자나 영어를 괄호 속에 넣어서 이해를 돕고자 하였다.

　비록 본서의 이름은 『한방간호학개론』이라 되어 있으나, 일반 한의학을 공부

하는 자연과학, 인문과학, 일반인들에게도 한의학을 배울 수 있는 기초도서가 되길 바라는 마음으로 교재를 만들었다. 다만 한방간호를 담당하는 사람들이 참고하여야 할 부분들을 좀 더 보강한 책이라고 보면 좋을 듯하다.

대학에서 한방간호학을 15년 이상 강의를 해 오면서, 적당한 교재를 찾고자 노력하였으나 제목은 '한방간호학'이라고 되어 있으나, 마치 한의학개론처럼 한의학만 소개하는 내용으로 되어 있어서 간호학과 학생들에게 가르치기에 부적절한 책이 대부분이어서, 간호사가 될 학생들이 꼭 알았으면 하는 내용으로 기술하겠다는 목표를 가지고 이 책을 썼다.

임상현장을 비롯하여, 인간을 연구하고자 하는 모든 분들에게 통합적 사고를 가질 수 있는 계기가 되길 바라며, 미진한 부분은 추후 더욱 보강할 것을 약속 드린다.

2024년 2월
우산동 연구실에서
저자 유 준 상

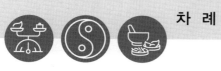

차 례

1장

한방간호의 개념과 역사

> **[학습목표]**
> 1. 한방간호의 개념을 말할 수 있다.
> 2. 한방간호와 관련된 주요 서적의 의의에 대해서 말할 수 있다.

1. 한방간호의 개념

중국에서 한방간호는 '한의학 이론의 체계 아래 예방, 보건, 재활의 의료활동을 결합해서 환자 및 노인, 어린이, 병약한 사람, 청년 등 건강한 사람에 대해서 보살피고 방향을 안내해 베푸는 독특한 간호기술이다'라고 정의한다. 한방간호학은 인류의 건강을 보호하고 유지하며, 촉진시키는 응용학이다.

우리나라에서 '한방간호학(韓方看護學, oriental nursing)은 한의학적 방법으로 이루어지는 간호활동이나 간호행위'라고 정의하고 있다. 즉, 한의학의 기본이론인 음양오행의 철학적 배경 및 학문적 지식의 이해를 바탕으로 간호 대상자의 건강을 유지·증진시키기 위하여 신체적, 정신적, 사회적으로 자연과의 조화와 균형을 유지하여 최적의 심신 상태에 도달하도록 돕는 것을 의미한다'고 하였다[1]. 신경림(1997)은 한방간호란 "체질에 따른 기(氣)를 관찰하여 음양의 조화를

---

1) 김정아. 학문명백과: 의약학. 「한방간호학」. 형설출판사.

이루도록 살피고, 선천적이고 후천적인 습성에서 쌓인 편벽된 감정에서 벗어나 평인(平人)으로 돌아갈 수 있도록 보살펴주는 수심정기(修心正氣)"라고 정의한 바 있다[2].

한방간호 = 한의학적 이론(음양오행 등) + 신체적, 정신적, 사회적 방면 + 조화와 균형 → 최적의 심신상태

2. 한방간호의 역사

한의학 분야에서 특별히 '한방간호학'이 별도의 학문체계로 이루어진 것은 최근의 일이며, 중국의 후한시기, 혹은 춘추전국시기의 서적을 볼 때에도 '삼분치(三分治), 칠분양(七分養)'이라는 말이 나오는데, 환자가 병에 걸렸을 때 30%는 치료하고 70%는 조양하라는 말이다. 양(養)이라는 용어가 나오는데, 이것은 조리(調理), 조양(調養), 보호(保護), 조호(調護) 등을 설명하는 것으로, 간호를 매우 중요시했다는 것을 알 수 있다.

초기 의료의 단계(하나라 시대에서 춘추시대까지)에서 사람들은 비바람이나 짐승들을 피해 동굴에서 생활을 하기도 하고, 모여 살기도 하였다. 이러한 가운데, 위생관념이 생겨서 세수를 하거나, 목욕을 하거나, 손을 씻는 위생행위를 하고 더위를 피하는 등의 활동을 하였다. 또 환경위생을 좋게 하여 쥐나 벌레로부터 피하거나 이들을 제거하게 되었으며, 음식에서도 사계절에 적응하여 제철 음식을 먹었고, '봄에는 신맛이 나는 것, 여름에는 쓴맛이 나는 것, 가을에는 매운 것, 겨울에는 짠 것을 많이 먹는다'는 관점을 중시하였다. 약물에 대해서는 내복하거나 외용하기도 하였으며, 칠정[3](七情)이 인체의 장부[4](臟腑)기능을 손상시

---

2) 위의 책.
3) 칠정(七情): 7가지의 감정, 기쁨, 화냄, 근심, 생각, 슬픔, 무서움, 놀람.
4) 장부(臟腑): 흔히 오장육부를 줄여서 부르는 말. 오장은 간, 심, 비, 폐, 신이며, 육부는 담, 소장, 위, 대장, 방광, 삼초이다.

킬 수 있다는 관점을 중시하여 간호를 하게 되었다. 또 약물에 대해서는 증상, 약물의 특징, 산지, 효과, 사용방법 등을 기록하였으며, 인체의 부위, 질병, 한약 등의 명명이 갑골문에 나타나기도 하였다.

전국시대에서 동한시기까지는 『황제내경』을 통해서 한방간호학의 총체적인 결과물이 나타났다고 본다. 물론 『황제내경』이 한방간호학의 전문서적은 아니다. 오히려 한의학의 전문서이다. 하지만, 한방간호에 사용하는 중요한 한의학적 이론들이 담겨진 책이기 때문에 한방간호학을 연구하려면 살펴야 하는 책이라 할 수 있다. 『황제내경』은 대략 2,000년 전 진한(秦漢)시기에 쓰여진 것으로 보이며, 의학뿐 아니라 천문학, 지리학, 철학, 인류학, 사회학, 군사학, 수학, 생태학 등의 각 분야를 다루고 있어, 이후 많은 후배 의사들에게 커다란 영향을 주었다.

『황제내경』은 인체를 하나의 정체[5](整體)로 파악하고, 사람은 자연환경과 밀접하게 관련되어 있으며, 음양오행학설을 운용하여, 생리, 병리현상을 설명하였다. 진단과 치료에 대해서 언급하였을 뿐 아니라, 음양의 대립과 통일적 관점을 가지고 우주 만물의 생산, 발전, 변화의 규칙성을 설명하였다. 인체는 음양의

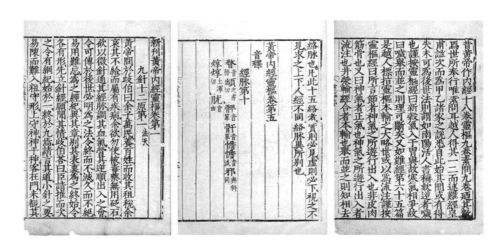

1-1. 황제내경(黃帝內經)

---

5) 정체(整體)란 하나의 유기체를 말하며, 인체 내의 모든 부분들이 서로 유기적으로 연결되어 있음을 말한다.

균형이 이루어진 상태로 파악하고, 균형이 깨지면 병이 생긴다고 보았다.『황제내경』에서는 정신과 사회의 구성 요소들과의 관계가 인체 및 질병에 영향을 줄 수 있으므로 예방에 힘써야 한다고 강조하였고, 미신을 배격하였으며, 진한시대 이전의 의학적 성취를 총괄하였다.

『황제내경』은 「소문」과 「영추」의 2부분으로 크게 나뉘며 각각 81장으로 구성되어 있다. 내용은 매우 광범위한데, 음식과 관련해서는 음식의 기미(氣味)가 정기(精氣)를 보익할 수 있다던가, 음식은 장부의 정기를 보할 수 있다는 등 음식과 약을 쓰는 것에 대해서 기록하고 있다.

생활할 때에는 음양의 법칙에 맞게 규칙적인 생활을 할 것을 강조하며, 과로를 피하도록 하였다. 생리적인 간호에 대해서는 정신이 진취적이지 않고, 의지가 다스려지지 않으면 병이 낫지 않는다고 하여, 의사나 간호인력은 환자의 심리를 이해하고 환자의 의향을 가능한 따르도록 하고 있다. 질병의 간호에 대해서는 각각의 질병에 대해서 음식 간호를 설명하여, 피할 음식과 즐겨 먹을 음식을 설명하였다. 침구치료, 도인요법, 추나요법, 뜨겁게 데우는 방법 등을 상세히 기록하고 있다.『신농본초경(神農本草經)』에서는 약물을 상품, 중품, 하품으로 구분하여 설명하였고, 사기오미(四氣五味)에 대해서 설명하였으며, 복약의 시간과 방법, 용량을 기록하였다.

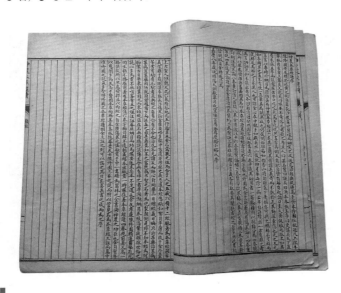

1-2.『신농본초경
(神農本草經)』

『상한잡병론(傷寒雜病論)』은 장중경(張仲景)의 저작이며, 차가운 기운[寒]에 손상되었을 때 치료하는 방법을 기술한 책인데, 즉 전염병에 대한 치료를 기록한 서적이라고 볼 수 있다. 증상에 관한 것을 육경병이라는 틀로 설명하고 이를 토대로 변증논치[6]에 대해서 소개하였다. 변증논치는 한의학 치료의 기초가 되는 것인데, 이로써 『상한잡병론』은 가장 이른 시기에 변증논치에 대해서 기술한 서적이라고 볼 수 있다. 또한 약물방제학의 독창적인 면을 가지고 있어서 후대의 의가들에게 많은 영향을 끼쳤다.

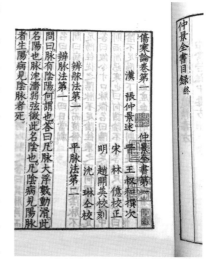

1-3. 『상한잡병론(傷寒雜病論)』

화타(華陀)는 동한시기의 사람이며, 외과수술에 뛰어났으며, 마비산(麻沸散)을

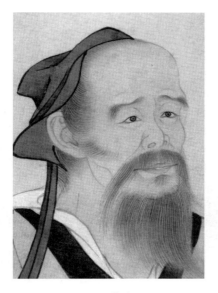

1-4. 화타

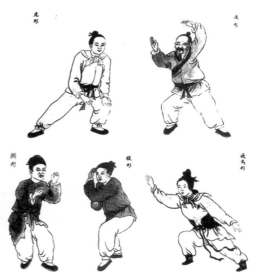

1-5. 오금희

---

6) 변증논치(辨證論治): 증(證)을 변별하여 치료를 논한다는 뜻으로 서양의학처럼 개별 증상 하나하나를 치료하는 것이 아니라, 비슷한 증상들의 모임인 증후를 증證이라고 하여, 이 증에 맞춰 치료를 한다는 개념이다.

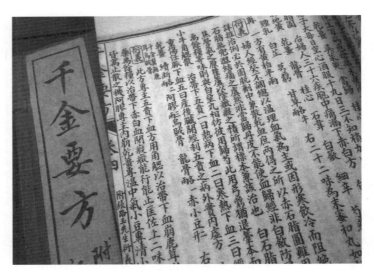

1-6. 천금요방

만들어 수술에 사용하였고, 오금희(五禽戲)라는 보건체조를 만들었는데, 이는 다섯 가지 동물의 행동 모습을 흉내 내서 만든 것이다.

위진남북조시대에서 수당오대시기까지 중에서 위진남북조시대에는 유물주의시기였으며, 급구(구급) 및 전염병부분에서 간호조치가 발전하였다. 수당오대시기에는 소원방(巢元方)의 『제병원후론』에서 병의 원인에 대한 설명과 각종 질병의 간호를 설명하였고, 외과, 산부인과 간호가 포함되었다. 또한 옻에 대한 과민체질이 있음을 알게 되어 과민체질에 대한 경험을 소개하였다.

손사막(孫思邈)의 『천금방』과 『천금익방』, 『비급천금요방』에서는 의술 방면뿐만 아니라 의덕(의료윤리와 유사), 양생(보건예방과 유사)의 방면을 설명하였다. 음식을 이용한 치료인 식치(食治)를 설명하였고, 음식을 먹고 바로 누우면 병이 생기거나, 젖은 옷이나 땀이 난 옷을 오래 입지 말라는 등 위생방면을 강조하였다. 용약에서는 약을 복용할 시간과 약을 복용할 때 피할 음식을 설명하였고, 정신양생과 노인의 양생법을 소개하였다. 가장 먼저 가는 파(chive)를 이용한 도뇨법을 소개하였고, 약물 관장, 식초 요법을 소개하기도 하였다.

또한 각 전문과별 발전도 이룩하였는데, 『성제총록』에서는 내과방면에 대해

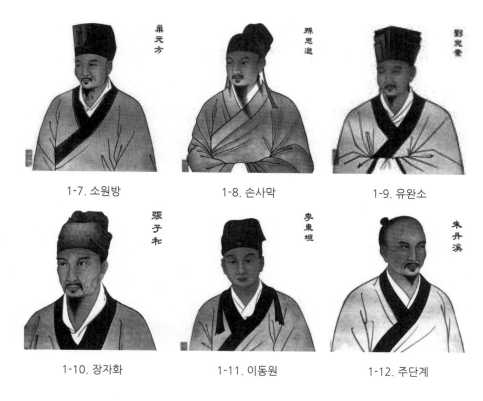

1-7. 소원방　　　　　1-8. 손사막　　　　　1-9. 유완소

1-10. 장자화　　　　　1-11. 이동원　　　　　1-12. 주단계

서 소개하였고, 외과방면에서도 등창에 대한 치료를 설명하기도 하였으며, 부인과, 소아과 방면에서도 양자건(楊子建)은『십산론(十産論)』을 저술해서 횡산[7](橫産), 도산[8](倒産) 등 각종 난산과 보조법을 설명했다. 진자명(陳自明)은『부인대전양방(婦人大全良方)』에서 부인과의 자주 생기는 질병 및 임신기, 분만기, 산후기의 간호에 대해서 상세히 설명하였다. 소아과 간호에서는 전을(錢乙)이『소아약증직결(小兒藥證直訣)』을 저술해서 소아의 생리, 병리 특징과 변증에 따른 간호를 기술하였다. 유방(劉昉)은『유유신서(幼幼新書)』에서 소아들의 소화기질환에 대해서 간호를 중시하였고, 소아의 제풍(臍風)을 언급하여 소아의 제대(탯줄)를 소작하는 방법을 세계 최초로 언급하였다.

송금원시대에는 영양학을 강조하고, 식료양생간호를 발전시켰다. 이 시대에 유명한 의사로 유완소(劉完素)는 대부분의 질병이 화열(火熱)로 만들어진다 하여

7) 횡산(橫産) : 아이를 가로로 낳음. 태아의 팔이 먼저 나오는 잘못된 출산.
8) 도산(倒産) : 아이가 몸을 돌리지 않아서 손이나 다리가 먼저 나오는 경우.

한량(寒凉)한 약물을 사용해야 한다고 주장하였고, 장종정(張從政)은 사기(邪氣)를 제거하는 방법에 대해서 땀을 내는 법, 토하게 하는 법, 설사하게 하는 법을 설명했으며, 이동원(李東垣)은 소화기 특히 비위에 대해서 강조하였고, 음식, 과로, 정신심리적 간호에 대해서 중시하였다. 주단계(朱丹溪)는 양(陽)은 항상 남고 음(陰)은 항상 부족하다는 학설을 만들어 음을 기르는 치료를 중시하였다. 이 네 명을 금원사대가(金元四大家)라고 한다.

명청시대에는 이시진(李時珍)의 『본초강목(本草綱目)』이 만들어져서 다양한 약물에 대한 그림과 효능에 대한 해설이 있는데, 대략 약의 종류는 1,800종, 약의 처방은 1,100여 종, 약의 그림은 1,000여 종이 수록되어 있다.

온병(전염병)에 대해서는 오유성(吳有性)의 『온역론(溫疫論)』에서 전염병의 전파 경로 및 간호방법을 설명하였고, 음식섭취에 대한 것을 기록하였으며, 진액을 보급하는 방법으로 배즙이나 우엉즙을 제공하여 청열지갈생진(淸熱止渴生津)의 방법을 제시하였다.

엽천사[9](葉天士)는 『온열론(溫熱論)』에서 급성 열병이 생겼을 때 위, 기, 영, 혈의 4단계를 거쳐간다는 법칙을 발견하여 설명하였고, 반진(瘢疹)의 색깔과 혀를 보아서 병의 예후를 예측하는 방법, 음식간호에 대해서 설명하였다. 웅립품(熊立

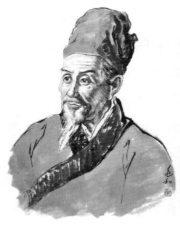

1-13. 이시진

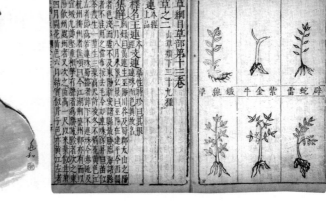

1-14. 본초강목

---

9) 우리나라에서는 섭천사라고 하는 경우도 있음.

品)은 『치역전서(治疫全書)』에서 격리소독방법을 설명하고 웅황이나 쑥 등의 예방약물을 소개하였다. 호정심(胡正心)은 온역에 걸린 집에서 환자의 옷을 시루에 올리고 찌듯이 하면 온 가족이 전염되지 않는다고 하여 증기소독법을 설명하였다. 청대에 이르러 온열병에 걸린 사람들에게 구강간호를 시켜서 온열을 내리는 방법을 소개하였다.

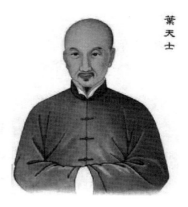

1-15. 엽천사

우리나라의 한방간호에 대해서는 중국과 마찬가지로 『향약집성방』, 『동의보감』, 『의종손익』, 『방약합편』, 『동의수세보원』 등에 양생법이 수록되어 있으며, 모두 한방간호의 범주로 볼 수 있다.

실제적으로 간호사의 효시를 의녀로 본다면, 백제까지 거슬러 올라간다. 일본 칭덕천황(稱德天皇, 여자 천황, 재위 764년~770년)이 재위할 때, 한반도의 백제(B.C. 18~A.D. 660)에서 소수니[오떼노아마, 小手尼]라고 불리는 여자 승려가 의술에 정통하여 일본으로 건너갔고, 천황의 수술을 하려고 하였으나, 거부당한 뒤 살해되었다고 기록되어 있다. 이로써 보건대, 7,8세기에 이미 동아시아지역에는 여성 의사 혹은 의녀(醫女)가 궁정에서 의료나 간호업무를 했다는 사실을 알 수 있다. 조선시대에는 의녀제도를 만들어 여성의 진료에 활용하였다.

조선시대 태종 때 궁중 내 여성들이 병에 걸렸으나, 남성 의관(醫官)에게 진료를 받지 못해서 궁녀가 많이 사망하게 되었다. 검교 윤지제(尹知濟)가 태종 6년(1406) 3월 태종에게 건의를 하여 제생원을 설치하였다. 어린 소녀 수십 명에게 맥의 이치, 침구 등의 의약지식을 가르치고, 전국의 여성들의 진료에 종사하도록 하였다[10]. 의녀의 수는 매우 부족하였다. 또한 실력 있는 의녀를 택하여 훈도관으로 양성하기도 하고, 의녀에게 『산서(産書)』도 같이 읽도록 하였다. 또한 의녀 중에서 임신과 분만의 기술에 숙달한 자를 선발하여 조산에 종사하게도 하

---

10) 조선왕조실록, 『태종실록』

였다. 연산군 때(1494~1506)에 이르러 의녀를 궁중의 연회에 참석시키고 시녀 역할을 시키게 되어 적지 않은 수의 의녀가 '의기(醫妓)'가 되기도 하였다.

　연산군의 동생인 중종(1506~1544)이 왕이 되었고, 중종 5년(1510) 2월, 의녀는 궁중연회에 참석하는 것을 금지시켰다. 영조 때(1724~1776) 의녀는 내의원 의녀와 혜민서 의녀로 구분되었으며, 영조, 정조 때에도 양반사대부의 연회에 참석하기도 하였다. 고종 때(1863~1907)에는 내의원에 의녀가 22인, 혜민서에 70인이 있었다고 한다. 고종 중기 이후로 의녀의 중요성은 점차 감소하게 되었으며, 고종 21년(1884) 갑신정변이 일어나고, 전통 의료체계도 변화를 맞게 되며, 근세 서양의학의 영향 하에서 조선도 서양의학 기술을 받아들이게 되었다. 고종 22년(1885) 서울 한성 이북에 왕립병원을 세우고, 이후에 광혜원(또는 제중원)을 세워, 조선 전국 팔도 지역에 의료업무를 담당하게 하였다.

　고종 23년(1886) 애니 엘러스(Annie J. Ellers, 1862~ 1938)가 왕립병원에서 조선 공주와 왕실 부녀들의 치료를 맡게 되었다[11]. 엘러스가 신임을 얻게 되자 의녀와 의관은 그 존재가치를 잃게 되었다. 고종 31년(1894) 조선은 일본의 협박으로 '갑오경장'을 일으키게 되고, 의녀제도는 정식으로 폐지되었다. 조선시대의 유명한 의녀로는 장덕(長德), 장덕(張德), 귀금(貴今), 황을(黃乙), 분이(粉伊), 접상(接常), 장금(長今, 大長今), 계금(戒今), 은비(銀非), 서시(西施), 수련비(秀蓮妃), 애종(愛鍾), 연생(蓮生) 등이 있었다[12]. 이러한 의녀는 조선 말기까지 지속되었으며, 현대의 간호제도와 관련성이 있음을 짐작하게 한다[13].

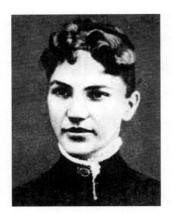

1-16. 애니 엘러스
(Annie J. Ellers, 1886)

　1997년에 개소한 경희대학교 동서간호학연구

---

11) Sung-Deuk Oak. Sources of Nursing History in Korea(한국 간호 역사 자료집) Vol. 1(1886-1911). 대한간호협회. p.26.
12) 范永聰　區顯鋒. 李氏朝鮮的醫女制度和著名醫女. Contemporary Historical Review(當代史學). 2005;7(1)
13) 김정아. 앞의 책.

소에서는 동서양에 존재하는 간호의 장점과 강점을 우리의 간호로 접목시키기 위한 다양한 연구와 사업을 주도적으로 이끌고 있다. 이는 특히 서양간호, 동양 간호의 이분법적 사고보다는 한국적 인간 이해를 바탕으로 새로운 차원의 간호학 발전을 위한 모색이라는 높은 평가를 받았다. 또한 1998년 대한간호협회 지정 한방간호연구소로서 협약을 맺고 정기적으로 국내외 학술대회와 세미나를 개최하고 있다[14].

현재 우리나라 의료법에서 한방간호사는 별도로 존재하지 않으며, 다만 간호학과를 졸업하고 간호사가 된 인력들이 한의원이나 한방병원과 같은 의료기관에서 한방간호나 한의학적 교육의 필요에 의해서 학습하고, 실제 임상에서 한의학적 간호를 실천하고 있는 실정이다.

국내의 간호대학을 대상으로 조사한 2004년 자료에 의하면, 4년제 간호대학의 53개교 중 24개교(20.5%), 3년제 대학교 64개교 중 35개교(29.9%)가 한방간호교육을 실시하고 있으며, 한방관련 교육교과목의 이수학점은 1~3학점 범위라고 하였다[15].

경희대학교 동서간호학연구소는 한방간호사 전문수련과정을 2001년 개설하여 현재까지 300명 이상의 수료생을 배출하였으며, 2017년 15기 과정을 개설하였다. 또한 학회지로 『동서간호학연구지』(Journal of East-West Nursing Research)를 발간하고 있다[16]. 아직까지 대한간호협회나 한국간호과학회 내에 조직이나 분과학회로 한방간호학회 등의 조직이 만들어지지는 않은 상황이다.

---

14) 김정아, 앞의 책.
15) 김정아, 앞의 책.
16) 동서간호학연구소 홈페이지. http://www.ewnri.or.kr

2장

❖

한의학의 개념과 이론들

[학습목표]

1. 한의학의 개념을 말할 수 있다.

2. 한의학과 서양의학의 차이점을 말할 수 있다.

3. 한의학의 주요 이론을 말할 수 있다. (정체론, 음양론, 오행론, 장상론 등)

4. 한의학의 인체 구성물질에 대해서 말할 수 있다.

5. 한의학의 오장육부의 개념과 종류, 기능에 대해서 말할 수 있다.

1. 한의학의 개념

'한의학[1](韓醫學)은 무엇이다'라고 정의하는 게 쉬운 일은 아니다. 왜냐하면 한의학은 마치 인간이 존재해 오면서 질병을 이겨내는 과정에서 얻은 많은 지식들을 당시의 지식체계로 엮어서 만든 것이기 때문이다. 다만, 당시에는 현대 과학처럼 원자, 분자, 해부, 생리 등이 나뉘지 않았기에 그 당시의 언어체계 혹은 지식체계로 표현을 할 수밖에 없었을 것이다. 그 당시의 언어체계, 논리체계란 바로 음양이나 오행과 같은 것들이다. 낮과 밤이 계속 존재하는 것처럼,

---

1) 韓醫學: 일제 강점기에 사용되던 한의학(漢醫學)이라는 용어가 공식적으로 1986년 한의학(韓醫學)으로 바뀌어 사용하게 되었다.

한의학에서는 음양이 항상 존재하고 생리, 병리, 진단, 치료의 영역에도 음양은 존재한다.

백과사전에서는 한의학의 정의에 대해서 '서양의학에 대응하여 동양의학이라고도 한다. 중국, 일본 등 한자문화권 지역의 의학과 교류되면서 연구, 전승, 발전되어 왔으며 동양철학적인 방법에 근거를 두고 있다'[2]라고 말하고 있다.

『학문명백과』에 따르면 '한의학(Korean Medicine)은 한국에서 기원하여 꾸준한 교류를 통해 발전한 고유 의학이다. 또한 인체의 구조, 기능을 탐구하여 보건의 증진, 질병의 치료, 예방 등에 대한 방법과 기술을 과학적으로 연구하는 학문이다'라고 정의하고, 그 기본 바탕이 되는 사상으로서 '삼재(三才), 천인합일(天人合一), 음양(陰陽), 오행(五行), 치미병(治未病) 사상' 이 있으며, 그 아래, 운기(運氣), 장상(臟象), 병인(病因), 변증(辨證), 본초(本草), 의역(醫易), 의덕(醫德) 등 체계적인 기초 한의학이론으로 발전시키고, 이를 바탕으로 내과, 부인과, 소아과, 안이비인후과, 외과, 사상체질과, 정신과, 침구의학과, 재활의학과 등의 영역 및 진단, 침구(鍼灸), 추나, 방제, 물리치료요법 등 임상 한의학 경험을 갖추었다고 하였다[3].

한의약이란 한의라는 의료행위와 한약을 말하고 있는데, 한의학육성법에 따르면 '우리의 선조들로부터 전통적으로 내려오는 한의학을 기초로 한 한방의료행위와 이를 기초로 하여 과학적으로 응용, 개발한 한방의료행위 및 한약사(韓藥事)'라고 정의하였다.

WHO의 서태평양지구『표준전통의학 술어』에서는 '한의학은 고대 중국 의학에 기초를 두고 한국에서 전통적으로 행해진 의학이며, 체질적 접근을 중시한다'(traditional Korean medicine : the medicine traditionally practiced in Korea, based on ancient Chinese medicine, which focuses principally on constitutional approaches)고 하였다[4].

---

2) 두산백과. https://terms.naver.com/entry.nhn?docId=1166249&cid=40942&category
   Id=32811
3) 이종건 외 13인. 『학문명백과:의약학』 형설출판사.
4) World Health Organization(WHO) International Standard Terminologies on traditional
   medicine in the Western Pacific Region. 2007:19.
   https://apps.who.int/iris/handle/10665/206952

일본의 한방의학(漢方醫學)은 '중국 의학을 바탕으로 일본에서 발전한 전통의학'
이라고 말하고 있다[5].

이를 종합해 보면, 한의학이란 '중국 의학에 기초를 두고 우리나라에 전래되
어 오랫동안 한국에서 전통적으로 행해지고 정착된 고유의 의학이며, 체질적
접근을 중시하는 의학'이라고 할 수 있겠다.

2. 한의학과 서양의학

한의학과 서양의학을 구분하여 설명하는 것은 매우 흥미로운 일이다. 한의학
을 포함한 중의학, 일본의 한방의학, 티벳의학, 인도의학 등 동아시아의 전통의
학과 서양의학을 비교하는 것과 마찬가지이다. 왜냐하면 대부분의 전통의학은
인체에 대해서 전인적 접근(holistic approach)을 하고 있기 때문이다. 전인적 접근
이란 정신과 신체를 구분하거나, 간계통, 심장계통, 신장계통 등을 분리하여 생
각하는 것이 아니라, 모두가 유기적으로 연결되어 있다는 관점에서 접근하는
것이다. 그러므로 여기서의 한의학과 서양의학의 구분은 전통의학과 서양의학
의 구분이라고 이해해도 될 것이다.

각 국의 전통의학의 독특한 특징들도 있지만, 공통이 되는 부분을 중심으로
서양의학과의 차이점을 설명한다면, 몇 가지로 나눠서 볼 수 있다. 다만 상대적
인 비교라고 생각하면 좋겠다.

첫째, 한의학은 전체적인 관점에서 본다는 점이고, 서양의학은 부분적인 관
점에서 본다는 것이다. 이를 다른 말로 거시적인 관점과 미시적인 관점이라고
볼 수도 있다.

둘째, 한의학에서는 인간이 자연과의 조화에서 어긋날 때 병이 생긴다는 관
점을 가지는데, 서양의학에서는 병의 원인은 대체로 외부적인 요인 즉, 세균이
나 바이러스 등에서 찾고자 한다.

---

5) World Health Organization. 앞의 책

셋째, 치료적인 면에서 한의학에서는 음양의 조화와 균형을 이루고자 하는 반면, 서양의학에서는 병의 원인이 외부적 요인에서 온다고 여기므로 이를 제거하고자 노력한다.

넷째, 한의학은 여러 가지를 종합적으로 분석하고자 하는 반면, 서양의학은 세분화하여 분석하고자 하는 면이 강하다.

한의학과 서양의학은 서로 다른 철학적 바탕에서 출발하였기에, 두 가지의 의학을 융합하는 것이 쉽지는 않을 것이다. 다만, 각각의 의학은 장, 단점이 있기에 이를 보완하여 환자를 치료한다면 환자에게 도움이 되리라 생각한다.

표 2-1. 한의학과 서양의학의 비교

	한의학	서양의학
전체와 부분	전체적 관점(거시적)	부분적 관점(미시적)
병의 원인	자연과의 조화가 어그러짐	외부적 요인(세균, 바이러스 등)
치료	음양의 조화와 균형	병의 원인 제거
분석방법	종합적	세분화

3. 한의학의 구성

한의학의 구성 체계를 볼 때, 현대의 교육과정에 근거하여 본다면, 기초 한의학과 임상 한의학으로 구분하여 볼 수도 있다.

기초 한의학에서는 원전(한의학 경전, 오래된 책), 의사학(의학의 역사), 생리학, 병리학, 진단학, 경혈학, 본초학, 방제학, 예방의학(양생학) 등이 있으며, 임상 한의학에는 내과, 부인과, 소아과, 정신과, 사상체질과, 안이비인후과, 외과, 재활의학과, 침구의학과 등의 분야가 있다. 임상 한의학 8개 분야는 현재 한방전문의제도가 시행되고 있는데, 한방전문의가 되고자 하면 한의과대학 6년의 과정 이후 인턴 1년, 레지던트 3년의 과정을 거친 후 전문의시험을 통과해야 한다.

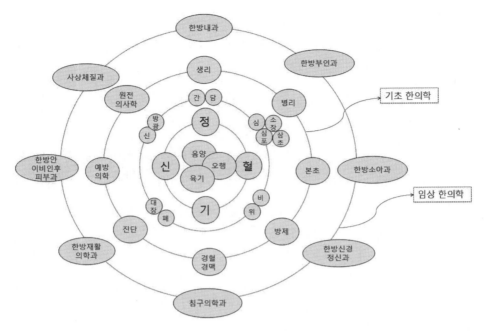

2-1. 한의학의 구성체계

4. 한의학의 이론들

1) 한의학의 정체성

한의학을 이야기할 때, 자주 언급되는 말 중에 정체성이라는 말이 있다. 위에서 전인적 접근이라고 말한 것과 비슷한 말이다. 정체성(整體性)은 정체성(identity)을 말하는 것이 아니라, '완정(完整)하다', '완전(完全)하다'라는 말이라고 볼 수 있다.

인간은 하나의 소우주(작은 우주)와 같아서 우리가 살고 있는 큰 우주와 같이 구성되고, **그 운행원리가 우리 몸속에서도 그대로 작동된다**고 보는 설명이다. 그러기에 우리 몸의 모든 것이 유기적으로 돌아가게 되는 것이라는 말이다.

예를 들면, 봄이 가면 여름이 오고, 여름이 가면 가을이 오듯이, 마치 톱니바퀴처럼 시간과 계절의 운행이 일어나고, 풀과 나무에서도, 하루의 낮과 밤에서도 이러한 운행이 틀림없이 반드시 일어난다는 것이다. 그렇기 때문에 우리 몸의 생리를 이해할 때는 데카르트가 이분법적으로 우리 몸을 정신과 신체로 구분해서 본 것처럼 볼 수 없다는 것이다. 정신과 신체도 불가분의 관계에 있으며, 상호 영향을 주고받으면서 작동하게 된다. 또한 우리 몸에서 간, 심, 비, 폐, 신의 오장도 서로 의존하고 서로 영향을 주고받으면서 작동하게 된다는 것이다. 많은 진단법과 치료법에 응용되는 것들이 인체를 소우주라고 생각하는 관점에서 바라보고 있다.

예를 들면, 혀를 통해 진단하는 경우, 혀 안에 심폐(心肺), 비위(脾胃), 간담(肝膽), 신(腎)의 영역을 관찰할 수 있는 부분이 나뉘어져 있다고 생각하며, 귀를 이용한 진단과 치료를 할 때에도 태아가 거꾸로 있어서 해당 신체 부위에 문제가 있으면 귀 중에서 해당 부위를 침으로 찔러서 치료하기도 한다. 손과 발, 코, 눈 주위의 모든 반사요법들도 인체 내에 또 다른 소우주가 있다는 것을 인식하고 있는 것이다.

인체는 오장을 중심으로 하여 경락계통을 통해서 육부, 오체[6], 오관[7], 구규[8], 팔다리의 여러 뼈들의 전신 조직기관들이 관련을 가지고 유기적으로 이루어졌으며, 정, 기, 혈, 진액 등의 작용을 거쳐 유기체가 통일적으로 기능을 수행할 수 있다고 본다.

구조적인 면에서는 장부, 근골, 피육(皮肉, 피부와 살), 맥 등의 형체를 가진 것과, 입, 코, 혀, 눈, 전음, 후음 등의 오관, 구규, 경맥 등의 상호관계를 거쳐 체표와 내장이 연결되어 있다.

기능적인 면에서 인체의 어떤 장기는 다른

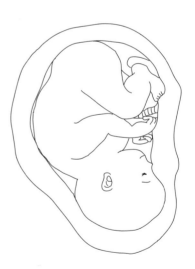

2-2. 거꾸로 있는 태아의 모습을 보이는 귀

---

6) 오체(五體): 힘줄, 혈맥, 힘살, 피부, 뼈
7) 오관(五官): 눈, 코, 귀, 입, 혀
8) 구규(九竅): 아홉 개의 구멍, 눈 2개, 콧구멍 2개, 귓구멍 2개, 입 1개, 요도구멍 1개, 항문 1개

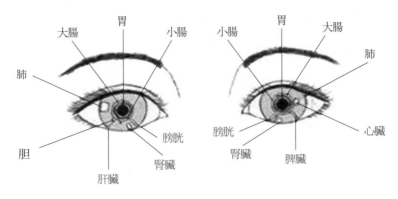

2-3. 인체의 축소판인 눈

어떤 장기나 조직기관과 매우 밀접한 관련성을 가지고 있다. 예를 들면, 심은 혈맥과 연결되고, 신지(神志)와도 연결된다. 폐는 기(氣)를 담당하고 호흡을 담당하며, 선발과 숙강의 기능을 함으로써 수도(水道)를 통조하고 백맥(百脈)을 조정하는 기능을 한다. 수액의 운행은 폐, 비, 신의 장기들이 협조를 해서 원활히 일어나는 것이다. 오장의 각 기능은 모두 유기체 활동의 각 구성 부분이 작용하고, 각 장기와 기관과 조직이 생리적으로 상호 영향을 줌으로써 생리 활동의 협조와 평형을 유지할 수 있는 것이다.

병리방면에서도 상호 영향을 주게 된다. 예를 들면, 심과 신의 경우를 예로 들어보면, 심(心)은 오행상 화(火)에 속하고, 위치는 상부에 존재하여 양(陽)의 속성을 띤다. 신(腎)은 오행상 수(水)에 속하고, 위치는 하부에 존재하여 음(陰)에 속한다. 음양 및 수화승강(水火升降)의 이론에 따르면 아래쪽에 있는 것은 위로 올라가는 것이 순리이고, 위에 존재하는 것은 아래로 내려오는 것이 순리이다. 따라서 심화(心火)는 반드시 신으로 내려와야 하고, 신수(腎水)는 반드시 심으로 올라가야 한다. 이것이 심신(心腎) 사이에 존재하는 생리기능이 마침내 협조를 할 수 있게 되는 것이다. 이것을 심신상교(心腎相交) 혹은 수화상제(水火相濟)라고 부른다. 반대로 심화는 신으로 내려가지 못하고, 심화가 위로 홀로 항성(亢盛)되고, 신수는 위로 심을 제어하지 못하고 신수가 응취(凝聚)되면 이것은 불면을 주

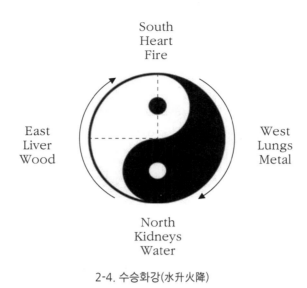

South
Heart
Fire

East
Liver
Wood

West
Lungs
Metal

North
Kidneys
Water

2-4. 수승화강(水升火降)

요 증상으로 심계[9](心悸), 정충[10](怔忡), 심번[11](心煩), 요슬산연[12](腰膝酸軟) 등의 증상이 나타나는데 이른바 '심신불교(心腎不交)', 혹은 '수화실제(水火失濟)'라고 부른다.

임상 진료에서 볼 때는 입과 혀가 문드러지듯 하는 병변이 보인다면 실제로는 심화가 항성된 것이다. 심은 혀에 구멍을 내고 있고, 심과 소장은 서로 표리가 되므로 환자의 입과 혀뿐 아니라 심흉부의 번열(煩熱)은 소변이 조금씩 적게 나오게 하는 등의 임상표현이 있게 된다. 간호에서는 국부방면으로 약을 쓰는 것 외에 반드시 환자의 정신적 울체감을 풀어주고 기름기 있는 것, 기름에 볶거나 지진 것, 매운 음식 등 습과 열을 조장하는 식품을 피하도록 해야 한다. 성질이 담담하고 화(火)를 끌 수 있는 약물과 녹두탕, 여주[고과(苦瓜)] 등을 먹도록 하여 소장의 화와 심장의 화를 내리도록 하여 입과 혀의 문드러지는 병이 완전히 낫도록 해야 한다. 간과 눈의 관계에서 간염이 있어서 병이 나면 공막을 관

---

9) 심계: 가슴이 두근거리면서 불안해하는 증.
10) 정충: 심한 정신적 자극을 받거나 심장이 허할 때 가슴이 울렁거리고 불안한 증상. 가슴이 몹시 두근거리는 병증.
11) 심번: 가슴이 답답한 증상.
12) 요슬산연: 허리와 무릎이 연약하고 시림.

찰해야 하고, 폐기(肺氣)를 소통되게 하여 감기와 코막힘을 치료하는 것도 같은 부류이다.

정신적으로 초조하고 무서워하고 미리 예상하여 걱정하고 슬퍼하는 심리상태는 질병에 영향을 주며, 반대로 정신상태도 질병의 회복에 영향을 준다. 궤양, 고혈압, 관상동맥질환 등의 경우와 같은 심신질환의 경우에는 정신적 요소를 더욱 고려해야 한다.

2) 천인상응론(天人相應論)

한의학에서는 천, 지, 인을 삼재(三才)라고 부른다. 사람은 하늘과 땅 사이에 존재하면서 그 기운을 받으면서 살고 있다. 즉 공간적으로도 천지의 기운을 받고, 시간적으로도 계절이나 기온의 영향을 받으면서 살고 있다.

일년 사계절의 기후변화 즉 봄에 따뜻하고, 여름에 덥고, 가을에 서늘하고, 겨울에 추운 기후변화의 규칙성이 있는데, 이에 따라서 만물은 봄에 발생하고, 여름에 자라고, 가을에 수렴하고, 겨울에 감추고 간직하는 변화를 보여주게 된다. 사람도 예외가 아니어서 반드시 이러한 계절변화에 적응해서 신체를 건강하게

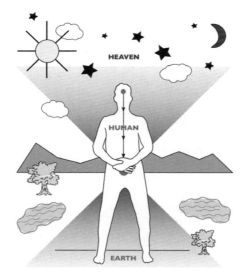

2-5. 천지인 구조

유지하고자 한다. 덥거나 옷을 두껍게 입으면 주리(땀구멍)가 열려서 땀이 나고, 날이 추울 때는 주리가 닫혀서 기(氣)와 습(濕)이 순행하지 못하고 수분이 아래로 방광으로 내려가서 소변으로 나오게 된다. 따라서 추울 때는 땀이 적게 나고 소변양이 많아진다. 봄과 여름에는 양기가 발설(發泄)하게 되어 기혈이 체표 쪽으로 위로 올라오게 되어 피부가 느슨해지고 땀이 잘 나오게 된다. 가을·겨울에는 양기가 수렴하게 되어 기혈이 몸속으로, 아래쪽으로 내려가서 피부가 치밀해지므로 땀이 적고 소변이 많다고 설명한다. 봄에서 겨울에는 궤양병이 증가하고, 뜨거운 여름이나 추울 때는 관상동맥질환이 더욱 증가하는 것 등 계절적으로 질병의 양상이 달라지게 된다.

계절의 축소판이 하루의 변화인데, 하루 중에도 음양의 변화가 생긴다. 비록 사계절의 변화의 폭만큼 크지는 않지만 반응이 있게 되고, 인체는 하루 중의 변화에도 적응해서 살아가고 있다. '양기는 아침에 발생하게 되고, 낮 동안 양기가 융성하게 되고, 석양이 질 때 양기가 허해지고, 기문(氣門)이 닫히게 된다'(『소문』「생기통천론(生氣通天論)」)고 하였다. 또는 하루를 4개의 단위로 나눠서 아침은 봄, 낮은 여름, 해가 질 때는 가을, 밤은 겨울과 같다고 하였다.(『영추』「순기일일분위사시편(順氣一日分爲四時篇)」). 즉 인체의 음기와 양기는 낮과 밤의 변화에 맞춰

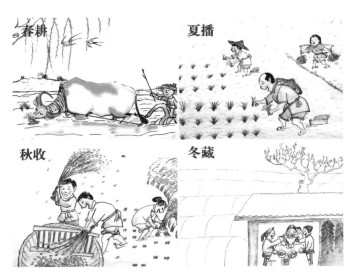

2-6. 생장수장(生長收藏)

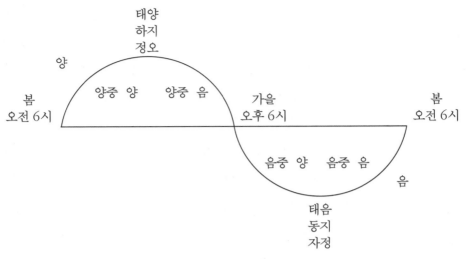

2-7. 사계절과 하루의 음양변화

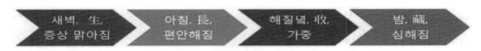

2-8. 하루 중 증상의 변화

변화되어 인체의 생리활동도 자연변화에 적응하고 있다. 일반적으로 질병은 낮에는 가벼워지고 밤에는 심해진다. 이것은 새벽, 아침, 해 질 녘, 밤에 따라 인체의 양기가 발생하고, 자라고, 수렴하고, 간직하는 변화를 거치기 때문에 질병도 고치고, 편안해지고, 가중되고, 심해지는 변화를 띠게 된다. 종합적으로 말하면, 인체의 생리와 병리는 사계절의 기후변화에 따라서 변화되고 있다.

공간상으로도 인체는 인체의 구조, 생리, 병변, 정서적 방면에서 외계의 시간과 공간을 따라서 음식이나 생활양식, 심리적 방면을 변화시켜서 적응하고 있다.

3) 음양론(陰陽論)

음양은 고대 중국에서 만들어진 사상으로서, 중국사상의 핵심이 되어왔다.

초기시대에는 음양은 우주나 종교적 믿음에서 만들어졌다. 『서경(書經, BC 9세기)』에서는 음은 흐린 날, 비, 추위, 산의 응달, 아래쪽, 땅, 내부, 여성을 의미하였고, 반대로 양은 해가 쨍쨍한 날, 따뜻함, 산의 양달, 위쪽, 하늘, 외부, 남성을 의미하였다. 2가지로 나누어질 수 있음은 고대 중국인들의 생각뿐 아니라 지구에 살고 있는 인류에게 보편적인 생각이었을지 모른다. 다르게 설명하자면, 온전히 하나가 있는 상태(태극)에서 분류가 시작되면서 생기는 2개(음·양)를 상정하였다. 곧 2개의 다른 특징을 상정하였는데, 가령 +, - 전하라던가, 2진법에서 0과 1이라던가, 햇빛이 존재하는 밝음과 햇빛이 없는 어두움, 낮과 밤, 온도에서의 한열, 겉과 속(표리), 수분의 양에 따른 건조와 습함, 상태의 허실, 움직임과 멈춤, 빠른 것과 느린 것, 암컷과 수컷 등이 있다. 인간의 세상에서는 남녀, 노인/아이, 살찜/마름, 선악, 승부, 왕복 등이 음양으로 대비할 수 있는 것으로 이루 셀 수가 없을 만큼 많다.

이것을 음의 속성과 양의 속성으로 나눠 본다면, 음은 수렴적, 소극적, 내향적, 마이너스(네거티브 negative) 속성을 가지며, 양은 발산적, 적극적, 외향적, 플러스(포지티브 positive)속성을 가진다고 볼 수 있다.

그렇지만 음양이 고정된 것은 아니고, 대립하고 통합하고 소장(消長)하고 전변(轉變)할 수 있는 것이다. 음 중에 양이 있고, 양 중에 음이 있으며, 음이 극(極)해지면 양이 되기도 하고, 양이 극(極)해지면 음이 되는 경우도 있다. 뒤에서 설명하는 허실, 한열, 표리, 기혈 등도 모두 음양의 분류라 할 수 있다. 즉, 두 가지의 음과 양은 서로 다른 것으로 바뀔 수도 있다. 음과 양은 서로 상대적이면서 상호 의존하고 있고, 서로 상대방으로 바뀔 수도 있다고 본다.

태극마크를 통해서 음양의 구분을 설명해 본다면, 큰 원은 통일성을 말한다. 검은 구역은 음(陰)을 표시하고, 흰 구역은 양(陽)을 표시한다. 검은 구역 안에 있

표 2-2. 음양의 대조표

음	땅	달	물	밤	겨울	추움	어둠	정지	하강	억제	느림	약함	오른쪽
양	하늘	해	불	낮	여름	더움	밝음	활동	상승	흥분	빠름	강함	왼쪽

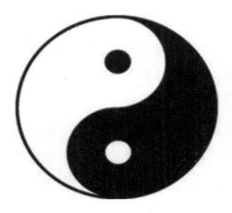

2-9. 태극도(太極圖)

는 작고 흰 점은 양을 의미하는데, 이 양에서 음(검은 구역)이 나왔다는 것을 표시한다. 흰 구역 안에 있는 작고 검은 점은 음을 의미하는데, 이 음에서 양(흰 구역)이 나왔다는 것을 표시한다. 중간에 음과 양을 나누는 휘어진 곡선은 음양의 상태가 움직일 수 있다는 것 즉 변동할 수 있다는 것이다. 항상 음이나 양으로 상대적으로 변화할 수 있는 의존성을 보여준다. 이러한 역동적인 시스템에서는 음양 중에서 음이 증가하면 상대적으로 양은 그만큼 감소함을 보여준다. 중국철학에서는 변화는 한 방향으로만 일어나는 것은 아니라는 생각이다. 이러한 변화는 자연계에서도 일어나고, 인체 내에서도 일어난다.

음양을 인체에 적용해서 본다면, 해부, 생리, 병리, 치료적인 면에서 살펴볼 수 있다. 우선 해부학적인 면에서 본다면, 인체의 윗부분 즉 횡격막을 중심으로 한다면 윗부분은 양의 부분, 횡격막의 아랫부분은 음의 부분이 된다. 그리하여 횡격막 위에 있는 심장과 폐는 양, 횡격막 아래에 있는 비장, 간장, 신장은 음에 해당된다. 다른 방면으로 본다면 인체를 전후로 봐서 복부와 등 부분으로 나눠볼 수 있는데, 복부는 부드러워서 음, 등 부분은 태양을 잘 받고 단단하여서 양에 해당된다.[표 2-3]

생리적으로 볼 때, 인체에서 활발히 활동하는 부(腑)는 양에 해당하고, 움직임이 거의 없는 장(臟)은 음에 해당한다. 또한 인체의 대사활동은 낮에 활동적이게 되는데 이는 양, 저녁과 밤에는 대사활동이 느려지는데 이는 음에 해당한다.

병리적으로 볼 때, 인체의 음양이 균형을 이뤄야 하는데 이것이 무너지는 경우에는 질병으로 발전하게 된다. 체력이 있는 상태에서 병사(病邪)와 싸울 때는 열이 나기도 하는데 이것을 양증(陽證)이라고 한다. 이때는 몸에 열이 나고 갈증이 생기고, 대변이 굳어지고 소변이 짙게 나오는 상태가 된다. 반대로 기능이

표2-3. 인체의 음양

음	양
물질	기능
내장	피부
쇠약	항진
굽혀지는 곳	펴지는 곳
배	등
오한	발열
만성	급성
조용한	시끄러운
부교감신경	교감신경
내부	외부
억제	흥분
약한 맥	강한 맥
오장	육부
허증	실증

표2-4. 실증과 허증의 통증상태

	실증	허증
낮	악화	호전
밤	호전	악화
따뜻하게 하는 것	악화	호전
통증양상	마사지에 의해서 호전되지 않음.	마사지에 의해서 호전됨.

떨어져 있는 상태는 몸이 차가워지는데 이것을 음증(陰證)이라고 한다. 몸이 차가워지고 갈증이 없으며 따뜻한 음료를 마시고자 하고, 대변이 풀어지고 소변이 맑게 나온다. 통증에 대한 반응도 음양에 따라서 다른데, 예를 들면 실증의 통증은 낮에 악화되고 밤에 다소 호전되며, 허증의 통증은 낮에 호전되고 밤에 악화가 된다. 또한 실증의 통증은 따뜻하게 하면 더 악화되고 허증의 통증은 따뜻하게 하면 호전이 된다.[표 2-4]

치료적인 면에서 본다면, 음증일 때 몸을 따뜻하게 하는 양의 기운을 올리는 약물이나 치법을 사용하고, 양증일 때는 몸을 서늘하게 하는 음의 기운을 올리는 약물이나 치법을 사용하는 것이 음양을 이용하는 방법이다.

이와 같이 음양은 자연계를 관찰하는 방법에서 출발하여 인체의 형태, 생리, 병리를 이해하고 이를 한의학적으로 치료하는데 사용된다.

음과 양은 서로 대립적이면서도 서로 의존하는 등 몇 가지 원칙이 있다.

(1) 상대적이다

인체를 포함한 모든 사물은 음과 양의 상대적인 면을 가지고 있고, 이러한 음양의 변화를 통해서 인체는 에너지를 얻어서 살아가게 된다.

(2) 의존적이다

양은 음이 있어서 존재할 수 있고, 음은 양이 있어서 존재하는 것이다. 예를 들면 양은 남성이고, 음은 여성이라고 할 때, 음과 양의 의존성이 없다면 생식이나 종(種)이 생존할 수 없게 된다.

(3) 상호제약을 한다

양이 증가하면 음이 감소하게 된다. 예를 들면 24시간 인체의 바이오리듬을 보면 교감신경과 부교감신경이 한쪽 부분이 증가하면 한쪽 부분이 감소하게 된다[13]. 또한 여성의 생리주기가 28일이라고 할 때[14], 그 과정에서 각종 호르몬의 분비규율과 자궁내막의 증식과 탈락을 음양의 상호제약으로 볼 수 있다.[그림 2-10, 2-11]

(4) 전화할 수 있다(변화할 수 있다)

음이 극에 달하게 되면 양으로 변화될 수 있고, 반대로 양이 극에 달하면 음으로 변화될 수 있다. 의학에 적용한다면 갑작스런 증상의 변화를 설명할 수 있다. 예를 들면 심한 열성질환(양)은 환자를 약하게 만들 수 있다(음의 고갈). 이러한 것을 양이 음으로 변화(전화)되었다고 설명할 수 있다. 양증에서 음증으로 변화되기도 한다. 건강한 상태에서는 음부분과 양부분이 균형을 이루고 있으며,

---

13) https://gmch.gov.in/sites/default/files/documents/ans%202008.pdf

14) Mikaeli Carmichael, Rebecca Louise Thomson. The Impact of Menstrual Cycle Phase on Athletes' Performance : A Narrative Review. Int. J. Environ Res Pub Health 2021;18(4):1667.

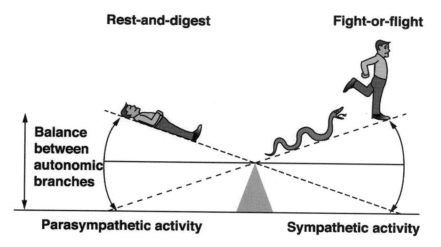

2-10. 교감신경과 부교감신경

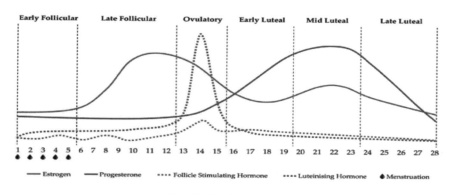

2-11. 여성의 월경주기에 따른 호르몬 변화

질병이 되면 음과 양 중에서 한쪽은 부족해지고 한쪽은 과잉이 되는 현상이 생기게 된다.

4) 오행론(五行論)

(1) 오행학설

오행학설은 고대 중국에서 사물의 속성을 목(木), 화(火), 토(土), 금(金), 수(水) 5가지로 분류하는 방식을 빌려 인체를 비롯한 자연현상을 분류하였던 이론이다.

표 2-5. 오행분류표

		목(木)	화(火)	토(土)	금(金)	수(水)
자연계	오계(五季)	춘(春)	하(夏)	장하(長夏)	추(秋)	동(冬)
	오능(五能)	생(生)	장(長)	화(化)	수(收)	장(藏)
	오기(五氣)	풍(風)	서(暑)	습(濕)	조(燥)	한(寒)
	오색(五色)	청(青)	적(赤)	황(黃)	백(白)	흑(黑)
	오미(五味)	산(酸)	고(苦)	감(甘)	신(辛)	함(鹹)
	오방(五方)	동(東)	남(南)	중앙(中央)	서(西)	북(北)
	시간(時間)	평단(平旦)	일중(日中)	일서(日西)	일입(日入)	야반(夜半)
	오음(五音)	각(角)	치(徵)	궁(宮)	상(商)	우(羽)
	오곡(五穀)	보리(맥, 麥)	기장(서, 黍)	피(직, 稷)	벼(도,稻)	콩(두, 豆)
	오축(五畜)	닭(계,鷄)	양(양, 羊)	소(우, 牛)	말(마,馬)	돼지(체, 彘)
인체	오장(五臟)	간(肝)	심(心)	비(脾)	폐(肺)	신(腎)
	오부(五腑)	담(膽)	소장(小腸)	위(胃)	대장(大腸)	방광(膀胱)
	오관(五官)	눈(목,目)	혀(설, 舌)	입(구, 口)	코(비,鼻)	귀(이, 耳)
	오체(五體)	근(筋)	혈맥(血脈)	기육(肌肉)	피모(皮毛) (피부와 털)	골수(骨髓)
	오지(五志)	화냄(노, 怒)	기쁨(희, 喜)	생각(사,思)	근심(우, 憂)	놀람(공, 恐)
	오성(五聲)	날숨(호, 呼)	웃음(소, 笑)	노래(가, 歌)	통곡(곡, 哭)	신음(신, 呻)
	오액(五液)	눈물(루, 淚)	땀(한, 汗)	침(연, 涎)	콧물(체, 涕)	침(타, 唾)

여기에는 오장, 육부와 같은 장부를 비롯하여 계절, 방위, 동물, 곡식, 인체의 이목비구(耳目鼻口) 등을 분류하고 같은 계통으로 묶는 방식을 갖고 있다.

(2) 오행

음양은 2진법의 디지털방식과 같다면 사물을 다양화해서 보는 방식으로 5가지(혹은 5진수)를 생각할 수 있는데, 이것이 오행이다. 오행은 물질의 속성 및 상호관계를 이해하기 위해 상정된 것인데 오는 목, 화, 토, 금, 수로 상징된 사물의 속성을 말하며, 행(行)이란 운동, 운행의 규율을 말한다. 오행은 각각의 목, 화, 토, 금, 수의 요소가 혼자 존재하며 고정불변한 것이 아니라 서로를 생(生)하고 또 극(剋)[15] 하며 끊임없이 변화한다. 상생과 상극은 만물이 상대평형을 유지하게 하는 자연계 생성 변화의 일반적인 규칙이다. 오행학설에서는 이를 통해 인체에서는 오장을 중심으로 삼고 인체 각 기관, 장부, 조직을 연계하여 그 사이의 관계를 해석하고 있다.

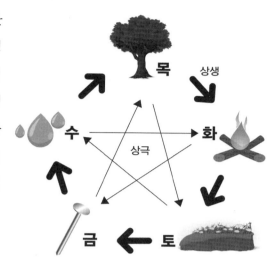

2-12. 오행의 상생과 상극

① 방위와 시간

동쪽은 목, 남쪽은 화, 서쪽은 금, 북쪽은 수, 중앙은 토이다. 1일(24시간)에서 목은 해가 뜨는 일출, 화는 정오, 금은 일몰, 수는 야반(夜半)이다.

② 계절

1년에서 말하면 봄은 목, 여름은 화, 가을은 금, 겨울은 수로, 사계절의 사이 즉, 겨울에서 봄으로, 봄에서 여름으로, 여름에서 가을로, 가을에서 겨울로 이동하는 중간 시기를 각각 18일씩 토에 해당한다고 보는 것이다.

③ 오색(五色)

봄에는 식물이 많아서 초록색(청색)은 목, 붉은 색은 화, 노란색은 토, 흰색은 금, 검은색은 수로 본다.

④ 오음(五音)

각(角)(E)은 목, 치(徵)(G)는 화, 궁(宮)(C)은 토, 상(商)(D)은 금, 우(羽)(A)는 수에 배속한다.

⑤ 오미(五味)

신맛은 목, 쓴맛은 화, 단맛은 토, 매운맛은 금, 짠맛은 수에 배속한다. 이

---

15) 극은 한자로 극(剋)이라고 쓰는 게 원칙이나, 극(克)으로 쓰기도 함.

는 본초학이나 약리학의 기본이 된다.

(3) 상생(相生) 상극(相剋)

오행의 상생은 한쪽이 다른 한쪽을 생장, 조장, 촉진하는 것으로, 목에서 화가 생기고, 화에서 토가 생기고, 토에서 금이 생기고, 금에서 수가 생기고, 수에서 목이 생긴다. 계속해서 만들어지므로 상생관계 혹은 모자관계(母子關係)라고 한다.

목생화(木生火)
화생토(火生土)
토생금(土生金)
금생수(金生水)
수생목(水生木)

오행의 상극은 한쪽이 다른 한쪽을 이기고 억제하는 것으로, 목은 토보다 강해서 나무가 흙을 뚫고 들어가므로 목이 토를 제압하고, 토는 수보다 강해서 흙으로 제방을 쌓아서 물을 제압하고, 수는 화보다 강해서 물로 불을 제압하고, 금은 목보다 강해서 쇠로 나무를 제압한다. 이러한 억제관계, 억압관계를 상극관계라고 한다. 이것은 어느 한 기운이 지나치게 강성해졌을 때 평형을 유지하기 위한 기능이라고 볼 수 있다.

목극토(木剋土)
화극금(火剋金)
토극수(土剋水)
금극목(金剋木)
수극화(水剋火)

(4) 오장육부(五臟六腑)

중국 전통의학에서는 내장internal organ을 본래 장부(藏府)라고 지칭했으며, 장(藏)은 음(陰)의 기관이라 하여 물질을 집어넣을 수 있는 실질기관을 말하고, 부(府)라고 하는 것은 양(陽)의 기관으로서 물질을 출입시키는 텅 빈 기관이라 인식하였다. 육(肉)은 중국에서 중세 이후에 붙게 되었다.

오장(五臟) 오부(五腑)는 합쳐서 10개의 장부로 인식되었고, 음양·오행에 맞춰지고 시행착오 결과 음(陰)의 장(臟)은 간(목), 심(화), 비(토), 폐(금), 신(수)으로, 양(陽)의 부(腑)는 담(목), 소장(화), 위(토), 대장(금), 방광(수)로 하는 학설이 정착되었다. 그래서 오행의 상생, 상극관계에 따라 생리, 병리를 설명하게 되었다.

중국의 전국시대(戰國時代) 말기에 생리, 병리를 더욱 합리적으로 설명하기 위해서 삼초(三焦)라는 이름은 있으나 형체가 없는 기관을 상정하게 되었고 이것이 부(腑)에 추가되어, 오장육부(五臟六腑)가 되었으며, 모두 11개의 장부가 되었는데, 수(數)의 이치상 불합리한 면이 있었다. 따라서 삼초에 대한 것으로 6번째의 장으로서 심포(心包)가 상정되어 육장육부(六臟六腑)라 칭하게 되었다.

사물을 수리적(數理的)으로 이해, 설명하기 위해 옛날에는 손가락의 수가 모두 10개로 10진법을 많이 사용하였다. 자연의 섭리상 12진법에 제약을 받는 경우도 있었는데, 시간의 존재는 365회의 낮과 밤이 있어야 사계절이 완성되어 1년이 된다. 그 사이에 달은 12번 정도 찼다가 이지러지곤 한다. 1년은 12개월인 까닭에 여성의 생리주기도, 지구가 자전하는 것도, 달이 지구를 공전하는 것도, 지구가 태양을 공전하는 것도 12라는 숫자와 연관이 깊다. 목성은 12년에 걸쳐 태양을 공전하여 세성(歲星)이라고 칭하기도 한다. 전파, 음파의 경우 안테나에 동조(공명)하는 경우도 2배, 3배까지 공명이 일어난다. 음악이 동서

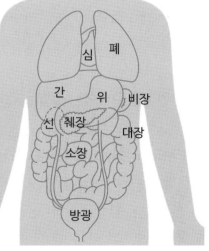

2-13. 장부그림

양을 불문하고 12음률이 있고, 음악이론이 성립하는 것도 이러한 결과에 있다. 1일을 10개로 균등히 나누는 게 불합리하여 결국 12개로 분할하여 합리적이 되었다. 이상으로 인류는 10진법과 12진법을 병용하게 되었다.

10진법으로는 갑, 을, 병, 정, 무, 기, 경, 신, 임, 계(甲乙丙丁戊己庚辛壬癸)의 십간(十干)이 사용되고, 12진법으로는 자, 축, 인, 묘, 진, 사, 오, 미, 신, 유, 술, 해(子丑寅卯辰巳午未辛酉戌亥)의 십이지(十二支)가 사용된다. 십간(十干) 십이지(十二支)가 조합하여 60개의 조합이 되어 순환하게 된다.

오장오부, 오장육부, 육장육부를 생각하는 방법은 한대(漢代) 이래, 중국 전통의학에서 늘 병행해 왔다. 결국 전통의학이론은 이러한 사정을 알고 있어야 이해가 된다.

오장은 육부에 비해서 음의 작용을 하며, 음은 에너지를 간직하고 밖으로 내보내는 것이 드물며, 정미(精微)로운 물질을 간직해 두길 좋아한다. 육부는 장과 부의 관계에서 양에 해당하는데, 음식물이 들어오거나 공기가 들어오면 이를 처리해서 끊임없이 처리해서 움직이기를 좋아한다. 한의학에서는 한 개의 부와 한 개의 장이 짝을 지어 표가 되고 리가 되는 표리관계를 맺고 있다고 본다. 그 외에 기항지부(奇恒之府)가 있는데 기항지부는 일반적인 장이나 부와는 달리 짝 없이 존재하는 기관으로, 형체는 부와 비슷하지만 작용면에서는 간직하길 좋아해 장과 같은 역할을 하는 것들이 있다. 기항지부에는 뇌, 수, 골, 맥, 담, 여자포(자궁)가 속한다. (장상이론의 「기항지부」를 참고하시오)

5) 인체를 구성하는 물질(정, 신, 기, 혈, 진액)

인체를 구성하는 물질은 서양의학에서는 다양한 세포수준까지 분석하여 살피지만, 한의학에서는 정, 신, 기, 혈, 진액을 인체의 구성물질로 본다. 이러한 것은 서로 상호 연관을 가지고 작용한다. 그림 2-4는 하나의 예시로서 화살표의 방향을 설정하였으나, 이보다 더 다양한 상호관계가 존재한다. 예를 들면, 기에는 신과 진액이 작용하는 것으로 보이지만, 혈도 기에, 정도 기에 작용하며, 진

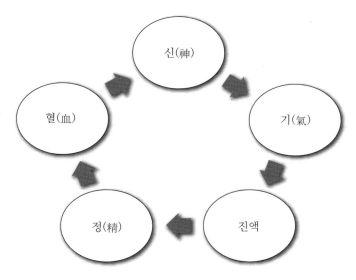

2-14. 인체 구성물질 간의 관계들

액도 기에 작용하는 것으로, 인체 내에서는 각각의 구성물질은 나머지 4개와 상호 관련성을 가지고 있다.

(1) 정(精)

음식을 먹게 되면 음식이 위에서 잘게 부수어지는 과정을 부숙(腐熟, 찌는 과정)이라고 하고 이를 통해서 정미로운 물질로 만들어 진 것을 정(精)이라고 한다. 이는 흔히 후천지정(後天之精)이라고 하는데, 태어나서 비위의 작용에 의해서 만들어지기 때문이다. 이에 반해서 아버지의 정소 안에 있는 정자, 어머니의 난소 안에 있는 난자와 같이 생식에 관여하며, 자손을 출생하도록 하는 기능을 가진 것도 정이라고 부르며, 이는 부모에게서 물려받으며 태어나면서 갖게 되기에 선천지정(先天之精)이라고 부른다. 이 2가지는 서로 분리되어 있지 않고, 선천지정이 튼튼하면, 후천지정도 튼튼할 수 있으며, 또 후천지정이 튼튼해야 선천지정도 튼튼하게 된다.

정은 인체의 반응을 거쳐서 혈(血)로 바뀌게 되므로, 정혈동원(精血同源)이라 하여 근본이 서로 같다고 표현하고 있다.

(2) 신(神)

신은 넓은 의미와 좁은 의미에서 정의할 수 있다. 넓은 의미에서는 인체가 살아가게 하는 모든 작용은 신의 작용이라고 할 수 있다. 숨을 쉬게 하고, 맥박이 뛰게 하고, 오관이 작동하고, 팔다리가 움직이는 모든 작용이 신에 의한 것이다. 좁은 의미에서의 신은 정신·의식작용이라고 할 수 있다. 즉 우리가 생각하고, 판단하고, 결정하는 의식작용이라고 할 수 있다. 신의 작용은 왕성한 혈액순환에 의하기 때문에 한의학에서는 심의 기능과 관련이 깊게 배치하였으며, 신명(神明)이 나오는 곳이 심이라고 하였다. 이러한 신의 작용도 결국 정이나 혈의 작용에 의하여야 하며, 또 기의 작용을 거쳐서 나타나게 된다.

(3) 기(氣)

기는 만물지간에 가득 차 있는 것으로 우주를 구성하는 기본요소이며 동시에 인체를 구성하는 기본요소이고 또한 인체 생명활동을 유지하는 기본요소라고 볼 수 있다. 인체의 기는 주로 부모로부터 받은 선천의 정기와 음식의 섭취를 통한 수곡의 정기, 그리고 호흡을 통해 얻은 자연계의 청기로부터 생기며 인체의 신(腎), 비위(脾胃), 폐(肺)가 기의 생성에 관여한다. 이 과정에서 특히 비위의 운화작용이 매우 중요한 역할을 하는데, 사람이 음식물을 섭취해 소화, 흡수

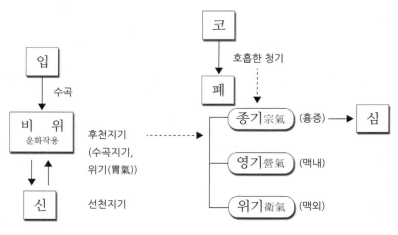

2-15. 기의 생성

를 통해 영양을 얻는 것으로 생명 활동을 유지하기 때문이다.

① 선천지기

선천지기는 부모의 생식에 관여하는 정으로부터 생겨난 것으로 신장에 저장되어 있는 선천지정이 곧 선천지기이다. 『황제내경』에서는 남녀가 교합하여 새로운 형체를 만드는데 항상 형체보다 먼저 형성되는 것을 정(精)이라고 하였으니, 이 선천의 정은 인체를 구성하며 인체의 생명활동을 유지시키는 근본이 되어 몸의 근본이라고 하였다. 또한 선천의 정은 사람이 출생한 후에 인체의 생장발육 및 생식의 근본이 된다.

② 종기(宗氣)

종기는 흉중에 쌓이는 기로서, 흉중(단중 부위)은 전신의 기가 집중되는 곳이기 때문에 기해(氣海)라고도 한다. 종기는 호흡을 통해 폐로 유입된 청기와 비위가 음식물을 운화하여 생성된 수곡지기를 주성분으로 하여 만들어진 것이다. 종기는 영기와 위기가 체내를 순행하도록 하는 추동력으로써, 호흡으로 영기와 위기를 퍼뜨리는 폐순환 혹은 심장의 추동력이다.

③ 영기(營氣)

음식물을 소화시켜서 얻은 물질 중에 맑은 것은 영기가 되고 탁한 것은 위기가 된다. 이 두 가지는 서로 상대되는 것으로 영기는 음에 속하고 위기는 양에 속하게 된다. 영기는 맥중을 흐르는 기로 맥중을 쉬지 않고 순행하며 전신에 영양을 공급한다. 또한 영기는 혈액을 구성하는 주요성분 중의 하나로 영기는 진액과 조화된 후에 혈액을 형성한다.

④ 위기(衛氣)

위기는 영기와 비교하면 탁한 물질로 양에 속한다. 성질이 사납고 빨라 맥에는 들어가지 않고 맥 밖을 운행하며 인체를 호위하기에 위기라고 한다. 위기는 영기와는 별도로 운행하는데 낮에는 양의 영역(체표)을 운행하고 밤에는 음의 영역[장기(臟器)]을 운행한다. 위기는 장부와 기육, 피부 등을 온양하여 인체 내외의 온도를 정상범위 안에서 유지시키고, 주리의 열리고 닫힘을 통제, 조절하고 땀을 배설하게 하며, 외부 사기에 대한 방어 작용을 담당한다.

(4) 혈

혈은 영기와 진액으로 구성된 일종의 붉은 액체로 맥 속을 운행하여 전신을 돌아다닌다. 이것은 생명활동에 필수적인 것으로, 인체를 구성하는 일부분이며 또한 인체 생명활동을 유지하는 기본 물질의 하나이다. 혈은 전신을 돌아다니며 골고루 영양을 전달하고 자윤작용(滋潤作用)을 하며 인체의 감각작용과 운동에 관여하는데 예를 들어 간은 혈을 받아 볼 수 있게 되고, 다리는 피를 받아 걸을 수 있고, 손은 혈을 받아 잡을 수 있으며, 손은 피를 받아 집을 수가 있다고 하였다. 또한 한의학에서는 인체의 신(神)이 혈에 깃들어 있다고 하여 혈액에 문

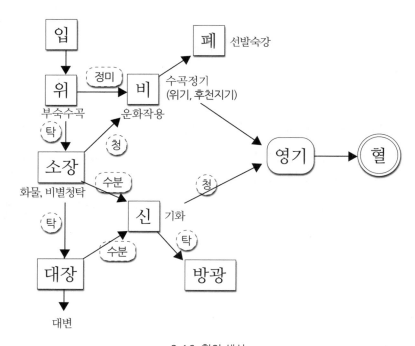

2-16. 혈의 생성

제가 생기면 정신과적인 질환이 유발될 수 있음을 제시하고 있다.

혈을 주관하는 장부로는 심장, 비장, 간장이 있다. 심장은 혈을 주관하고, 비장은 혈이 혈관 밖으로 빠져나가지 않도록 하며, 간장은 혈을 간직하여 혈류를 일정하게 유지한다.

(5) 진액(津液)

진액이란 몸 안의 모든 정상적인 수액을 총칭하는 것으로 장부, 조직기관, 형체, 구규(九竅) 등의 내부와 그 사이에 광범위하게 존재한다. 진액은 우리 몸을 자윤하며 영양을 공급한다. 진(津)과 액(液)을 구분하여 보면 진은 성질이 보다 맑고 유동성이 비교적 커서 체표, 피부, 기육, 혈맥으로 들어가서 자윤작용을 하며, 액은 성질이 비교적 끈적한 것으로 유동성이 작으며 장부, 뇌, 골수 등을 유양시킨다.

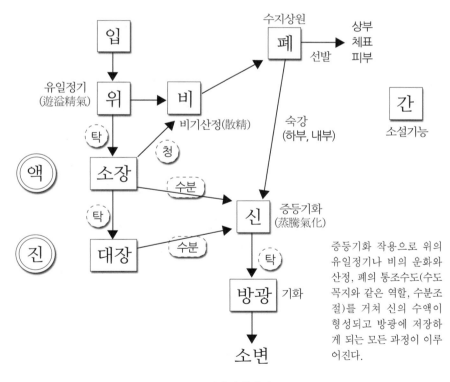

2-17. 인체 수액대사

- 증등기화(蒸騰氣化) : 신의 양기가 수액을 위로 찜을 찌듯이 하여 올리는 작용

- 유일정기(流溢精氣) : 위(胃)로 들어온 음식물에서 에너지를 만든 것이 정기(精氣)이며 이것을 넘쳐나게 하는 작용.

- 운화(運化)와 산정(散精) : 비의 운화작용은 소화시키는 작용, 산정작용은 정을 필요한 곳으로 흩어보내는 작용

- 통조수도(通調水道) : 폐가 수분을 수도꼭지와 같이 조절하여 수분을 내려보내는 역할

진액과 장부간의 관계를 보면 위는 수곡을 부숙시켜 정기가 흘러넘치게 하고 비는 진액을 퍼뜨려 폐로 올려 보내 폐가 작용하게 만든다. 폐는 비에서 받은 진액을 선발시켜 밖과 위로 보내 상부와 체표, 피모로 보내고, 숙강시켜 하부로 내려 보낸다. 소장은 본래 액을 주관하고 대장은 진을 주관하며, 신(腎)은 물을 주관하여 진액 대사의 전 과정에 관여한다. 방광은 수액대사에서 발생한 찌꺼기를 소변으로 배출하게 된다. 마지막으로 삼초는 마치 수도와 같은 것으로 수분대사에 관련된다.

6) 장상이론(藏象理論)

한의학에서 인체를 보는 관점은, 서양의학에서 인체를 보는 관점과는 다르다. 위에서 언급한 것처럼, 데카르트 이후 인체와 정신은 분리된 것으로 보는 이분법적 시각이 서양의학에서는 주를 이루게 되었다. 인체의 장기organ는 언제든지 고장 나면 고칠 수 있는, 혹은 대체 가능한 부품으로 여겨져 왔다. 반면에 한의학에서 보는 장부(臟腑)는 유기적인 관계를 맺고 있으면서, 계통별로 작용을 하고 있다는 의식을 가지고 있었다. 가령 서양의학에서 말하는 간(肝)과 한의학에서 말하는 간은 그 개념에서 차이가 있다. 서양의학의 간은 liver를 지칭하는 단순한 개념인데 반해서, 한의학의 간은 liver뿐 아니라, 쓸개, 손톱·발톱,

근(筋) 등을 포괄하는 개념이다. 따라서 경우에 따라서 간은 간계통이라고 불리기도 한다. 서양의학에서는 간장이라고 자주 불리고, 한의학에서는 간 자체만을 말할 때는 간장이라고도 하지만 주로 '간'이라는 용어를 더 사용하는 경향이 있다. 간이라고 하여 간장보다는 간계통을 포괄하여 말하고자 하는 경우가 많기 때문이다.

현재 서양의학을 번역해 사용해 오는 단어들 중 간장, 심장, 비장, 폐장, 신장, 담낭, 소장, 위, 대장, 방광 등의 명칭이 일본 에도시대 서양의학이 번역될 즈음 중국의 고대 의학용어를 편의상 전용(轉用)해서 사용해 왔다. 그러나 한의학 용어와 서양의학의 장기가 같은 것이 아니다. 예를 들면 서양의학의 liver와 한의학의 간, kidney와 신, gall bladder와 한의학의 담 등이 원래 동일한 사물을 가리키는 것이 아니다. 각 장부의 밀접한 관계가 있고 지배를 하거나 지배를 당하는 감정, 미각, 감각기, 조직에 해당하는 것들을 모두 포괄하여 한의학의 장부를 설명하고 있다.

예를 들면, 한의학의 간이란 간장, 담, 감정에서 화냄[怒], 미각에서 신맛, 감각기에서 눈, 조직에서 근(筋)을 포괄하는 개념이지 liver만을 말하는 게 아니다. 장부에서 나타나는 병리, 진단, 치료적 관점에서, 인체의 음양오행 곧 장부경락(臟腑經絡)의 변조(變調)가 질병으로 발달하게 되면 변조에는 허(虛)와 실(實)의 2가지 상태가 있다.

허는 정기(正氣)[16]가 없어진 상태를 말한다. 실이란 사기(邪氣)가 충만한 상태를 말한다. 어떠한 원인[17]으로 어떤 장부에 실이나 허의 상태가 생기게 된다. 그러면 상생·상극의 관계를 좇아 관련된 장부 사이에 불균형이 파급되게 된다. 이것이 병이 되는 것이다.

진단은 어느 장부가 실, 어느 장부가 허의 상태가 되는가를 관찰하는 행위를 말한다. 이러한 방법에는 이후에 설명할 사진(四診)의 방법이 있다.

---

16) 정기(精氣)나 진기(眞氣)라고도 함.
17) 한의학에서는 병의 원인을 삼인(三因)이라 하여 3가지로 보고, 내인(內因), 외인(外因), 불내외인(不內外因)이라 함.

치료상에서는 생체내의 불균형을 균형으로 돌리는 일이다. 여기에는 2개의 큰 원칙이 있는데, 실한 부분을 덜어내 주고, 허한 부분을 보충해 주는 것이다. 약물요법에서는 각 장부에 특수한 친화성이 있는 오미(五味)[18]와 보사작용(補瀉作用)을 가지고 있는 사기(四氣)[19]를 교묘히 이용해서 이러한 조정을 하도록 하고, 침구치료(鍼灸治療)에서는 각 장부에 유주(流注)하는 경락에 보사수기(補瀉手技)를 시행해서 허실을 해소하고 고르게 회복되도록 한다.

(1) 오장
① 간계통

간은 우측 옆구리에 있으며 경락으로 담(膽)과 연결되어 있어 표리를 이룬다. 간은 기기(氣機)를 소통시키고, 기혈(氣血)을 조절하며, 소화를 돕는 작용이 있다.

가) 간은 혈을 간직한다(간장혈肝藏血)

간은 혈액을 저장하고 혈류량을 조절하며, 출혈을 방지하는 작용을 한다. 인체의 필요한 곳에 적당한 때에 혈액을 보내주어서 활동할 수 있도록 한다. 잠을 잘 때는 혈액이 간에 모였다가 다시 잠에서 깨어나 일을 하게 되면 각 부분에 혈액을 보내게 된다. 간의 혈이 부족하게 되면 눈앞이 캄캄하거나 야맹증, 혹은 근육에 혈액 공급이 부족하게 되면 근맥이 켕기거나 마비증상, 관절 움직임이 부자유스럽게 된다.

나) 간은 소설(疏泄)작용을 주로 한다.(간주소설肝主疏泄)

소설은 소통이 되어 펼쳐짐[소통창달(疏通暢達)]의 뜻이며, 기기(氣機)를 소통시켜 억울되거나 울체되지 않도록 하는 작용을 한다. 소설의 작용은 아래의 5가지의 역할을 포괄한다.

---

18) 다섯 가지 맛으로 신맛, 쓴맛, 단맛, 매운맛, 짠맛. 산고감신함(酸苦甘辛鹹)이라 함.
19) 네 가지의 기운으로 찬 기운, 뜨거운 기운, 따뜻한 기운, 서늘한 기운을 말함. 한열온량(寒熱溫凉)

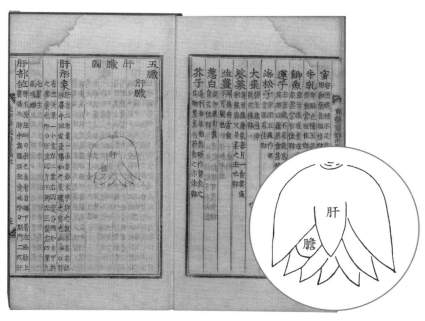

2-18. 동의보감에 묘사된 간과 담

㉠ 정신(精神)·정지(情志)를 조절함 : 정신이 억울되지 않고 잘 소통되도록 하는 역할을 하므로, 소설작용에 문제가 생기면 정신이 억울되거나 과잉적으로 항진되기도 한다.

㉡ 소화흡수를 도움 : 비위(脾胃)의 운화(運化)기능은 간의 소설작용에 크게 영향을 받는다. 간의 소설기능에 힘을 입어 비(脾)가 기운을 올리고, 위(胃)가 기운을 내리는 작용이 정상적으로 작동하게 된다.

㉢ 기혈(氣血)운행을 유지함 : 기운을 정상적으로 운행시켜서 혈이 정상적으로 따라서 운행하도록 함으로써 비정상적 출혈이 일어나지 않도록 한다.

㉣ 수액대사를 조절함 : 수액대사(水液代謝)는 한의학에서 비, 폐, 신, 삼초의 영향을 받으나, 비, 폐, 신, 삼초의 작용도 간의 소설작용에 영향을 받게 된다.

㉤ 생식기능을 조절함 : 남자에서 정액을 배출시키고, 여자의 배란과 규칙적인 생리는 모두 소설작용과 밀접한 관련이 있다. 소설작용이 제대로 되어야 충맥(衝脈), 임맥(任脈)이 제대로 소통이 되고 따라서 기혈(氣血)이 조화되며, 월경과 임신이 정상적으로 작동된다.

다) 계통 : 근(筋), 눈[目], 화냄[怒], 눈물[淚], 손톱·발톱

간은 근(건, 인대, 신경을 포괄)에 연결되어, 근의 영양과 관절운동에 영향을 준다. 눈에 영향을 주어 시각에 관련하고, 눈물의 양을 조절한다. 화를 내는 행동은 간기가 위로 솟구치도록 작용하여 간을 손상하게 되며, 반대로 간에 문제가 있으면 쉽게 화를 내게 된다. 혈이 부족하면 손톱·발톱의 영양공급이 제대로 되지 않아 부서지기도 하고 건조하게 된다.

② **심(心)계통**

심은 가슴에 위치하고 심포(心包)가 둘러싸고 있으며, 경락으로는 소장과 연결되어 있어 표리를 이룬다. 심이 멎으면 사람이 죽게 되므로 예로부터 '군주지관(君主之官)'이라 하여 임금의 역할을 한다고 생각했다. 전신의 장부활동을 총괄하고, 인체의 생명활동의 중심이 된다.

가) 심은 혈맥을 주관한다[心主血脈]

심은 혈맥(맥관)내의 혈액량을 조절하면서 박동시키는 힘을 조절함으로써 혈액을 전신의 필요한 곳에 보내게 된다.

나) 심은 신명을 주관한다[主神明心藏神]

현대의학에서는 정신, 의식, 사유활동은 대뇌에 의한다고 하지만, 한의학에서는 심이 관여한다고 생각한다. 심의 혈이 충분하면 의식활동이 영활하고, 심의 혈이 부족하면 정신활동이 느려지거나 수면장애, 건망증 등이 생길 수 있다.

다) 계통 : 혀[舌], 맥[脈], 얼굴[面], 기쁨[喜], 땀[汗]

심은 혀와 연관되어서 심의 작용이 원활하면 설의 상태도 적당히 붉고 윤기가 있으며 말을 제대로 할 수 있다. 심의 이상은 혀에 형체, 색깔에 변화를 주고 혀의 자유로운 운동에 영향을 주게 된다. 얼굴에는 많은 혈맥이

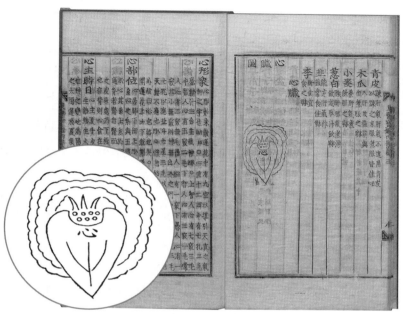

2-19. 동의보감에 묘사된 심

분포하여서 심의 작용과 혈맥의 작용이 충분하면 얼굴도 적당히 붉으면서 광택이 있게 되고, 심혈이 부족하면 얼굴색이 창백하거나 어둡게 되는 등 색깔과 윤기에 영향을 주게 된다. 기쁘면 혈맥의 생리작용이 원활하게 된다. 하지만 희락(喜樂)의 감정도 지나치면 심신이 손상을 받게 된다. 한의학에서는 땀과 혈이 같은 액체에서 기원한다고 보고 혈은 심에 의해 지배된다고 보아서 땀을 심의 액(液)이라고 한다. 또 심이 신명을 주관하여 정신적 긴장이 있거나 놀랐을 때에도 땀이 나게 된다.

③ 비(脾)계통

비는 오장 중에서 가장 해부학적으로 모호한 곳이며, 서양의학의 비장(spleen)인지 췌장(pancreas)인지 논란이 있지만, 두 가지 기능을 다 가지고 있는 것 같다. 한의학에서는 비는 소화, 흡수를 담당하고 영양분과 수액을 필요한 기관으로 보내는 역할을 한다고 인식한다. 비와 위를 합쳐서 후천지본이라고 한다. 비는 중초에 위치하며 위와는 경락으로 연결되어 표리를 이룬다.

심포(心包)

심포는 심포락이라고도 하며, 심장을 밖에서 포위하듯이 보호하고 있는 외부조직으로 본다. 현대의학적으로는 심낭(pericardium)과 비슷하다고 생각한다. 심은 임금과 같이 귀중한 장이라 쉽게 공격을 받으면 안 되므로 심포와 같은 왕궁을 가지고 있어서 사기가 침범하면 일단 심포에서 처리하게 된다고 생각한다.

가) 비는 맑은 기운을 위로 보내며, 소화작용을 한다.[脾主升淸, 主運化]

비가 운화를 담당한다고 하는 것은 소화, 흡수, 영양분의 수송(輸布)을 포함해 말한다. 비는 수곡(음식물)을 소화·흡수시켜 심과 폐로 올려보내고(升淸作用) 심과 폐는 영양분을 전신의 필요한 곳으로 보내게 된다. 수액대사에도 관여해서 폐, 신, 방광과 협조해서 수액대사의 평형을 유지한다.

나) 비는 혈액이 혈관 밖으로 빠져 나가지 않도록 한다.[脾主統血]

비가 혈액을 통괄하여 맥관 안으로 흐르도록 하여 밖으로 넘쳐흐르지 않도록 하는 기능을 가리킨다. 비의 기능이 약해지면 혈액을 통괄하지 못하여 출혈을 일으키게 되는데, 이를 '비불통혈(脾不統血)'이라고 한다. 월경혈이 불규칙하게 나오거나, 잇몸출혈, 코피 등의 증상이 있을 수 있다.

다) 계통: 살[肌肉], 팔다리[四肢], 입술[脣], 생각[思], 침[涎]

전신의 살, 팔다리는 비에서 운화된 수곡의 정미로운 영양분의 영향을 받으므로 비기가 허약하면 팔다리에 무력감이 생기고 심지어는 살이 위축된다. 구강은 소화기가 시작되는 부분으로 비의 영향을 받으므로 비의 운화가 좋아야 식욕도 좋고 입술도 적당히 붉으면서 형태, 윤택도 적절하게 된다.

생각은 사고(思考), 사려(思慮)로서 정신, 의식, 사유활동이다. 지나치게 생각을 많이 하거나, 생각한 바가 뜻대로 되지 않으면 기(氣)의 승강출입에 영향을 주어 기기가 울체되고 건운작용(健運作用)을 잃게 되어 소화불량이

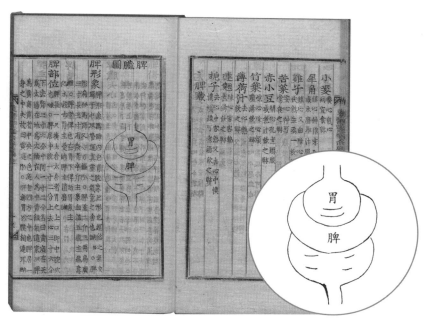

2-20. 동의보감에 묘사된 비와 위

나 어지럼(현훈), 건망증 등의 증상이 나타날 수 있다.

④ 폐(肺)계통

폐는 가슴에 위치하며 기관, 인후와 연결되고 코를 통해 외부와 연결된다. 경락으로 대장과 연결되어 표리를 이룬다. 전신의 기를 담당하는 매우 중요한 기관이며, 폐를 신하의 역할을 한다고 하여 '상부지관(相傅之官)'이라고 하였다.

가) 폐는 기를 담당하고 호흡을 주관한다.[肺主氣, 司呼吸]

폐가 기(氣)를 담당한다는 것은 폐가 호흡하는 기를 담당하여 자연계에 있는 맑은 공기를 받아들이고, 몸속의 탁한 기를 내뱉는 가스교환을 하고 있음을 말한다. 또 하나는 신체의 기로 인체의 종기(宗氣)의 생성과 인체의 전신의 기를 조절하는 역할을 한다는 것이다. 종기는 음식물에서 얻은 정기(精氣)와 흡입한 맑은 공기가 결합해서 만들어지는 것으로 인체를 따뜻하게 하고, 호흡을 촉진시키는 작용이 있다. 따라서 폐기가 충족한지의 여

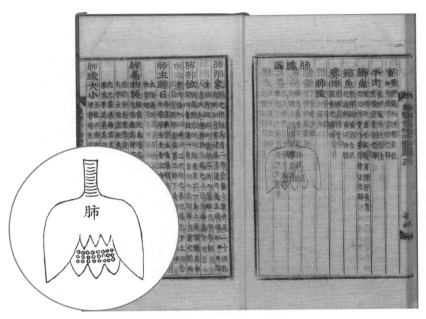

2-21. 동의보감에 묘사된 폐

부는 곧 호흡작용 및 전신 각 부분의 작용이 제대로 작동하는지에 큰 영향을 주게 된다.

나) 폐는 여러 맥과 연결되어 있다.[肺朝百脈]

백맥(百脈)이란 전신에 퍼져 있는 혈맥(血脈)으로서 혈맥이 모두 폐에 모이고 폐와 밀접한 연관이 있음을 말한다. 폐는 심의 혈액순환작용을 돕는다. 혈액순환의 기본 동력은 심에 있지만 또한 폐기의 추동과 조절을 받아야 하는 것이다. 폐조백맥(肺朝百脈)이란 혈액순환을 하는데 심을 도와서 촉진시키는 작용을 강조한 것이다.

다) 폐는 기운을 펼쳐지게도 하고 내려오게도 한다.[肺主宣發, 肅降]

폐기가 위로 올라가게 하고 전신으로 펼쳐지게 하는 작용을 선발(宣發)이라 하고, 숙강(肅降)이란 폐기가 아래로 내려가게 하고 호흡기가 깨끗하게 하는 작용을 말한다. 폐의 선발작용(宣發作用)은 체내의 탁기(濁氣)를 밖으로 내보내는 역할, 비에서 올라온 정미로운 물질을 전신과 피모(皮毛)로 보내는 역할, 위기(衛氣)와 피모의 작용을 거쳐 땀이 적절하게 나게 하는 3가지 역할이 있다. 폐의 숙강작용(肅降作用)은 자연계의 맑은 공기를 흡입하는 작용, 흡입한 맑은 공기를 비(脾)에서 보내는 진액 및 수곡(水穀)의 정미(精微)와 합쳐서 아래쪽과 전신으로 보내는 역할, 대사산물과 남은 수액(水液)을 신(腎)과 방광으로 보내 소변으로 배출시키는 역할, 폐와 호흡기내의 이물질을 제거해 호흡기가 소통되고 깨끗하게 하는 역할을 한다. 폐의 선발작용과 숙강작용은 서로 상부상조하여 영향을 준다.

라) 폐는 수분대사를 통하게 하고 조절한다[通調水道]

폐의 선발·숙강(宣發肅降)을 통해서 체내의 수액이 전신에 보내지기도 하고 운행되기도 하며 배설되는 소통과 조절작용을 말한다[20].

마) 계통: 피부와 털[皮毛], 코[鼻], 근심[悲憂], 콧물[涕]

피모는 피부, 땀샘, 털 등의 조직을 포괄하며, 인체의 체표이다. 체표는 폐의 선발작용을 받아 위기와 진액의 온양(溫養)을 받아 윤택하게 되므로, 체표가 일차적인 외부방어선이 된다. 코가 기를 호흡하는 것, 후각기능, 후두의 발음은 모두 폐기(肺氣)의 영향을 받는다. 슬픔과 근심[悲憂]의 감정활동은 폐기를 손상시키고, 반대로 폐기가 손상되면 외부환경의 자극에 대한 인내력이 줄어들어 슬픔과 근심의 감정이 표현되기 쉽다.

⑤ 신(腎)계통

신은 허리에 위치하고 척주의 양쪽에 하나씩 있다. 경맥으로 방광과 연결되어 있어서 표리를 이룬다. 신은 인체의 생장발육, 생식을 담당하며 인체의 수액대사와 평형을 유지하는 중요한 기관이다.

---

20) 당용천은 《혈증론》에서 폐는 수(水)의 위에 있는 근원(上源)이요, 폐기가 움직이면 수(水)가 행한다 했다. (肺爲水之上源, 肺氣行則水行)

가) 신은 정을 간직하고 있다[腎藏精]

정(精)은 인체를 구성하고 생명활동을 유지하는 기본물질이다. 신장정(腎藏精)이란 말은 신(腎)이 정기(精氣)를 저장하고 있으며, 이유 없이 빠져나가지 않도록 갈무리를 하는 작용을 말한다. 선천의 정은 생식에 관여하는 정으로서, 부모의 정으로부터 물려받아서 태어나고, 후천의 정에 의해서 계속 보충이 된다. 신(腎)에 간직된 정은 생장·발육과 생식에 관여하며, 신체의 대사와 생리작용을 조절하는 작용을 한다.

㉠ 생장·발육과 생식을 촉진

신의 정기에 따라서 인체는 생(生), 장(長), 장(壯), 노(老)의 과정을 겪는데, 새 치아가 나오거나 머리카락이 길어지거나 남자는 신의 정이 가득 차서 정자를 생산하게 되고, 여자는 배란을 시작하여 월경이 나타나게 되는 것 등 생장·발육과 관련된 것들이다. 천계(天癸)는 생식기관이 발육하게 하고 생식작용을 하게하는데, 성선(性腺)의 발육, 사춘기, 배란, 사정(射精) 등이 가능하게 한다. 나이가

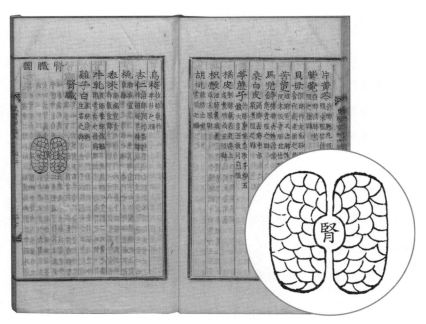

2-22. 동의보감에서 묘사된 신

들면서 신의 정기가 쇠하게 되고 인체의 생장과 생식능력은 줄어들게 되고 노
년기에 접어들게 된다. 신정(腎精)이 부족한 경우 생장·발육이 더뎌서 오지(五遲)[21], 오연(五軟)[22], 해로(解顱)[23] 등의 증상이 있을 수 있다.

ⓛ 신체의 대사와 생리작용 활동을 조절함.

신이 정을 간직하는 것을 통해서 신체의 대사와 생리작용을 가지고 있는데, 신
음(腎陰)과 신양(腎陽)의 2가지 부분의 작용이 있다. 신양은 인체의 장부조직들
을 격발시키고 추동시키며 따뜻하게 하는 작용을 하고, 신음은 장부조직기관
들을 자양(滋養)시키고 자윤(滋潤)시키는 작용을 한다. 신음과 신양은 상호 상반
되는 작용을 하여 길항조절을 해 주어서 인체가 평형상태를 유지하도록 한다.

나) 신은 수액대사를 담당한다[腎主水]

신(腎)은 인체의 수액대사를 담당하는 작용이 있다. 이는 신의 기화(氣化)작
용에 의하여 일어난다. 신의 정기(精氣)를 원동력으로 하여 신음, 신양의 작
용을 거쳐 타 장부의 협조를 받아 진액의 생성과 운송, 분포, 배설에 관여
한다. 혹은 소변의 생성과 배설도 직접적으로 신의 기화작용을 거쳐 이루
어진다.

다) 신은 기운을 흡입한다[主納氣]

신은 폐가 맑은 공기를 받아들이는 작용을 도와주며, 얕은 호흡을 하지 않
도록 한다. 호흡에서 내뱉는 숨은 폐의 선발기능(宣發機能), 들이쉬는 숨은
폐의 숙강기능(肅降機能)에 의존하지만, 흡입하는 경우에는 신의 납기(納氣)
하는 작용에 의지하게 된다.

---

21) 오지: 어린아이의 발육이 5가지에서 느린 증상. 서는 것이 늦는 경우, 걷는 것이 느린 경우, 머리카
락이 늦게 나는 경우, 치아가 늦게 나는 경우, 말을 늦게 하게 되는 경우.
22) 오연: 머리와 목, 손, 발, 입, 몸통의 근육 및 연부조직이 연약하고 무력한 병증.
23) 해로: 어린아이의 숫구멍이 나이에 비해 지나치게 커져 있거나 닫칠 나이가 되었으나 열려 있는
병증.

라) 계통: 뼈[骨], 골수[骨髓], 귀, 요도와 항문[二陰], 무서움[恐], 끈적한 침[唾]

신의 정기가 충만하면 정이 수(髓)를 생기게 하고 뼈를 튼튼하게 만든다. 척수(脊髓)는 위로 뇌에 통하고 뇌는 수가 모여 이루어진 것으로 '뇌위수해(腦爲髓海)'라고 하였다. 신의 정기(精氣)가 충만하면 뇌수의 작용이 원활하여 사유활동(思惟活動)이 총명해지게 된다. 치아는 뼈의 남은 부분[齒爲骨之餘]라는 말이 있듯이 뼈와 치아는 근원이 같으며, 치아의 생장과 치아의 튼튼함 정도는 신의 정기에 의지한다. 머리카락의 생장도 신의 정기의 자양을 받는다.

귀는 청각기관이며 청각은 신의 정기의 충만함에 의지하게 된다. 신의 정기가 충만해야 청각이 발달하게 된다. 이음은 전음(前陰)과 후음(後陰)이며, 전음은 배뇨기능과 생식기능에 관여하고, 후음은 대변을 배설하는 작용을 한다. 소변의 저장과 배출은 방광에 의지하지만 신의 기화(氣化)작용에 의지해서 이뤄지게 된다. 생식기능도 신에 의지하여 이뤄진다. 대변의 배설도 신의 기화작용과 관련된다. 무서움은 심(心)에서 동(動)하고 신에 반응이 있다. 오랫동안의 무서움이나 갑자기 놀람, 혹은 크게 놀람은 신기가 튼튼하지 못하게 하여 대소변이 나오게 할 수도 있는데, 바로 전음과 후음이 신이 관장하는 부분이기 때문이다. 거꾸로 신의 정기가 약해지면 무서움을 많이 타게 된다. 침 중에서 끈적한 침은 혀의 아래에서 나오고 신정(腎精)이 변화된 것으로 구강을 자양하고 수곡(水穀)을 적셔서 쉽게 소화되도록 한다.

(2) 육부

① 담(膽)

육부 중의 하나이면서 기항지부에 속한다. 간과 경맥으로 연결되어 있으며 표리를 이룬다.

가) 담즙의 저장과 배설

담즙이 저장되었다가 소장으로 배설되어 비위의 운화를 돕는다. 담즙이 간에서 만들어지는데 깨끗한 액체라서 '중정지부(中精之府)'라고도 한다. 담즙은 간의 소설작용에 의해 소장으로 들어가 음식물을 소화시킨다.

나) 결단을 주관한다[主決斷]

결단이란 의식, 사유활동을 거쳐 사물을 정확하게 판단하는 것이다. 간은 장군지관으로서 모려(謀慮)가 나오고 결단은 담에서 결정된다.

② **소장(小腸)**

소장은 복강에 있고, 위로는 위장과 유문에서 접하고 아래로는 난문맹장에서 대장과 만난다. 심과 경맥으로 연결되어 있고 표리를 이룬다.

가) 먹은 음식을 받아들이고 소화시킨다[主受盛, 化物]

수성(受盛)이란 위(胃)에서 초보적으로 이뤄진 소화물을 받아들인다는 의미이며, 화물(化物)이란 소장으로 넘어온 음식물을 소화시켜서 정미로운 물질로 바꾸는 작용을 한다.

나) 몸에 이로운 물질과 노폐물로 구분한다.[泌別淸濁]

소화된 음식물에서 정미로운 물질을 흡수하고 찌꺼기는 대장으로 보내는 작용이다. 소장에서는 정미로운 물질을 흡수하고 수분을 많이 흡수하므로 '소장주액(小腸主液)'이라는 말이 있다.

③ **위**

위는 횡격막 아래에 있으며, 위로는 식도와 위의 분문부가 연결되고, 아래로는 소장과 위의 유문부가 연결된다. 위를 위에서 아래로 3부분으로 나눠 상완, 중완, 하완으로 나누기도 한다. 비와는 경맥으로 연결되어 있으며 표리를 이룬다.

가) 먹은 음식을 받아들이고 음식물을 쪄서 소화시킨다[主受納, 腐熟水穀]

위는 음식물을 받아들여 죽처럼 걸쭉하게 소화를 시킨다. 그래서 위를 '수곡지해(水穀之海)'라고 부른다. 위의 수납과 부숙시키는 기능은 위기(胃氣)의 작용에 의지한다. 후천지정을 만드는 가장 근원적인 곳이 비위이므로 위기가 튼튼해야 오장육부가 모두 튼튼하다고 여긴다.

나) 음식물을 내려보내는 역할을 한다[胃主通降]

위는 내려보내는 작용이 있어야 한다. 음식물이 위로 들어오면 위의 부숙작용을 거쳐 소장으로 하행시키는 작용을 해야 한다.

④ 대장(大腸)

대장은 복강에 있으며, 위로는 난문(맹장)에서 소장과 연결되고, 아래로는 항문에 연결된다. 폐와 경맥으로 연결되어 표리가 된다. 대장의 주요 기능은 소장에서 소화된 음식물 찌꺼기 중 수분을 다시 흡수하여 대변으로 만들고 대변을 배출시키는 역할이다.

⑤ 방광(膀胱)

방광은 아랫배 속 중앙에 있으며 신(腎)과 표리가 된다. 방광의 주요 기능은 소변을 저장하고 배출시키는 작용이다. 소변은 방광의 도움을 받아 신의 기화작용에 의해 만들어지고 방광으로 내려보내지는 것이다.

⑥ 삼초(三焦)

삼초는 상초, 중초, 하초를 함께 부르는 말이다. 장부의 밖에 있고 신체의 안에 있는 구조로 원기와 진액을 운행시키는 일을 하는데, 오장육부 중에서 가장 커서 기타 장부를 포괄한다. 특별히 장과 짝을 이루지 못해 '고부(孤府)'

라고도 한다.

가) 원기를 통하게 함

원기(原氣)는 신에 근원을 두고 있으며 인체 생명활동의 원동력이다. 원기는 삼초를 통로로 삼아 오장육부에 퍼져서 전신에 펼쳐지므로 인체 각 장부조직을 격발시키고 추동시키는 작용을 한다. 즉 원기가 각 장부들이 기화를 할 수 있게 만드는 원동력이 된다. 그래서 삼초가 인체의 기화(氣化)를 총체적으로 관장한다고 한다.

나) 수액을 운행시킴

삼초는 물길(水道, 수도)을 소통시키고 수액을 운행시키는 작용을 한다. 폐, 비, 신, 위, 소장, 방광 등의 장부와 공동으로 수액대사를 완성하는데, 삼초가 반드시 도로 역할을 해야 수액이 비로소 승강출입을 할 수 있다. 삼초가 수액을 운행시키는 것은 삼초가 원기를 통하게 하는 작용과 밀접한 상관관계가 있다. 즉 기의 승강출입을 통해 수액이 운행하기 때문이다.

참고) 삼초

삼초의 개념은 여기서 육부 중의 하나로 소개하는 것 이외에 변증에서 삼초변증에 따라 나누기도 하고 부위에 따라 상초에는 심폐, 중초에는 비위, 하초에는 간신을 나눠 묘사하기도 한다.

삼초에서 상초는 횡격막 윗부분이며 심, 폐를 말하고 상초는 주로 위기(衛氣)를 선발시키고 수곡정미, 진액을 산포시켜 피부, 모발, 전신 조직에 영양공급을 해 주어 안개 같은 역할을 한다. 그래서 '상초여무(上焦如霧)'라고 한다.

중초는 횡격막 아래에서 배꼽 위까지이며, 비, 위, 간, 담이 포함된다. 중초의 주요 작용은 수곡정미의 소화, 흡수, 운송과 분포를 담당하며 기혈을 만들어 내는 역할을 한다. 그래서 중초를 '중초여구(中焦如溝)'라고 한다.

하초는 배꼽 아래의 부분으로서, 신, 방광, 소장, 대장을 포괄하고 하초의 작용은 수액의 운행을 조절하며, 소변, 대변을 배출시키는 것이다. 그래서 하초를 '하초여독(下焦如瀆)'이라 한다.

간과 담은 해부학적으로는 중초에 들어가기도 하지만, 그 작용으로 설명할 때는 하초에 포함시키기도 한다.

뇌, 수, 골, 맥, 담, 여자포를 말하고 공통적으로 정기를 저장하는 작용을 하는데 외부형태는 부와 비슷하게 속이 비어 있는 형태를 하고 있다. 따라서 '장정기이불사(藏精氣而不瀉)'라 하여 장과 비슷한 작용을 하므로 부와 구별하고자 기항지부라 한다. 나머지는 위에서 말하였으므로 여기서는 뇌와 여자포만 설명한다.

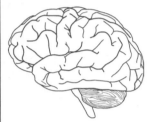

1. 뇌

뇌는 두개골 안에 있으며, 수(髓)가 모여서 만들어진다. 그래서 '뇌위수지해(腦爲髓之海)'라고 한다.

1) 정신활동 담당

정신활동, 사유의식, 감정활동은 모두 뇌와 밀접한 관련이 있다.

2) 감각작용을 담당

시각, 청각, 후각 등의 감각이 정상적으로 작용하도록 한다.

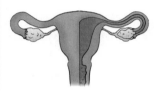

2. 여자포

포궁, 자궁이라고도 하며 아랫배에 위치하고 월경과 태아를 키우는 역할을 한다.

1) 월경을 담당

월경을 제때 할 수 있는 것은 신의 정기, 충맥, 임맥이 관련되며, 심, 간, 비의 3개의 장은 혈액의 화생(化生)과 조절작용으로 하는 곳이기 때문에 연관이 깊다.

2) 태아를 키우는 역할

태아를 10개월간 키우는 역할을 하고 그 외에 대하, 출산과 관련이 깊다.

3장

한방간호의 기본원칙

[학습목표]

1. 한방간호의 원칙을 말할 수 있다.

2. '치미병(治未病)' 간호의 개념을 말할 수 있다.

3. 한의학 관점에서의 현대간호의 4가지 특징을 말할 수 있다.

1. 한방간호의 원칙

한방간호는 한의학적 이론을 근간으로 이루어진다고 할 때, 몇 가지의 원칙을 가지게 된다. 즉, 한의학에서 질병을 치료할 때 적용하는 부정거사, 병을 치료할 때 근본을 추구, 표본완급을 따라 간호, 세 가지 원인을 따라 간호를 수행한다는 것이다.

1) 부정거사(扶正祛邪)

질병의 경과를 설명할 때, 한의학에서는 정기와 사기의 다툼으로 설명을 한다. 사기가 정기보다 우세하면 질병은 심해지고, 정기가 사기보다 우세하면 질병은 물러난다는 것이다. 이로써 질병을 좋은 방향으로 바꾸기 위해서는 정기와 사기의 힘에 대해서 알고 이를 이용해 간호에 접목시켜야 한다.

부정거사란 정기(正氣)를 부축하여 사기를 제거한다는 이론이다. 부정을 하기 위해서는 체력을 키우게 하여 질병에 대한 저항력을 높이는 것이다. 일반적으로 허를 보충하는 방법을 쓰는데, 식보(食補)와 약보(藥補)가 있다.

한의학에서 말하는 허에는 4가지가 있는데, 기허, 양허, 혈허, 음허이다. 이러한 것을 분별하여 보기, 보양, 보혈, 보음의 간호 방법을 채택할 수 있다. 기허한 경우에는 인삼, 황기, 산약(마), 대추 등의 보기할 수 있는 식품이나 약품을 사용할 수 있고, 혈허에는 아교주, 돼지 간, 용안육, 대추 등의 보혈할 수 있는 식품이나 약품을, 음허에는 구기자, 별갑, 은이버섯(흰 목이버섯) 등의 보음(자음)할 수 있는 식품이나 약품을, 양허에는 소고기, 양고기, 돼지고기, 닭 등의 온보할 수 있는 식품을 사용할 수 있다.

또한 정신적으로 격앙되었을 때, 환자의 질병 상태는 악화될 수 있으므로 정신간호에 중점을 두어서 위안을 주어 환자의 감정상태를 원활하게 해 주어야 기혈의 순환이 화평해지므로 정기가 부축을 받아 이른 시기에 회복할 수 있다.

움직임과 휴식도 병의 상태에 따라서 하는데, 급성기에는 침상에서 휴식을 취하게 하여 정기를 키우고 기혈의 소모를 줄여야 한다. 병의 상태가 비교적 호전되고 만성기라면 활동량을 늘리면서 체력을 키우도록 한다. 그렇게 하여 관절을 편하게 하고 체력과 저항력을 키울 수 있다.

2) 한방간호는 근본을 추구한다

한방간호에는 2가지가 있는데, 하나는 증후의 성질에 반대되는 성질을 이용해 치료하는 것으로 간호의 일반적 원칙이다. 예를 들면, 한증(寒證)을 보이는 증후가 나타나면 열을 이용한 방법을 쓰고, 열증을 보이면 한을 이용한 방법을 쓰며, 허한 경우에는 보법을, 실한 경우에는 사법을 쓰는 것이다.

한증을 보이는 경우에는 몸을 따뜻하게 하고, 실내 온도를 높게 해 주며, 햇빛이 가장 잘 들어오는 병실에 배치해 주어 환자가 따뜻한 느낌을 받게 하여 생기를 찾게 해 주는 것이다. 한약에서는 온성이나 열성의 약을 복용하도록 한다. 음식으로는 따뜻한 성질의 소고기, 양고기 등이 좋고, 절대로 날 것, 성질이 차가운 것은 피하게 한다.

열증이 있는 환자는 반대로 적용해준다. 허증의 환자에 대해서는 음허인지, 양허인지를 구별하여 각각 맞게 서늘하게 하면서 보하는 방법과 따뜻하게 하면서 보하는 방법을 사용하게 된다.

두 번째 간호 방법은 질병의 거짓 반응을 따라서 하는 간호하는 방법이다. 일반적이지 않고 특수한 상황에서 사용하는 방법이다. '음성격양(陰盛隔陽)', '양성격음(陽盛隔陰)'이라는 특수한 상황이 있는데, 음성격양이란 몸속이 매우 차가워지나 피부 쪽이나 겉으로는 거짓 열증을 보이는 경우이고, 양성격음이란 몸속이 매우 뜨거워지나 피부 쪽이나 겉으로는 거짓 한증을 보이는 경우이다.

예를 들면, 몸속의 열이 매우 심해졌으나 겉으로 팔다리가 싸늘하고 맥이 가라앉은 거짓 한증을 보이는 경우에는 팔다리를 보온하는 것뿐만 아니라 열을 내리는 치료를 해 주어야 열이 내리고 거짓 한증이 사라지게 된다. 이것은 한증을 한으로 치료하고, 열증을 열로 치료한다는 간호방법이다.

배가 그득하여 팽팽하게 되고 식사 생각도 없으며, 혀가 핏기가 없으며, 맥이 허하고 무력한 것은 진짜로는 허증이지만 거짓으로 실증으로 보이는 경우이다. 식사 생각 없음, 혀에 핏기 없음, 맥이 허하고 무력함은 허증이지만 실증처럼 배가 그득하여 팽팽하게 되는 경우에는 비장의 기운을 튼튼하게 세우고 보익시키며, 막힌 것을 보하면서 풀어주는 방법을 쓴다. 산약죽(마죽), 복령죽, 대추죽 등의 중기(中氣)를 보하는 방법에 침구나 추나치료를 더해 준다. 그리하여 약효를 올려주고 비기를 올려주어, 비기가 튼튼하게 작동되면 배가 팽팽한 것은 저절로 없어지게 된다. 이것을 '막힌 것에 막는 방법을 쓴다'라고 한다.

식체로 설사를 하는 경우에는 소화시켜 내려가게 하는 방법을 쓰기도 하는데, 식사량을 조정하고, 소화시켜 내려 보내는 산사, 도인, 바나나, 꿀 등의 식품을 사용하여 대변을 나가게 할 수도 있다. 이러한 것을 '통하는 것에 통하게 하는 방법을 쓴다'라고 한다.

3) 표본완급(標本緩急)을 가려서 처리한다

본(本)이란 본질을 가리키고, 표(標)란 현상을 말한다. 그뿐만 아니라, 표본은 한의학의 다양한 표현에서 사용되고 있는데, 가령 병의 원인과 병의 증상을 말한다면, 원인은 본이고, 증상은 표가 된다. 오랫동안 병을 앓고 있다가 새로운 병이 생겼다면, 오랫동안 앓은 병은 본이고, 새로 생긴 것은 표가 된다. 정기와 사기를 말한다면, 정기는 본이고, 사기는 표가 된다. 이와 같이 병은 복잡하지만, 그 근본과 말단, 주된 것과 보조가 되는 것을 구별하는 것이 중요하다.

표본의 간호에 대해서, 세 가지로 구분해서 볼 수 있는데, 병이 급할 때, 병이 완만할 때, 표본을 동시에 간호해야 하는 경우가 있다. 병이 위급해서 생명에 영향을 줄 수 있거나 본병의 치료에 영향을 줄 경우에는 응급조치를 취해서 표(標)의 문제를 해결한다. 만약 고혈압환자의 경우 위화(胃火)가 상염(上炎)한 치통의 경우 환자는 앉지도 눕지도 못하고 불안해하고, 불면, 번조 등의 증상을 보일 때는 합곡혈에 침을 놓도록 하여, 화를 내리고 통증을 멎게 하는 조치를 취해야 한다. 만약 해결하지 못하면 통증을 견디지 못해서 본병에도 영향을 주어 혈압이 더욱 올라가게 된다. 또 피를 토하거나 변혈이 있을 때 적극적으로 치료해서 지혈을 시키고 혈이 빠져 나가지 않게 하여야 한다. 천식의 경우 일단 발작이 있으면 앉혀서 산소를 주고 천식을 멎게 하는 간호를 한다.

병이 완만한 경우에는 근본을 구해야 한다. 만성병이거나 회복기로 표증(標證)이 분명하게 보이지 않을 때는 그 본이 되는 부분을 중점을 두고 간호한다. 즉 정신이나 감정을 조절하도록 보살피고 체력을 증진시키고, 적당한 식보를 하는 등의 것들이다.

표본을 동시에 간호하는 경우는 표와 본이 모두 중한 경우로, 시간상, 조건상 표만 혹은 본만 조리하는 것이 불가능할 경우에는 표와 본을 동시에 조리한다. 허약한 사람이 감기에 걸린 경우를 보면 나았다가 다시 감기에 걸리고 기허도 반복되는 양상을 띠는데, 이런 경우는 기운을 보익하면서 표를 풀어주는 것을 겸하는데, 기운 보강은 근본을 다스리는 것이고, 표(表)를 풀어주는 것은 표(標)를 다스리는 것이다. 마땅히 표리를 같이 해결하는 것이 필요하며, 표본(標本)을 같이 보살펴야 한다. 총괄하자면, 표본완급의 간호는 원칙과 해당 상황에 적절하게 하는 민첩성이 요구된다. 임상에서 병정(病情)의 변화를 보아서 파악해야 한다.

4) 세 가지 원인을 따라 지켜 간호한다

시간, 공간, 환자에 따라서 적절하게 간호한다. 계절이나 지역, 체질, 성별, 연령 등의 차이가 나므로 각각의 적절한 원칙을 따라서 조치한다. 계절에 따라서 원칙을 지켜서 간호한다는 것은 외감(감기와 같이 외부에서 오는 질병)의 경우에도 춘하추동 계절에 따라 간호원칙이 다르다. 봄과 여름에는 양기가 위로 올라가므로 인체의 피부와 땀구멍이 열려서 표(表)를 풀어주는 약을 사용한 후에는 옷이나 이불 같은 것으로 덮어주거나 더운 음료를 마시는 것은 적절하지 못하다. 너무 땀이 많이 나서 진액을 손상할까 염려가 되기 때문이다.

또 여름에는 습을 겸하는 경우가 많아서 여름의 더운 기운에 상했을 때는 습을 제거하는 약을 추가하는 것을 고려해야 한다. 가을이나 겨울에는 인체의 피부와 땀구멍이 치밀해지며 양기가 안으로 수렴하므로 풍한을 감촉할 때에도 표를 풀어주는 약은 따뜻하게 복용할 것이며, 따뜻한 음료나 죽을 주어서 약의 힘을 더해 주어야 한다. 또한 하루 중에도 비슷한데, 일반적으로 질병은 낮에는 가벼워지고 밤에는 심해진다. 소아의 발열도 체온이 낮에는 정상이다가 저녁에 발열이 심해지고, 관상동맥질환의 통증과 천식 및 동맥염(angitis) 등도 야간에 심해진다.

지역에 따라 원칙을 지켜서 간호한다는 것은 환자가 거주하는 지역 환경이 다른 점을 고려하는 것인데, 기후, 생활습관이 다르기 때문에 간호에서도 다르게 해야 한다.

서북의 고원지역은 기후가 한랭하며 건조하고 비가 적으며 육식을 많이 하고, 소유차(酥油茶)[1]나 소, 양 등의 유제품, 진액이 생기고 갈증을 멎게 하는 과일이나 음료를 먹으므로 보온에 주의하고 동상에 걸리지 않도록 예방해야 한다.

북쪽 지방에서는 고추를 많이 먹으므로 외부의 사기가 쉽게 침범하지 못하므로 대부분 내상(음식상 등 안에서 생기는 병)이 많고, 외감에 감촉되면 맵고 따뜻한 성질의 약물을 다량으로 사용해야 한다. 즉 마황, 계지 등의 약물을 말한다.

동남쪽의 지방에서는 온열하고 습이 많으며 비가 많이 내리므로 환자가 종양이나 종기가 많으므로 간호할 때 더위나 따뜻한 기운을 내리고 습을 제거하는 방법을 써야 한다. 개인위생을 주의하며, 백편두, 녹두, 여주, 애호박, 호박 등의 더위를 없애고 습을 제거하는 식품이 좋다. 약을 사용할 경우, 외한(外寒)을 발산시키고, 맵고 따뜻한 성질의 표(表)를 풀어주는 약물은 용량은 적게 사용하며, 형개나 방풍 등이 좋다.

해산물을 적게 먹는 산간지역에 사는 사람들은 갑상선종(goiter)이 생기기 쉬우며, 남방지역에 혈흡충이 많이 생기기도 하며, 한랭한 지역에 탈저(gangrene, 괴저)가 생기기도 하므로 지역을 고려해야 한다.

환자의 연령, 성별, 체질, 생활 습관 등의 차이를 고려해 원칙을 지켜 간호하는 것이 중요하다. 연령에 따라서 생리가 다르고, 기혈이 가득 차거나 부족한 상태가 다르다. 나이가 들면서 기운이 약해지고 허증이 많이 생기며 혹은 허실이 같이 끼어있는 상태도 나타난다. 이러한 경우에는 허증을 보하면서 사기를 제거하는 것이 필요하다.

소아의 경우에는 어린 양기가 자라 오르는 시기라 기혈이 아직 가득 차지 못하고 장부가 미약한 상태이다. 그리하여 쉽게 차가워지기도 하고, 열이 나기도 하고, 허해지기도 하고, 실해지기도 한다. 또한 쉽게 변화한다. 따라서 소아의 경우는 약을 가볍게 사용하는 것이 좋다. 또한 어린이에게 병이 생겼을 때는 심리적인 면이 많이 있을 수 있는데, 가령 분리불안과 같이 엄마로부터 떨어지는 것에 대한 두려움, 울고, 거부하는 등의 반응이 있을 수 있으므로 적절한 간호

---

1) 소유차: 티베트의 전통차로, 찻잎을 끓인 물에 버터, 소금, 참깨 등을 넣어 만든 차이며 버터차라고도 함.

가 필요하다.

　노인은 자존심이 비교적 강하고 자아중심적 경향이 강하다. 또한 반면에 유치한 심리도 나타날 수 있으며, 정서적 격동이 쉽게 일어나 우는 등의 반응이 나타날 수도 있다.

　성별에 따라서 여성은 생리, 대하, 임신, 출산 등의 상황이 있기에 약을 쓸 때, 월경시기, 임신시기 등을 고려해 혈을 깨뜨리는 약, 매끄러운 약, 달려 내려가 태아에 손상을 주는 약, 유독한 약물 등은 주의하여 사용해야 한다. 산후의 약물도 주의해야 한다. 남녀는 심리적으로 다르므로, 이를 고려해 간호에 임해야 한다.

　체질은 서로 다른데, 양이 성하고 음이 허한 경우에는 온열한 약물을 사용하는 것을 주의해야 한다. 음이 성하고 양이 허한 경우에는 한량(寒涼)한 약물을 써서 양기를 손상하지 않도록 주의해야 한다. 비기가 허한 경우에는 기름지고 끈적한 약물은 주의해서 사용해야 하므로, 각각 체질에 따라서 사용할 약물이나 식품에 차이가 있어 간호에서도 이를 고려해야 한다. 마른 사람은 화가 많고, 살찐 사람은 습이 많다는 말이 있듯이 간호에서도 음식방면에서 지도가 필요하다.

　총괄하면, 한방간호에서는 정체관념을 가지고 변증에 따라서 임상에서 적용할 때 적절하게 판단해서 시행해야 한다. 시간(계절이나 하루 중), 지역(사는 환경), 환자의 체질을 고려한 원칙에 따라 간호를 시행해야 만족스러운 효과를 기대할 수 있다.

2. 치미병 간호

　예방은 한의학에서도 매우 중시해 온 개념으로서,『황제내경』에서도 '허사와 해로운 바람이 불어올 때에도 피하는 시기가 있으며, 정신을 맑고 고요하게 하면 진기가 그것을 따라오게 되므로 정신이 내 몸속에서 지키게 되면 병이 어디를 따라서 들어오겠는가?'라고 하여서 병이 들기 전에 이미 몸 상태, 정신 상태를 안녕하게 하는 것이 병을 예방하는 방법임을 알려주었다. 또 '훌륭한 사람[聖人]은 병이 아직 일어나기도 전에 치료하며, 이미 난이 일어나기 전에 난을 다스린다. 병이 이미 생겼는데 약을 쓰고, 난이 이미 일어난 후에 다스리는 것은 비유하자면, 목이 마른데 이제 우물을 파기 시작하고, 전쟁이 났는데 이제 전쟁 무기를 주조하는 것과 같으니 또한 너무 늦지 않겠는가?'라고 하여 병이 생기기 전에 예방하는 것의 중요성을 강조했다. 질병이 발생하기 전에 각종 예방법을 사용하여 질병의 발생을 방지하는 것이다.

신체를 조양(調養)시켜서 정기를 올리고 사기에 저항하는 능력(항병력)을 올리는 것이다. 이를 위해서 **첫째로 정신을 조섭(調攝)하는 것**이 필요하다. 한의학에서는 정신·신지활동이 인체의 생리, 병리변화에 긴밀하게 연결되어 있다고 생각하였다. 따라서 정신상태를 안정시키는 것이 질병 발생 예방에 매우 중요한 의미가 있다. **둘째로 신체를 단련한다는 것**이다. 한나라 때 화타의 설명에 근거하면, '흐르는 물은 썩지 않고 사용하는 지도리는 좀이 들지 않는다'는 것처럼 '오금희(五禽戲)'를 만들었다. 신체를 단련시켜 체력을 키우면 질병의 발생을 줄일 수 있다는 것이다. 만성병도 태극권, 팔단금(八段錦) 등의 신체단련법을 사용하면 관절이 부드러워지고, 기운의 순환이 원활하여 조기에 회복하게 된다. **셋째로 음식을 조절하고 적절한 노동을 하는 것**이다. 자연환경의 변화에 순응하여 인체의 변화법칙을 이해하여야 한다. 음식과 기거, 노동 등을 적당하게 하여서 절제와 안배를 하는 것이다. **넷째로, 약물로 예방하는 것과 인공면역**이다. 『황제내경·소문』에 '소금단을… 10알 복용하면 전염병의 침범을 막을 수 있다'라고 기록하여 질병 예방에 대한 기록을 하고 있다. 명나라, 청나라 때에도 인두접종(천연두 접종)법이 널리 퍼졌고, 우리나라에서도 지석영 선생이 종두법을 전파하였다. 또 창출과 웅황을 태워서 연기로 소독하는 방법도 있었으며, 근년에는 한약을 이용한 질병 예방에 큰 발전이 있었다. 관중(貫衆), 판람근(板藍根), 대청엽(大青葉) 등의 유행성 독감의 예방효과, 인진(茵蔯), 치자(梔子) 등의 간염예방 효과, 마치현(馬齒莧)의 이질 예방효과 등이 알려졌다.

병사가 침입하는 것을 방지하는 것으로, 기후, 음식, 위생, 상수원과 음식물·환경오염을 방지하는 것 등은 모두 질병 예방 활동이 되는 것이다. 생활기거에 대해서 일정하게 생활하고 음식을 절도있게 먹으며, 과로나 너무 노동하는 것을 피하는 것이 모두 병사가 침입하는 것을 막는 효과적인 방법인 것이다.

3. 현대적 관점에서 본 한방간호의 4가지 관점

한의학은 수천 년간 중국을 거쳐 들어와 한국에서 독자적인 질병을 치료하는 경험을 축적하여 이루어진 학문이다. 거기에는 매우 많은 인접 학문들, 자연과학, 사회과학, 인문과학 등의 지식이론 및 풍부한 간호기술이 포함되어 있다. 나날이 발전하는 현대간호학의 발전을 통해서 한방간호의 관점을 살펴본다면, 사람, 건강, 환경, 간호의 4가지 관점에서 볼 수 있다. 현대간호와 한방간호의 공통점이 발견되기도 하며, 변증을 하여 환자를 파악하는 독특한 한방간호 체계가 있기도 하다.

1) 사람(인간)

인체는 오장을 중심으로 경락계통을 거쳐 육부, 오체, 오관, 구규(九竅), 팔다리, 모든 관절 등 전신의 조직, 기관 등과 유기체를 형성하여, 정, 기, 혈, 진액 등의 작용을 거쳐 통일적인 기능 활동을 영위하고 있는 것이다. 인간은 대자연계 속에서 생활하며, 영향을 주고받으며 살고 있다. 자연계의 변화는 인체에 직·간접적으로 영향을 주고 이에 따라서 인간의 유기체는 그에 상응하는 반응을 만들어 낸다.

인간은 정해진 규칙에 따라서 인체의 생리 반응을 보여주는데, 예를 들면, 『황제내경』에서 여자의 나이는 7세 단위로 '7세에 신기(腎氣)가 성해지고, 치아가 새로 나며, 머리카락이 길어지고, 14세에 천계(天癸)가 달해서 임맥이 통하고 태충맥이 성해져 생리를 하게 되므로 아이를 가질 수 있으며, … 49세에 임맥이 허해지고 태충맥이 쇠약해져 천계가 메말라 폐경이 된다'고 하였고, 남자는 8세 단위로 '8세에 신기가 실해져 머리카락이 길어지고 치아가 새로 나며, 16세에 신기가 성해져 천계가 달해서 정기가 넘쳐나게 되니 아이를 가질 수 있게 되며, … 64세에 치아, 머리카락이 빠진다'고 기록하였다.

이상의 설명을 볼 때 한의학에서는 인간을 하나의 유기체로 보며, 자연계와 서로 통일된 정체관념으로 보고 있다. 현대간호학에서 인간을 생리, 심리, 사회, 정신, 문화의 통일체로 보며, 개방된 시스템으로 여기고 끊임없이 외계와 물질, 질량 및 신호를 교환하는 생체로 보는 것이 기본적으로 일치한다. 인간의 생장·발육과정에 대한 묘사는 비록 비교적 소박하고 간단하지만 충분히 형상화되어 있으며, 현대간호에서 사람의 생리·발육연령에 따라 나타나는 생리변화와 기본적으로 일치한다. 다만 한방간호에서 인간의 심리에 대한 수요, 인간의 심리발육인식에 대해서는 비록 약간 산재되어 기술되어 있고, 충분히 계통적으로 일목요연하게 이루어져 있지 않으므로 현대간호의 인간인식에 대한 부분을 결합하여 보강하여 완전하게 만들 필요가 있다.

2) 건강

한의학에서는 인간이 '음양평형', '음평양비(陰平陽秘)' 상태에 있어야, 인체의 장부기능은 협조적으로 작동하고, 기혈이 화평하며, 인체가 외계환경과 상대적 동태평형을 유지하게 되어 정상적 생명활동을 유지할 수 있다고 본다. 이것이 건강한 상태이다. 음양이 균형을 잃게 되면 질병을 만들게 된다. 동시에 선천적 문제, 육음(六淫), 음식, 과도하거나 과소의 노동, 벌레나 짐승[蟲獸], 전염병 등이 인체의 건강에 영향을 주는 인자들이다. 이것이 환경인자, 심리인자, 생활방식, 생물인자, 유전인자 등의 내용이다. 이것은 현대 간호학에서 1946년 WHO의 건강기준을 광범위하게 응용하여 설명하는 것과 비슷한데, '건강은 단지 질병이 없는 상태나 허약하지 않은 상태가 아니라, 완전한 생리적, 심리적, 사회적 적응능력을 가진 상태'라고 한 바와 같이 인간은 내적·외적 환경이 모두 안정된 상태에서 건강하고 완전하게 좋은 상태에 있을 수 있다는 것이다. 일단 유기체 내부 및 유기체와 환경 간 평형상태가 파괴되어 괴리되면 질병상태가 된다. 한의학 이론과 현대 간호학의 건강에 대한 인식은 일치한다고 보이는 면이 다수 존재한다.

3) 환경

한방간호에서 '인간과 천(天)이 상응한다'라고 하는 것은 인류를 둘러싼 자연계는 인류의 생존을 위해서 중요한 조건이다. 자연계의 계절, 기후, 지역, 낮과 밤의 변화와 생활작업환경은 모두 현대 간호학에서 말하는 외부환경(생태환경)과 일치하는 것이다. 한의학 이론에서 심리·사회·환경에 대해서는 정지(情志)(심리활동)가 인체에 대해서 생리, 병리적으로 영향을 준다고 설명한 부분이 있기는 하지만, 교육, 인간관계 등 문화·생활환경과 같은 사회환경이 인간의 건강상황에 대한 영향에 대해서는 비교적 적게 언급하고 있다. 그러므로 환경인식에 대해서는 한의학 이론과 현대 간호학 이론이 서로 일치하는 면도 있지만 서로 보완할 부분도 있다.

4) 간호

한의학 이론 중에서 명확하게 간호라고 언급하였거나 간호의 개념을 설명한 부분은 없다. 하지만 한의학 이론 중에는 '30%는 치료요, 70%는 조양이다'라는 부분이 있듯이 조양(調養)이라고 하는 부분이 간호라고 볼 수 있다. 위의 말은 치료 과정 중에는 많은 부분에서 간호작업이 들어가게 되며, 간호의 중요성을 말한다고 생각한다. 또 한의학에서 말하는 '치미병(治未病)' 사상을 바탕으로 병이 나기 전에 예방한다는 것은 의사 뿐 아니라 보건의료계통에 종사하는 인원들에게 해당하는 것으로 예방보건의 중요성을 강조하는 것이며, 한방간호를 통해서 한의학 이론을 실천하여 현재 존재하는 질병과 잠재적 건강문제를 해결하도록 하여야 할 것이다.

한방간호과정은 어떻게 이루어지는가? 한의학에 근거하여 계획을 수립하는데, ① 부정거사, ② 병을 치료함에 근본을 구한다, ③ 표본완급을 가려서 간호한다, ④ 세 가지 원인을 따라 원칙을 지켜 간호한다는 4가지 규칙을 생각하면서, 변증의 과정을 거쳐서 진행하게 된다. 네 가지 진단법, 즉 사진법(四診法)을 통해서 환자의 자료를 수집하여 분석, 종합, 개괄, 판단하여 질병의 성질을 파악한다. 간호를 시행한다는 것은 변증의 기초 위에서 상응하는 간호원칙과 방법을 적용하는 것이다.

이것은 현대 간호학에서 간호사정, 간호진단, 간호계획, 간호실시, 간호평가 등의 과정과 일치하는 것이다. 다만 형식이나 방법이 다를 뿐이다. 한방간호에서 '세 가지 원인을 따라 원칙을 지켜 간호한다'는 것 중 '사람에 따라서 간호함'은 환자의 연령, 성별, 생활습성, 체질, 문화소양 및 정신상태의 다른 점을 고려하여 변증하여 간호를 수행한다는 것이며, '시간(계절)에 따라 간호함'은 계절이나 기후의 관점에서 간호를 시행하는 원칙이며, '공간(구역, 거주지역)에 따라 간호함'은 지리적 환경과 생활습관의 특점을 이용해 간호를 시행하는 원칙으로 이 3가지는 현대 정체관념과 일치하는 것이며, 개인별 맞춤 간호라 할 수 있다.

한방간호는 풍부한 한의학 이론과 간호기술을 바탕으로 하는데, 예를 들면 전통식료(傳統食療), 정지간호(情志看護), 한약을 사용한 간호, 한방양생보건, 다양한 종류의 간호기술 술기 등의 방면에 걸쳐 있다.

이상에서 한방간호는 현대간호의 4가지 관점에서 보더라도 많은 방면에서 현대간호와 일치하고 있으며, 또한 한방간호의 특색이 있으며, 부족한 곳도 있다. 그러므로 현대간호를 진행하는 인원들은 마땅히 한방간호의 이론의 정수를 잘 취득하여 더 많은 간호이론과 지식술기를 파악한다면 인류의 건강에 보다 더 큰 기여를 할 수 있을 것이다.

표 3-1. 한방간호와 현대간호의 비교

1. 간호사정	방법은 다르지만 목표는 일치함
2. 간호진단	방법이 다름 　1) 질병과 주요질병과의 관련 　　① 원인이 되는 증후와의 관련성: 　　　예) 구혈(嘔血)은 간기범위(肝氣犯胃) 때문이다. 　　② 연관성 : 　　　예) 가슴 두근거림은 심신불녕(心神不寧)과 관련 있다. 　2) 질병의 변화과정 중 병발증(합병증)과의 관련 　　① 잠재위험: 혈탈증의 잠재위험이 있다. 　　② 가능성: 넘어질 가능성 있다. 　3) 정지간호: 　　예) 사려과도, 긴장 공포 두려움 　4) 음식간호: 　　예) 음식의 부절제와 비의 건운(健運)작용을 잃어버림과 　　　관련 　5) 계절기후, 생활기거: 가을의 건조함은 폐의 진액을 없앰. 장 　　마철의 습기는 비위의 작용을 어렵게 함과 관련됨 　6) 약물간호: 대황을 응용할 때 설사 증상이 나타날 수 있다. 　　[해당 되는 약물의 작용이나 부작용을 위와 같이 설명을 해 　　준다.]
3. 계획	간호와 원칙에 근거하여 추측해 정하는 과정
4. 실시	1) 외계환경조정 2) 음식조정 3) 보건양생, 체질의 향상 4) 한약의 성능에 대한 지식 5) 약선을 응용함 6) 한방간호기술 술기
5. 평가	변증에 따른 술기를 통해서 환자의 질병 과정 중 각각 다른 단계에서의 증후에 따라서 상응하는 간호를 결정, 수행, 피드백 하는 것은 한방간호, 현대간호 프로그램에 기본적으로 일치하게 나타난다.

4장

일반 한방간호

[학습목표]

1. 생활기거간호의 구체적 필요사항을 말할 수 있다.

2. "법어음양(法於陰陽), 화어술수(和於術數)"의 의미를 말할 수 있다.

3. "춘하양양(春夏養陽), 추동양음(秋冬養陰)"의 생활기거간호 개념을 말할 수 있다.

1. 생활기거 간호

생활기거 간호는 환자가 주로 입원하는 기간 동안 스스로 생활을 못 할 경우 환자에게 적절한 간호를 시행하여 환자의 원기를 보양하고, 점차적으로 스스로 사기(邪氣)를 몰아내고 몸이 회복되는 수순을 따르도록 도와주어 인체의 음양이 생리적 평형상태에 도달하도록 하여 병을 없애고 회복되도록 하는 것이다.

앞서 설명한 사계절에 따른 양생법을 따르도록 도와주며, 한열온량(寒熱溫凉)의 기후변화에 따라서 의복과 침구류를 더하거나 덜 수 있도록 해야 한다. 환기나 환풍 시 혹은 틈으로 서늘한 공기가 들어오지는 않는지 확인할 필요가 있다. 여름에 너무 많이 자도록 하지 말며, 겨울에는 함부로 나가서 풍한에 감촉되지 않도록 한다.

봄여름에는 만물이 새로 생기고 자라는 시기로 사람들은 일찍 일어나서 산책을 해서 양기가 몸에 가득 차게 하면 좋다. 또한 환자의 양기가 지나치게 소모되지 않도록 하며, 특히 만성 양허한 환자의 경우에는 음식물이나 약물을 써서 양기를 보조할 수 있도록 한다. 풍한이 침습하지 않도록 하며, 너무 서늘하게 해서 양기를 손상시키지 않도록 해야 한다. 너무 더울 때는 그늘진 곳으로 피해야 하고, 땀을 너무 많이 흘려서 양기가 손상되지 않도록 해야 하며, 진액이 생기고 갈증을 멎게 하는 따뜻한 음료를 마시도록 한다. 여름에 양기를 잘 비축해 놓아야 가을·겨울에 차가운 기운이 침습해도 방어할 수 있다. 이것을 '겨울병을 여름에 치료한다[동병하치(冬病夏治)]' 또는 '겨울병을 여름에 조양한다[동병하양(冬病夏養)]'이라고 한다. 삼복(三伏)에 뜸치료를 하여 겨울철 감기를 예방하려면 10일 정도 한다.

가을·겨울에는 점차 서늘해지며 만물을 거둬들이고 저장하는 상태가 된다. 인체도 추위를 막고 따뜻하게 해서 음정(陰精)이 내부에 잘 간직되도록 하고, 양기가 밖으로 나가지 않도록 해야 한다. 특히 만성 음허정휴(陰虛精虧)한 환자들이 음식이나 약물로 음정을 보충할 수 있도록 해서 음정이 축적되면 봄·여름에 양이 항성해지는 시기에 질병이 생기는 것을 예방할 수 있다. 옷을 너무 두껍게 입지 말고 약간 맵고 따뜻한 성질의 음식을 먹어서 한기를 흩어야 한다. 겨울철에도 햇볕이 따뜻한 경우에는 환자들이 해를 쬐도록 하여 몸의 양기를 보하도록 한다. 다만 햇빛이 직접 얼굴에 쬐는 것은 피하도록 한다. 이 시기에는 일찍 자고 약간 늦게 일어나도록 하여야 하며 너무 추울 때는 외출하지 않도록 한다. 그리하여 "겨울에 손상되면 봄에 온병(溫病)이 된다"하였으므로 주의해야 한다.

쾌적한 병실 환경을 만드는 것이 중요한데, 병실에는 에어컨을 너무 많이 틀지 말도록 하며, 나이 어린 사람과 나이 많은 사람이 한 병실에 있을 경우 난방이나 냉방의 요구가 다를 수 있어서 주의한다. 또한 병의 종류에 따라서 다른 환경이 요구되므로 같이 병실에 배정할 수 없는 경우도 있다. 또 환자에게서 이상한 냄새가 나는 경우도 있으므로 쾌적한 공기가 유지되도록 하며, 옆의 환자가 잘 휴식을 취하도록 해야 한다.

개인의 위생에 신경을 써야 하는데, 중병으로 침상에 계속 누워 있는 환자의 경우에는 매일 아침, 저녁에 간호하는 것 이외에 침상에서 목욕, 머리 감기기, 손톱 깎기 등 청결 간호를 할 수 있다. 목욕물의 온도는 일반적으로 42~44℃가 적당하며, 피부를 청결하게 돕고 신진대사를 촉진할 수 있다. 심장병이 있는 경우 너무 뜨거운 온도에서의 목욕을 피해야 하며, 대소변을 참지 못하는 환자는 시트, 속옷을 필요시에 재빨리 갈아입혀서 피부가 손상되어 욕창이 생기는 것을 막아야 한다. 항상 위생에 대해서 주의하도록 교육시켜 아무 곳에나 가래를 뱉지 않도록 한다. 병실에 너무 많은 꽃을 두는 것도 산소 부족, 세균감염, 꽃가루 알러지 등의 요인이 될 수 있으므로 주의할 필요가 있다.

생활기거는 규칙성 있게 하는 것이 좋으며, 과로도 좋지 않지만 지나친 운동 부족도 문제가 된다. 적절한 기거활동 및 동정(動靜)을 적절하게 하는 것이 질병이 말끔히 낫게 하는데 도움이 된다.

『황제내경』에서는 '법어음양(法於陰陽), 화어술수(和於術數)'라고 하여, 여기서의 음양은 천지자연의 변화규율이며, 술수란 정신을 조섭하고 신체를 단련하는 양생의 방법으로 기공·도인과 같은 종류의 방법이다. 즉 '천지자연의 변화규율을 본받아, 정신과 신체를 단련하는 법을 체득한다'고 해석되어, 올바른 생활기거의 방법을 제시하고 있다.

2. 정신심리 간호

1. 정지간호의 원칙과 방법, 운용에 대해서 말할 수 있다.
2. 축유(祝由), 이정제정(以情制情), 이정(移精), 순정종욕(順情從欲)의 개념을 말할 수 있다.

정지(情志)란 희(喜), 노(怒), 우(憂), 사(思), 비(悲), 공(恐), 경(驚)의 7가지를 말하는데, 이것을 칠정이라고 하기도 하고 오지(五志)라고도 한다. 정지간호는 정신간호라고도 하며, 인간의 정신활동은 건강과 밀접한 관련이 있어, 정지과도는 질병을 일으키게 하는 중요한 요인 중의 하나로 현대의학에서도 심신병(心身病)이라고 하여, 소화성 궤양, 호흡기계통의 천식, 내분비계통의 당뇨병, 심혈관질병 등이 이에 속한다. 즉, 인간의 정신상태는 질병의 발생, 발전, 치료에 매우 큰 영향을 끼친다. 정지의 변화는 장부의 기능에 실조를 일으켜 병정을 가중시킬 수 있다. 환자의 긴장, 불안, 공포, 번뇌, 분노 등의 감정 요인을 제거하도록 하고, 환자가 질병을 싸워 이길 수 있다는 신념을 심어주는 것은 치료 효과를 올리는 데 도움을 준다. 『황제내경』에서 '정(精)이 무너지고 신(神)이 없어지면, 영기와 위기는 다시 회복되지 않는다'고 하여 정신의 중요성을 강조했다.

1) 정지간호의 원칙

(1) 진심으로 배려하고 차별하지 않고 간호하기

환자들은 일반적으로 정상인과 달리 외로움, 우울감, 슬픔, 나쁜 감정을 만들어 내기도 한다. 심지어 환경, 생활 등 각 방면에 대해서 정지는 영향을 줄 수 있다. 간호사는 환자를 나와 같이 생각하여 열정적으로 배려하고 사려 깊게 공감하여야 한다. 처음 입원하는 사람은 문화적 충격을 겪게 되므로, 시설 등의 시스템, 일상생활에 대한 안내를 하여 환자의 고통을 줄이고 환자에 대한 신뢰감을 높이도록 하여야 한다.

정서적 치료는 말, 표현, 태도뿐 아니라, 실내환경, 온도, 습도조절, 다이어트 상태에 대한 조절까지 주의를 기울여 환자의 불필요한 부담을 줄이고 완화하여 정서적 안정을 도모하고 양호한 정신상태가 되도록 하여 장부, 기혈작용이 왕성하게 하면 질병이 낫도록 촉진할 수 있다.

스스로를 돌볼 수 없는 환자에게 더 관심을 가져야 한다. 손사막(孫思邈)은 환자에게 병의 경중완급이 있을 뿐 빈부귀천의 차이는 없다고 하였다. 에이즈 환자, 산부인과에서 중절수술을 한 미혼여성 등에 대해서 차별적인 시각으로 봐서는 안 되며, 중립적인 태도를 가져야 한다. 그렇지 않으면 반사회적 심리, 탈

출을 하려고 하거나 시술 중 통증을 더 호소하는 등 악순환을 만들게 된다.

(2) 관찰하고 이해하여 환자에 따른 간호를 시행하기

한 환자는 다른 환자와 모든 면에서 차이를 보이는데, 가정, 직업, 성별, 연령, 경제조건, 지식경험 등이 다르고, 감정, 의지, 흥미, 능력, 성격, 기질이 차이가 나기 때문에 질병의 성질과 질병의 이환기간에도 영향을 주고, 정지상태도 매우 차이가 난다. 평소 성격이 열정적이고 명랑한 성격이라면 병이 와도 정서적으로 크게 낙망하지 않고, 의료인과도 관계가 원만하여 자기의 고통을 잘 극복할 수 있다. 그러나 평소 고독하고 억울한 감정, 초조·불안한 환자라면 종일 우수에 쌓여있고 한마디도 하지 않을 수 있다. 따라서 간호과정 중 다른 환자에 대해서 다른 방법을 적용해야 한다.

만성병 환자나 자기 스스로 돌볼 수 없는 환자는 정신상의 스트레스가 매우 크므로 생활이나 작업, 예후를 고려해야 한다. 쉽게 흥분하고 분노하는 환자에 대해서 인내심을 가지고 감정을 서서히 설득하고 위로하여 가라앉도록 기다려야 한다.

노인의 경우에는 고집이 강하고 자존심이 강하기도 하지만 다른 사람에게 순종하기를 좋아하기도 하며, 동시에 고독, 적막을 두려워하므로, 말소리를 명확하게 하여서 설명하고, 더 많은 관심과 배려를 필요로 하며, 호칭도 친근감 있는 것을 고려해 사용해 보도록 한다.

여성의 경우 감정변화에 민감하고 정서적으로 쉽게 격동되기 쉬우므로, 질병에 대한 설명은 명확해야 하지만 특별한 경우(예: 부인과의 소파수술, 유방암 환자 등)에는 조심스럽고 주의해서 말해야 한다.

소아의 경우 분리불안, 저항이 있을 수 있으므로 부모가 동반하여 진료를 받는 것이 좋고, 격려하거나 칭찬하는 말을 사용하는 것이 좋다. 6개월에서 4세까지의 어린이의 경우에는 부모가 동행하여 진료를 받도록 하며, 간호사는 관심을 가지고 배려하고 흥미 있는 이야기를 들려주거나, 관심 있는 게임에 대해서도 잘 알고 있으면 대화에 편리하다. 수술을 하고자 하는 외과 환자의 경우

스트레스가 많고 불안이 있다는 것을 염두에 둬야 한다.

(3) 자극을 피하도록 하고 정서를 온화하게 간호하기

『황제내경』에서는 '고요하면 정신이 간직되고 시끄러우면 정신이 없어진다', '기거가 놀라게 되면 신기(神氣)가 둥둥 뜨게 된다'고 하였다. 안정된 환경은 환자의 심정을 유쾌하게 하고 신체를 편안하게 할 뿐 아니라, 수면을 좋게 하고 식욕을 증가시켜 빨리 회복되게 한다. 일부 체질이 허약하고 심근경색 환자, 전광(癲狂) 등의 병증이 있는 환자는 약간의 소음을 들으면 심장이 두근거려 앉지도 눕지도 못해 불안하고 심지어 팔다리를 떨며, 전신에 식은땀이 나기도 한다.

2) 칠정과 질병 및 건강과의 관계

기쁨, 화를 냄, 걱정, 생각, 슬픔, 두려움, 놀람의 7가지 감정은 복잡한 감정 상태로서, 일정한 상황에서는 정지변화는 일종의 정상적 생리활동이다. 그러나 만약 갑자기 강렬한 자극 혹은 지속적인 정신 자극을 받게 되면 인체의 장부기 능에 영향을 주어 질병을 일으킬 수 있다. 주요한 영향은 내장의 기 순환작용에 영향을 주어 기혈의 운행이 정상을 벗어나 질병을 일으키게 된다.

정지가 정상으로 작동되면 장기가 원활히 작동되어 병에 대한 저항능력도 높고 질병의 발생도 예방하게 된다. 정지에 이상이 생기면 안으로 장부에 해를 끼친다. 이는 질병을 일으킬 뿐 아니라, 병을 가중시키기도 한다. 칠정의 이상은 정상 생리범위를 벗어나게 하고 장부, 기혈의 작용을 문란하게 하여 내장에 질병이 발생하게 한다. 화내는 것은 간을 손상하고, 지나친 기쁨은 심을 손상하고, 지나친 생각은 비를 상하고, 지나친 근심은 폐를 상하고, 지나친 무서움은 신을 상한다고 하였다.

칠정이 질병을 일으키는 것을 예방하는 방법으로는 정신을 낙관적으로 유지하는 방법, 정서의 변화를 조화롭게 하는 방법을 통해서 칠정의 지나친 격동을 피해야 한다. 낙관적 성격을 갖는 것은 장수요인의 한 가지이며, 인체의 생리기능을 촉진해 건강에 유익하다. 사람의 성격은 다양하며 생활 중에서 단련, 도야를 거쳐 점차 낙관적 성격을 배양할 수 있다. 사람은 살아가면서 고민스러운 일을 당하지 않을 수 없으나, 정확하게 대처하고 처리하는 것이 필요하다.

3) 정지간호의 방법

정지의 변화는 직접적으로 인체의 장부에 변화를 초래한다. 정신이 다스려지지 않으면 의지가 치료되지 않고 이어서 병이 낫지 않게 되는 것이다. 따라서 역대의 의가들은 '잘 치료하는 의사는 먼저 환자의 마음을 낫게 하고, 그 후에 몸을 낫게 한다'고 하였다. 정지간호를 위해서 아래의 몇 가지 방법이 사용된다.

(1) 개도법(開導法)
개도법은 정면적으로 설명하여 해석, 격려, 안위, 보증 등의 내용을 포괄하는 것이다. 환자가 자신의 병에 대해서 발생, 발전, 치료 및 간호의 상황에 대해서 이해하도록 하여 치료 및 간호에 협조해 가도록 하는 것이다.

(2) 의혹을 풀어주기
환자가 심리적으로 의혹을 가지고 있을 때는 반드시 오해나 의혹을 풀어주도록 하여 건강으로 회복하도록 돕는다.

(3) 이정법(移精法)
이정이란 주의력을 옮기는 것이다. 어떤 환자가 질병에 걸리고 하루 종일 질병에 집중해 있으며 여러 가지 생각에 몰두하여 근심 걱정이 가득할 때, 이런 환자에 대해서 언어로 유도하여 주의력을 옮겨 생각을 해소하고 내부의 고통을 외부로 끄집어내게 하고, 가령 마음의 병을 신체의 병으로 옮겨 불치를 치료할 수 있는 상태로 옮기는 것이다. 이러한 경우는 약을 주지 않아도 치료를 거둘 수 있으며, 음악을 듣거나 책을 보거나 모임을 갖거나 취미활동을 하도록 할 수 있다.

(4) 환자의 감정을 좇도록 하는 법

환자는 질병을 앓고 있는 동안 여러 가지 마음이 일반적인 것과 다르게 되는 경우가 많다. 이런 경우 먼저 그 감정을 좇도록 해 주어, 심신의 건강을 돕는 것이다. 만약 하고자 하는 것이 합리적인 것이라면 충분히 허락해주고, 추구하는 것이 만약 사회통념상 그릇된 것이라면 창조적인 조건이나 환경으로 바꿔서 그 생각하는 방법을 환자의 감정과 같도록 해 주고, 이해하고 지원하고 보증해 주는 것이다.

(5) 기공조신(氣功調神)

기공의 본질에서 말하는 것은 '고요히 있는 것'이다. '고요히 있음'으로써 내외의 간섭을 막고 각종 자극, 감각이 최저치로 내려가게 하여 대뇌가 일종의 특수한 억제과정에 있도록 하는 것이다. 이러한 억제의 보호를 거쳐 대뇌피질층의 과도한 흥분으로 일어나는 것을 바로 잡을 수 있다. 구체적인 방법으로는 의식작용으로 내장의 생리활동을 조절하도록 하고, 의지의 작용으로 유기체의 적극적 작용을 발휘하도록 하며, 정서적 인자의 간섭을 억제하도록 한다. 환자로 하여금 기공단련을 하도록 하는데, 환자의 기공 종류 선택 시 정서의 상태, 기질 특성 등에 주의를 하면서 선택하여야 단련을 받는 자와 정서상태가 들어맞게 되어 충분한 효과를 볼 수 있다.

3. 음식 간호

음식간호란 보통 현대간호에서는 영양사가 많은 부분을 관여하고 있지만, 전통적으로는 간호의 영역에 속하며, 한의학적 관점의 음식에 대한 이해가 필요한 부분이다. 음식간호는 질병의 치료 시에 영양이 있는 식사를 제공하는 간호 과정이다. 음식은 인체의 생명활동을 유지하기 위해서 필수불가결한 것이며, 몸을 튼튼히 하고 외부의 사기를 막으며, 질병의 발생을 막는다. 인체의 오장육부, 팔다리, 모든 관절이 영양작용을 얻어서 활동하게 되며, 이 영양작용은 바로 정(精), 기, 혈, 진액에 의해서 이루어지고, 또 이러한 정, 기, 혈, 진액은 음식을 통해서 이뤄지기 때문이다.

한의학에서는 질병 치료 시에 약물치료만을 강조하지 않고, 음식 조리도 강조하고 있다. 사람은 음식을 기본으로 하고 있기 때문에, 평소 맑고 담담한 음식을 먹고, 고량후미를 지나치게 많이 먹지 않으며, 과식이나 단맛이 나는 것을 많이 먹지 않도록 하는 것이 중요하다. 또 음식을 먹을 때 절도 있게 먹고, 오미(五味)가 치우치지 않도록 한다. 음식을 먹는 것이 약물을 먹는 것과 잘 어우러지면 질병이 빨리 회복되도록 할 수 있을 뿐 아니라 만성병의 치료 효과도 공고히 할 수 있다.

7) 음식간호에서 유의할 사항

(1) 음식에 절도가 있어야 한다

식사량, 시간을 일정하게 유지해야 좋다. 너무 굶주리면 기혈의 원천이 부족해져 오래되면 기혈이 허해져 쇠약해진다. 과식, 폭식을 하게 되면 비위의 정상 기능을 손상시키게 된다. 보통 사람은 아침, 점심, 저녁의 세 끼 식사를 하는데, 일반적으로 아침을 많이, 점심을 보통으로, 저녁을 적게 먹는 것을 권한다. 그러나 비위기 허약한 경우에는 식사를 조금씩 하면서 자주 먹을 수 있으며, 산후에 산부는 1일 4회를 먹을 수 있으며, 매번 70% 정도를 먹도록 한다. 특히 소아나 노인의 경우에는 음식을 절도있게 먹는 게 중요하다.

(2) 편식을 하지 않고 골고루 먹는다

편식을 할 경우 영양성분의 불균형을 초래해 질병을 일으키기 쉽다. 특히 매운 것, 훈제한 것이나 술을 많이 마시면 비위에 열이 쌓여서 위로는 구강에 궤양이 생기거나 잇몸 출혈, 아래로는 대변이 건조하거나 치질이 생기기 쉽다. 술을 자주 마시면 간에 무리가 되고, 흡연을 많이 하면 폐암에 걸리는 것도 편식을 해서 생기는 예라 할 수 있다.

(3) 음식의 온도가 중요하다

일반적으로 양증(陽證)의 환자는 찬 음식을 좋아하고, 음증(陰證) 환자는 따뜻한 것을 좋아한다. 너무 뜨거운 음식을 자주 먹으면 소화관에 가벼운 화상을 입을 수 있어 궤양을 형성하기 쉽게 되며 장시간이 흐르면 암을 만들 수도 있다. 너무 찬 음식을 많이 먹으면 비위의 양기를 손상시켜 위 통증, 설사, 여성의 경우 월경기간에 찬 음식을 많이 먹으면 월경이 고르지 않고 월경통이 심할 수 있으며, 조기에 월경이 중지될 수도 있다.

(4) 음식을 위생적으로 조리한다

신선한 상태에서 깨끗이 씻어서 당일에 요리하여 당일에 먹는 것이 가장 좋으며, 하루가 지나는 경우 주의해야 하며, 특히 여름철에는 더더욱 주의를 해야 한다. 『음선정요(飮膳正要)』에서는 "저녁은 많이 먹지 말고, 식후에 양치를 해라. 아침에 양치질을 하는 것은 저녁에 양치질을 하는 것만 못하며, 저녁에 양치질을 해야 치아병이 발생하지 않는다."고 하였다. 또 식후에 산책을 하는 것은 비위의 운화기능을 도와주게 된다. 포식하고 바로 눕는 것은 많은 질병을 만들게 된다. 음식을 통해서 치료의 목적까지 도달하고자 할 경우에는 비위의 기능이 어떤가가 중요하다. **비위의 기능이 왕성하면 음식으로부터 정, 기, 혈, 진액을 만드는 작용이 원활히 일어난다.** 비위의 기능이 좋지 않으면 음식으로부터 정, 기, 혈, 진액을 만드는 작용이 어렵게 되고, 병정이 쉽게 호전되지 않게 된다. 이러한 경우에 먼저 소화가 되는 음식에 약물을 배합해 사용하고, 비위를 조리해서 식욕이 생기게 하고, 비위의 기능이 회복되길 기다려서 다시 음식으로 조양을 하게 한다.

(5) 좋은 식습관을 갖도록 한다

꼭꼭 씹어서 천천히 삼키도록 하여야 많은 양의 침 분비가 일어나서 소화를 도울 수 있다. 식사는 즐겁게 하며, 감정을 편안하게 해야 비위의 기능이 원활히 작용할 수 있게 된다. 식후에 양치를 잘 하도록 하며, 소화력이 약한 경우에는 식후에 손으로 배를 안마하여 소화를 돕도록 한다.

(6) 시기, 지역, 사람에 따라 음식을 다르게 한다

기후의 변화에 따라 봄에는 만물이 생기는 시기로, 양기가 올라오므로 청담한 성질의 음식이 좋고 기름기나 매운 음식은 삼간다. 여름에는 더운 시기이므로 비위가 손상을 당하기 쉬우니 달면서 서늘하고 더위를 물리칠 수 있는 음식을 먹으며, 너무 차갑거나 불결한 음식은 먹지 않도록 한다. 가을에는 수렴하는 계절로 약간 서늘하다. 감기나 천식에 조심해야 할 것이며, 채소, 과일과 같은 청담한 음식을 먹어 진액을 돕도록 하고, 맵거나 건조하고 열을 내는 식품은 좋지 않다. 겨울은 추운 계절로 온열한 식품을 즐기고 차거나 너무 짠 음식은 피한다.

지역에 따라 북방은 대체로 겨울과 같이 찬 성질이 많으니 겨울의 양생법을 따르고, 남방은 더우므로 해산물이나 신선한 것들을 즐겨 먹는다. 사람에 따라서 뚱뚱한 사람은 일반적으로 습담이 많은 편이어서 청담하고 담을 없애는 식품이 좋고 살찌게 하거나 기름기 있는 것은 습담을 생기게 하므로 주의한다. 마른 사람은 음허하고 속에 열이 생기며, 혈이 부족하고 진액이 부족하므로 진액과 음을 생기게 하는 것이 좋고, 맵고 열이 나는 것은 피한다.

임부는 서늘한 것을 주의하고 단맛에 약간 평한 음식이나 약간 서늘하면서 보익이 되는 식품, 소화가 잘 되는 식품이 좋으며 매운 음식, 건조한 식품은 좋지 않다. 술, 건강(乾薑), 매운 음식, 개고기 등은 젖먹이에게 부스럼을 일으키기 쉽다. 임신 전기에 잘 생기는 입덧에는 기름기를 피하고 비를 튼튼하게 하고 위를 돕는 식품이 좋다. 후기에 기운이 정체되고 태아가 크게 되면 기운의 순환을 방해할 수 있으므로 배에 가스가 생기거나 변비가 되는 섬유질이 너무 많은 것들은 좀 줄여서 먹는 게 좋다.

산부는 몸을 약간 따뜻하게 하는 것이 좋다. 태아를 출산할 때 양기가 손상되고, 음액이 손상되며, 또 모유 수유를 해야 하므로 양허(陽虛)에 혈어(血瘀)가 생기기 쉬우므로 음양기혈을 보하면서 기름지지 않은 식품을 먹도록 하며, 계란이나 쌀죽 등 월경을 통하게 하고 젖을 잘 나오게 하는 식품이 좋다.

어린이에게는 소화가 잘 되는 식품을 권하고 다양하게 먹도록 하며, 편식이나 느끼하거나 너무 과하게 보하는 식품은 피한다. 청년기에는 오곡의 잡곡류, 단백질을 많이 먹어서 열량을 보충하는데, 과음하거나 폭식하는 것을 피한다. 노년기에는 칼슘이 들어간 음식을 잘 먹으며, 콩 종류, 청담하고 소화가 잘 되는 식품을 권한다. 적게 여러 번 먹는 게 좋고 부드러운 식품이 좋다. 너무 점착성이 있거나 딱딱한 종류, 소화가 안 되는 식품은 주의한다.

2) 음식물의 성미와 작용

병증에 한, 열, 허, 실의 구분이 있듯이 음식물에는 4가지의 성질과 5가지의 맛이 있다. 4가지의 성질이란 한(寒), 열(熱), 온(溫), 량(凉)의 4가지 구분이다. 열증에는 찬 성질의 음식을 권하고, 한증에는 따뜻하거나 뜨거운 성질의 음식을 권하는 이치이다.

5가지의 맛에는 신맛, 쓴맛, 단맛, 매운맛, 짠맛이 있다. 음식물의 맛이 다양하듯이 작용도 다르다. 가령 매운맛은 주로 발산을 잘 시키고 기혈의 순환을 원활하게 하는 작용이 있어 표한증 및 기혈이 막힌 증상에 사용한다. 단맛은 보익하는 작용, 중초를 조화롭게 하는 작용이 있어 켕기는 통증에 사용한다. 신맛은 수렴하는 작용이 있어 기운이 허하거나 양기가 허하여 땀이 나는 등의 증상, 설사가 그치지 않는 경우, 소변이나 정액이 너무 흘러나가는 경우에 사용할 수 있다.

쓴맛은 제거하거나 건조하게 하는 작용이 있어, 열을 제거하거나 습을 제거하거나 기운이 거슬러 올라간 경우에 사용할 수 있다. 짠맛은 단단한 것을 부드럽게 하거나 거슬러 오르게 만들어 토하게 하기도 한다. 또 다섯 가지 맛을 골고루 먹지 않고 편중되게 먹는 경우에도 오장에 영향을 주게 된다. 신맛은 간에, 매운맛은 폐에, 쓴맛은 심에, 짠맛은 신에, 단맛은 비에 들어간다고 한다. 음식물의 선택에서 몇 가지의 부류로 나누기도 한다.

① 청보류(淸補類): 일반적으로 차갑고 서늘한 성질을 가지고 있다. 예) 오리, 거위, 거북이, 조개, 계란, 오리 알, 두부, 멥쌀, 보리, 녹두, 연자蓮子, 미역, 배추, 설탕
② 온보류(溫補類): 일반적으로 온성과 열성을 가지고 있다. 예) 양고기, 개고기, 닭고기, 잉어, 찹쌀, 여지(리치), 땅콩, 당근, 가지, 누룽지
③ 평보류(平補類): 차가운 성질이 없으며, 뜨거운 성질도 없는 것이다. 예) 사과, 육류, 계란, 편두, 잠두, 깨, 마, 붉은 대추, 연자육, 가물치, 표고버섯, 검은 목이버섯
④ 신산류(辛散類): 매우면서 따뜻하거나 매우면서 열이 있는 것이다. 예) 생강, 마늘, 파, 된장콩, 산초, 회향, 소엽, 계지, 전통 소주
⑤ 청열류(淸熱類): 일반적으로 쓰면서 찬 성질, 달면서 찬 성질을 가진 것이다. 예) 여주, 수박, 상추, 무, 각종 동물의 쓸개

4. 병증 후기 간호

병증 후기가 되면 일반적으로 정기가 점차 회복되려고 하고, 사기는 이미 쇠해진 상태이다. 장부의 기능은 점차 회복되려고 하고, 질병은 호전단계에 있게 된다. 이 단계에서 주의할 것은 합리적 조양과 간호를 통하여 사기(邪氣)를 철저히 제거하고 장부의 기능을 완전하게 회복시키는 것이다. 조양과 간호가 부적당하면 사기가 다시 체내에 남아 재발할 수 있고, 장부의 기능이 완전 회복이 안 되어 병이 재발하게 되는 것이다. 이때에는 신체를 단련하도록 하며, 기후, 음식, 정지에 따라서 간호를 진행한다.

5장

❋ ❋ ❋

한약·음식·처방

[학습목표]

1. 한약의 4가지 기(氣)를 설명할 수 있다.

2. 한약의 5가지 맛(오미, 五味)을 설명할 수 있다.

3. 귀경의 개념을 설명할 수 있다.

4. 한약의 배합 원리인 칠정을 설명할 수 있다.

5. 주의해야 할 한약에 대해서 설명할 수 있다.

1. 한약과 음식

이천의 『의학입문』에서 말하길, '사람들은 약이 사람에게 약으로 효과를 발휘하는 것은 알지만, 음식이 사람에게 약이 되는 것은 알지 못한다'고 하여, 예로부터 음식과 약이 같은 근원이라는 것을 말하였다. 손사막도 '의사는 우선 병의 원인을 깨닫고, 병이 침범된 범위를 안다면, 음식으로 치료하고, 음식으로 치료하고도 낫지 않으면 약을 쓴다'고 하였다. 다만, 우리가 일상으로 먹는 음식은 성질과 기운이 한쪽으로 치우친 것이 적어서 일상적으로 먹을 수 있을 뿐이지만, 이러한 음식들도 잘 조합하여 먹거나 그 기운과 성질을 판단해서 먹는다면 치료 효과를 얻을 수 있을 것이다. 그에 비해서 약물은 기운과 성질이 치우친 면이 많은 것이므로, 질병이 될 경우 인체의 치우친 성질을 바로잡아 줄 수 있는 것이다.

한약은 주로 천연물에서 유래하며 식물성, 동물성, 광물성의 약물이 있고, 주로 식물성이 많아서 본초(本草, herb)라는 말을 많이 사용하는데, 본초라 하면 본래는 풀이나 나무 같은 초본류를 말하지만 한약을 전체적으로 말할 때도 본초라는 말로 대신하기도 한다.

한약의 성능이란 한약의 성질과 작용을 말하며, 약성이론은 음양, 장부, 경락학설이 기초가 되어 치료작용을 설명하는데 이용된다. 한약이론에서는 주로 사기오미, 귀경, 승강부침, 독성 등이 주요한 개념이다.

1) 한약의 기미

한의학, 특히 본초학 분야에서 흔히 기미(氣味)라고 말하는데, 기미는 사기오미(四氣五味)의 줄임말이다. 네 가지의 기운과 다섯 가지의 맛을 말한다. 사기는 한약의 성질을 말하며, 사기는 한(寒), 열(熱), 온(溫), 량(凉)을 말한다. 즉 차가운 성질, 뜨거운 성질, 따뜻한 성질, 서늘한 성질을 말한다. 한과 량은 음에 속하고, 온과 열은 양에 속한다. 한과 량의 성질을 가진 한약은 청열(淸熱), 사화(瀉火), 해독(解毒)의 작용을 가지고 있으며, 온과 열의 성질을 가진 한약은 온리(溫裏), 산한(散寒), 조양(助陽) 등의 작용을 가진다.

오미는 다섯 가지의 맛을 말하는데, 산(酸), 고(苦), 감(甘), 신(辛), 함(鹹)의 오미이다. 신맛은 수렴(收斂), 고삽(苦澁)작용을 하여 땀이나 설사, 냉대하를 멎게 하는 작용이 있다. 거두어들이게 한다는 것은 소모되고 흩어진 기운을 거둬들인다는 것이다.

쓴맛은 조습(燥濕), 청열사화(淸熱瀉火)의 작용이 있다. 쓴맛을 사용해서 설사가 나게 한다는 것은 치밀어 오르는 화(火)를 없앤다는 것이다. 단맛은 보익(補益), 화중(和中), 완급(緩急)의 작용이 있으며, 완화한다는 것은 몹시 뜨겁거나 찬 것을 완화시킨다는 것이다.

표 5-1. 한약의 사기(四氣)에 따른 분류

한	량	온	열
결명자, 금은화, 노회, 담죽엽, 대자석, 대청엽, 대황, 망초, 모려, 목단피, 목통, 밀몽화, 반지련, 방기, 백두옹(할미꽃), 백화사설초, 사간, 산두근, 서각, 석고, 야명사, 어성초, 연교, 연자육, 인진호, 자석, 자석영, 자초, 자화지정, 주사, 지골피, 지모, 진주, 차전자, 청상자, 청호, 치자, 택사, 토별충, 판람근, 패장초, 포공영(민들레), 하고초, 하엽, 한수석, 해금사, 현삼, 활석, 황금, 황련, 황백	갈근, 감초, 곤포, 괄루인, 구기자, 국화, 귀판, 금전초, 녹두, 단삼, 담두시, 대조, 만형자, 맥문동, 목적, 박하, 백강잠, 백급, 백자인, 백작약, 백합, 별갑, 복분자, 비파엽, 빙편, 사삼, 산사, 산수유, 산조인, 상백피, 상심자, 상엽, 생지황, 석결명, 석곡, 선태, 선학초, 시체(감꼭지), 시호, 여정자, 영양각, 오매, 오미자, 옥죽, 옥촉서예, 용안육, 우방자, 우황, 울금, 의이인, 익모초, 적소두, 적작약, 전호, (절)패모, 죽력, 죽여, 지룡, 지실, 천련자, 천문동, 천산갑, 천화분, 패모, 해조	강활, 강황, 계지, 계혈등, 고본, 골쇄보, 곽향, 관동화, 구백, 구척, 녹용, 당귀, 당삼, 대복피, 독활, 두충, 마황, 목향, 몰약, 반하, 방풍, 백개자, 백두구, 백부근, 백지, 백질려, 백출, 보골지, 사인, 사향, 삼칠근, 상표초, 생강, 서양삼, 석창포, 선복화, 세신, 소자, 속단, 송절, 쇄양, 숙지황, 신곡, 신이화(목련꽃), 아출(봉출), 애엽(쑥), 오가피, 오공, 오령지, 오약, 우여량, 원지, 위령선, 유향, 육종용, 음양곽, 익지인, 인삼, 자소엽, 자완 자하거, 적석지, 조각, 진교, 진피, 창이자, 창출, 천궁, 천남성, 청피, 총백(파뿌리), 침향, 택란, 토사자, 파극천, 패란, 해백(부추), 행인(살구씨), 향부자, 향유, 현호색, 형개, 호도, 홍화, 후박 등	건강, 건생강, 부자, 소회향, 오수유, 육계, 정향, 천초, 호초 등

매운맛은 발산(發散), 행기(行氣), 행혈(行血)의 작용이 있다. 매운맛이 발산시킨 다는 것은 겉이나 속에 올라와 있는 기운을 흩어지게 한다는 것이다. 짠맛은 연견(軟堅), 윤하(潤下)의 작용이 있다. 짠맛이 연해지게 한다는 것은 화열(火熱)로 대변이 뭉쳐 굳어진 것을 묽어지게 한다는 것이다.

간혹 여섯 가지의 맛을 말하는 경우도 있는데, 이런 경우는 담백한 맛(담미, 淡味)를 추가하는데, 담백한 맛은 스며나가게 하는 작용을 하여, 습기를 스며나가게 하여 소변으로 잘 나오게 한다는 것이다.

2) 한약의 분류체계

『의학입문』이나『동의보감』의 분류체계를 보면, 약의 성질을 고려한 분류체계를 사용하였는데, 먼저『의학입문』에서는 풍을 다스리는 약물, 열을 다스리는 약물, 습을 다스리는 약물, 조를 다스리는 약물, 한을 다스리는 약물, 창(瘡)을 다스리는 약물, 식치(食治)에 사용되는 약물, 이후에 약죽이나 약술을 언급하였고, 그 이후는 병증에 따른 처방을 기록하였다.

표 5-2. 맛의 작용과 약물

맛	작용	약물
신맛	수렴, 고삽, 소화를 도움, 갈증과 설사를 멎음	오미자, 오매, 오배자, 산수유
쓴맛	청열사화, 습을 없앰, 더위를 없앰, 음기를 보충	황금, 행인, 정력자, 반하, 진피, 대황, 지실, 용담초, 황련, 창출, 후박, 지모, 황백
단맛	보익, 화중, 완급. 기혈을 보충. 비위 조화, 진통, 해독	인삼, 숙지황, 감초, 이당(엿)
매운맛	발산, 행기, 행혈, 거습, 살균	소엽, 목향, 천궁, 관동화, 토사자
짠맛	단단한 것 풀어줌. 대변을 나오게 함, 부종을 나오게 함	망초, 해조(미역), 모려, 별갑
담미	소변이 잘 나오게 하여 부종을 제거함	복령, 저령

『동의보감』에서는 각 병증에 따른 설명, 처방, 단일 약물로 사용할 수 있는 약물설명 순으로 기록하였다. 특별히 본초부분은 '탕액편'에서 다루고 있는데, 물(水)의 종류, 흙(土)의 종류, 곡식으로 사용되는 약물, 약주, 사람에게서 얻을 수

있는 약물, 가축에서 얻을 수 있는 약물, 짐승에서 얻을 수 있는 약물, 물고기에서 얻을 수 있는 약물, 벌레, 열매, 풀, 나무에서 얻을 수 있는 약물, 옥(玉), 돌(石), 금속류에서 얻을 수 있는 약물을 기록하였다.

최근의 본초서적은 효능을 위주로 분류하고 있는데, 해표약(解表藥), 청열약(淸熱藥), 사하약(瀉下藥), 거풍습약(祛風濕藥), 방향화습약(芳香化濕藥), 이수삼습약(利水滲濕藥), 온리약(溫裏藥), 이기약(理氣藥), 소식약(消食藥), 구충약(驅蟲藥), 지혈약(止血藥), 활혈거어약(活血祛瘀藥), 화담지해평천약(化痰止咳平喘藥), 안신약(安神藥), 평간약(平肝藥), 개규약(開竅藥), 보익약(補益藥), 수삽약(收澀藥), 용토약(涌吐藥), 외용약(外用藥)의 20가지로 분류하기도 한다.

3) 귀경(歸經)

한약이 장부와 경락 중 특정 부위에 작용하여 질병을 치료하게 되는 것을 말한다. 즉 약효가 발휘되는 부위를 말한다. 예를 들면 폐병에 많이 사용하는 길경, 행인은 귀경이 폐경(肺經)으로 되어 있으며, 옆구리가 그득하며 아프고[脇肋脹痛], 유방이 붓고 아프며[乳房脹痛], 생식기부위가 아픈 경우[疝痛]에 사용되는 시호, 청피 등은 간경(肝經)으로 되어 있다.

5-1. 귀경

4) 승강부침(升降浮沈)

약물이 체내에서 그 작용이 어느 방향을 향하는가 하는 것을 나타내는데, 승은 위로 끌고 올라감을 말하고, 강은 끌고 내려감을 말하고, 부는 가볍게 위로 뜨고 발산시키는 것을 말하며, 침은 침강시키고 아래로 행하게 만드는 것을 말한다. 승과 부는 모두 상행시키고 밖을 향하게 만들며, 발한(發汗), 거풍(去風), 투진(透疹), 최토(催吐), 승양(升陽), 지사(止瀉) 등의 작용을 한다. 침과 강은 하행시키고 속을 향하게 만들며, 청열(淸熱), 사하(瀉下), 이수(利水), 수렴(收斂), 평천(平喘), 지구(止嘔), 중진(重鎭), 소도(消導) 등의 작용을 한다.

2. 한약의 배합원리

서양의학에서 약 처방을 할 때는 해당 병의 원인에 따라서 주약(主藥)을 사용하고, 보조적인 약물들을 사용한다. 한약 처방에서는 군신좌사의 개념이 있는데, 임금, 신하, 관리들의 개념을 쓰는데, 주작용을 하는 것을 군약(君藥), 바로 옆에서 부축하는 약을 신약(臣藥), 부작용을 없애거나 보조하는 약을 좌사약(佐使藥)이라고 한다.

『신농본초경』에서 말한 상품(上品)의 약 120가지는 주로 군약, 중품(中品)의 120가지는 신약으로 사용되기도 하고, 하품(下品) 125가지는 좌사약으로 사용한다고 하는데, 병증에 따라 주 작용을 하는 것을 군약으로 삼으면서 약을 배합하는 원리를 사용하게 된다.

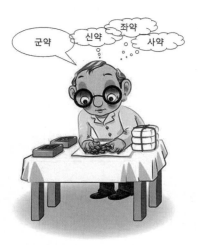

5-2 군신좌사

예) 풍사(風邪)를 다스릴 경우 군약은 방풍(防風)
상초의 열을 다스릴 경우 군약은 황금(黃芩)
중초의 열을 다스릴 경우 군약은 황련(黃連)
습사를 다스릴 경우 군약은 방기(防己)
한사를 다스릴 경우 군약은 부자(附子)

1) 한약의 배합

한약의 배합에 대해서는 칠정(七情)으로 개괄

하는데, 칠정이란 단행(單行), 상수(相須), 상사(相使), 상외(相畏), 상쇄(相殺), 상오(相惡), 상반(相反)이다.

(1) 단행이란 한 가지 약물만 사용하는 경우이다. 예를 들면 인삼만 사용하는 경우이다.

(2) 상수는 성질과 작용이 비슷한 약물을 배합하여 원래 가지고 있는 약효를 증강시키는 것이다. 1+1 〉3 혹은 1+1 〉5 등의 효과를 보는 것이다.

(3) 상사는 성질과 약물의 효능이 비슷한 약물을 사용하는데, 한 가지 약물은 주작용을 하고, 다른 한 가지 약물은 보조 작용을 하는 것이다.

(4) 상외는 한 가지 약물의 독성이나 부작용이 다른 약물에 의해서 경감되거나 제거되는 것이다. 반하나 남성이 생강에 의해 독성이 감약되거나 제거되는 것이다. 이런 경우 반하나 남성은 생강을 외외한다고 한다. (피동의 의미)

(5) 상쇄는 한 가지 약물이 다른 약물의 독성이나 불량반응을 감약시키거나 제거하는 것이다. 녹두가 파두의 독을 제거하거나 생강이 반하나 남성의 독을 제거하는 것이다. (주동의 의미, 능동의 의미)

   * 사실상 상외나 상쇄는 같은 의미이다.

(6) 상오는 두 가지 약물을 배합해 사용해서 한가지의 약물의 효능이 다른 약물에 의해서 효과가 떨어지거나 상실되는 경우이다. 인삼과 나복자를 사용한 경우 나복자가 인삼의 보기작용을 감약시킨다.

(7) 상반은 두 가지 약물을 배합해 사용한 경우 독성이나 불량반응, 부작용이 만들어지는 것이다. 십팔반의 감초가 감수를 반(反)하는 경우, 여로가 세신을 反하는 경우 등이다.

표 5-3. 칠정의 약물배합원칙

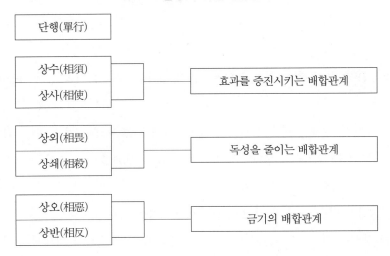

표 5-4. 칠정의 원칙

명칭	내용설명	예
단행	1개의 한약만 사용함	독삼탕
상수	한약 A와 한약 B가 서로 돕는 경우	석고와 지모
상사	한약 A가 한약 B의 작용을 도움	복령(A)과 황기(B)
상외	한약 B가 한약 A에 의해 독성이 줄어듦	생강(A)과 반하(B)
상쇄	한약 A가 한약 B의 독성을 줄임	방풍(A)과 부자(B)
상오	한약 A는 한약 B의 약효를 방해함	우황(A)과 용골(B)
상반	한약 A와 한약 B가 배합하면 독성, 부작용이 생김	감초와 감수

3. 한약의 독성과 금기

1) 독성

음식은 기운이 치우침이 적어서 항상 먹어도 되지만, 한약은 질병을 치료하기 위해서 사용하는 것으로 그 기운의 치우침이 많다. 사기나 오미가 치우친 것이 많으므로 독으로 작용할 수도 있어서 예로부터 본초 서적에서는 독성이 있는 경우, 유독(有毒), 소독(小毒), 대독(大毒) 등의 표현을 하여 사용하는데 신중하도록 하였다. 현대의학적으로는 부작용(side effect), 반작용(adverse effect), 독작용(toxic effect)과 같은 개념을 적용할 수 있다. 부작용은 치료목적 이외에 부수적으로 동반되는 것으로 인체에의 위해성이 크지 않은 경우를 말한다. 반작용은 치료목적에 반하는 작용이 나타나는 이상 반응이다. 독작용은 급성중독이나 만성중독을 보이는 경우로 특별히 주의를 해서 사용해야 하는 약물에 해당된다.

2) 복약금기

약을 복용할 때 약의 효능이 감소하거나 임신 시 주의할 약재, 약을 복용할 때 주의할 음식에 대한 설명이다.

(1) 십팔반(十八反): 오두 反 패모, 과루, 반하, 백급, 백렴; 감초 反 감수, 대극, 해조, 완화; 여로 反 인삼, 단삼, 현삼, 사삼, 세신, 작약

(2) 십구외(十九畏) : 유황 畏 박초, 수은 畏 비상, 낭독 畏 밀타승, 파두 畏 견우자, 정향 畏 울금, 천오,초오 畏 서각, 아초 畏 삼릉, 관계 畏 적석지, 인삼 畏 오령지

(3) 임신금기: 태아에 손상을 입히는 약물 사용을 금지하거나 신중하게 사용하라고 하였다. 독극약이나 약성이 준맹한 경우의 약물로 유산의 위험이 강한 약물이며 예를 들면 웅황, 수은, 비상, 경분, 반묘, 마전자, 섬서, 천오, 초오, 파두, 감수, 대극, 완화, 견우자, 사향, 수질, 망충, 삼릉, 아출 등이다.

주의해서 사용할 약물은 활혈거어(活血祛瘀), 행기파체(行氣破滯), 공하도적(攻下導積), 신열활리(辛熱滑利)의 작용이 있는 우슬, 천궁, 홍화, 도인, 지실, 대황, 부자, 육계 등이다.

(4) 복약금기: 일반적으로 한약을 복용하는 동안 주의할 음식은 찬 음식, 기름진 음식, 볶은 음식 등이다. 열병을 앓을 경우는 기름진 음식을 주의하고 한증(寒證)인 경우는 생랭한 음식을 주의해야 하며, 흉비(胸痺)의 경우 기름지고 단맛이

나 후미(厚味)를 주의해야 한다. 창양과 피부병이 있을 경우는 비린내, 누런 내 나거나 매운 음식, 자극성 음식을 주의해야 한다.

4. 약의 용량

최근 유통되는 한약의 경우 kg이나 g을 사용하고 있으나, 현재에도 근(斤), 냥(兩)이나 돈[錢]이란 용어가 통용되고 있다. 1근은 16냥, 1냥은 10돈의 개념으로 사용하며, 우리나라에서는 1돈을 3.75g으로 사용해 왔으나, 최근에는 4g으로 사용하고 있는 경우가 많다.

1) 복용량

한약을 탕전한 경우 1팩 용량을 보통 120㎖로 하고 있는데, 이는 성인 용량이며, 연령에 따라서 약의 용량을 조절하여 복용시킨다. 보험 엑기스제는 현재 56종이 있으며, 단미제 엑기스제는 68종이 있다. 보험 엑기스제의 경우 국민건강보험공단에서 제시한 연령 기준에 따른 용량을 따르고 있다. 성인용량을 1로 할 경우, 6개월 미만에게 투여할 경우 1/5, 6개월에서 1년 미만인 경우 1/4, 1세~7세 미만인 경우 1/2, 7세~11세 미만인 경우 3/4, 11세 이상인 경우 1로 제시하고 있다.

한방소아과학회에서는 성인용량을 기준으로 출생~1개월까지는 1/6, 1개월에서 1년까지는 1/4, 2세-3세는 1/3, 4~6세는 1/2, 7세~9세는 2/3, 10~14세는 3/4, 14세인 경우 성인과 동일 용량을 권하고 있다.

복용횟수는 식사시간과 관련하여 맞추는 것이 일반적인데 1일 기준으로 신생아(1개월 이내), 영아(돌 이내)는 6-8회, 학동전기(3~6세)는 3~4회, 학동기(7세 이상)은 2~3회로 성인과 동일하게 하는 것을 원칙으로 한다. 복용시간은 입으로 복용하는 경우 한약이 가장 잘 흡수될 수 있는 식후 30분에서 2시간 내외가 가장 적당하다. 하지만 급성병이나 병이 심할 경우에는 시간에 구애되지 말고 복용하도록 한다.

6장

병인(病因)

[학습목표]

1. 병인을 3가지로 나눠 설명할 수 있다.

2. 내인에 속하는 내용을 말할 수 있다.

3. 외인에 속하는 내용을 말할 수 있다.

4. 불내외인에 속하는 내용을 말할 수 있다.

6-1. 육기

서양의학에서는 병의 원인을 찾는 것은 매우 중요한 일이다. 병의 원인을 찾지 못하면 치료를 할 수 없기 때문이다. 물론 대증요법이라고 해서 감기와 같은 바이러스 질환일 경우에는 바이러스 치료제가 없어서 증상을 완화시키는 약물을 처방하기도 한다.

한의학에서는 병의 원인을 3가지로 구분하는 방법이 언급되었는데, 외부에서 오는 외인(外因), 신체의 내부에서 오는 내인(內因), 외부도 내부도 아닌 곳에서 온다고 하는 불내외인(不內外因)을 언급했다. 이것을 삼인(三因)이라고 한다.

외인은 풍한서습조화(風寒暑濕燥火)의 6가지가 대표적인데, 6가지의 기운은 자연계에서도 각 시기에 맞게 정상적으로 작용을 하여야 하는 기운이며, 인체에서도 필요시에 제대로 작용을 하여야 한다. 정상적으로 작용을 할 때, 이를 육기(六氣)라고 부르며, 비정상적으로 작용할 때 육음(六淫)이라고 부른다. 가령 봄에는 적당한 풍기(風氣)가 있어야 하고, 여름에는 서기(暑氣), 화기(火氣)가 있어야 하며, 장마철에는 습기(濕氣), 가을에는 조기(燥氣), 겨울에는 한기(寒氣)가 적절히 있어야 한다. 하지만 계절에 맞지 않게 가령 가을에 너무 추울 경우에는 한기가 한음(寒淫)으로 바뀌어서 나타나게 된다.

표 6-1. 육음의 속성과 증상

병의 원인	계절	속성	침범	증상
풍	봄	양사(陽邪). 항상 움직이고 빠르게 변화, 위쪽 바깥쪽으로 향함, 다른 사기의 침입을 유도함	신체의 양부위, 양경락, 피부표면	땀, 급성, 관절통, 감기, 홍역, 두드러기
한	겨울	음사(陰邪). 엉기고 정체시킴. 근육을 수축시키고 땀구멍을 닫게 함	피부를 통해서 비장·폐장 침범, 자궁, 경락, 양에 장애를 일으킴	통증(관절통, 복통), 설사, 관절염, 오한, 근육통, 경련, 무한(無汗)
서	여름	양사. 화사(火邪)로부터 오고, 기와 체액을 소모함	습과 함께 신체 침입	고열, 붉은 얼굴, 다한, 피로, 숨참, 오심, 구토
습	장마철 혹은 계절 사이	음사. 기 운동을 방해하고 정체시킴. 끈적이고 정체시킴. 무겁고 탁하게 함	양을 침범하고 비장을 막히게 함	복부팽만, 오심, 구토, 설사, 부종, 두중감, 관절붓기, 관절염, 혼탁한 소변, 끈끈한 설태
조	가을	음사. 체액과 혈에 장애를 일으킴	입, 코를 통해 들어오고, 대장에 장애를 일으킴	피부건조, 마른기침, 코나 목 건조, 변비, 코피
화	여름	양사. 모든 계절에 보이며, 기와 체액을 소모함. 위로 움직이게 하고, 풍을 일으킴	간경락 침입, 음을 침입, 혈류속도를 증가시킴	다한, 고열, 갈증, 구창, 안구충혈, 혼수, 경련, 출혈

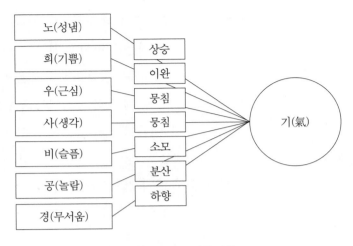

6-2. 칠정의 기에 대한 영향

　내인은 주로 7가지의 감정이 대표적이다. 7가지 감정을 칠정(七情)이라고 한다. 한의학에서 주로 말하는 7가지 감정이란 희노우사비공경(喜怒憂思悲恐驚)이며, 기쁨, 화냄, 근심, 생각함, 슬픔, 두려워함, 놀람이다. 사람이 살아가다 보면, 이러한 7가지의 감정을 발휘하는 것은 당연한 일이다. 하지만 이러한 감정이 지나치게 작용하여 신체에 과도하게 작용하면 질병을 일으킨다고 인식한다. 이러한 칠정이 인체에 병리적으로 작용하게 되면 이것을 칠기(七氣)라고 한다. 화를 내면 기가 올라가고, 기뻐하면 기가 늘어지며, 슬퍼하면 기가 사그라들고, 두려워하면 기가 가라앉으며, 놀라면 기가 혼란해지고, 생각을 지나치게 하면 기가 맺히게 된다. 결국 지나친 감정은 기의 문제를 일으키고 신체에 질병을 초래하게 된다는 것이다.

　불내외인은 밖에서 오는 외인, 안에서 발생하는 내인 외에 음식상(飮食傷), 과로(過勞), 과일(過逸), 교통사고, 탕화상(湯火傷), 충수교상(蟲獸咬傷) 등을 말한다.

7장

변증(辨證)

[학습목표]

1. 8강변증의 8개 핵심지표를 말할 수 있다.

2. 6경변증의 6단계를 나열하여 설명할 수 있다.

변증이란 망진(望診), 문진(問診), 문진(聞診), 절진(切診)의 4진을 거쳐서 임상자료를 얻고 이를 통해 정확하게 환자를 진단하는 과정을 말한다. 변증의 변(辨)은 분별, 변별의 뜻이고, 증(證)이란 개별 증상과 신체에 나타나는 징후들을 총괄적으로 말하는 것이다. 한의학에서는 개별 증상 예를 들면 두통이나 어지럼증이 중요한 것이 아닌, 여러 가지 신체의 징후들 예를 들면 추위를 잘 타거나, 소화가 잘 되지 않거나, 손발이 차가운 증상 들을 관찰하여 증(證)을 결정하게 된다.

아래 그림에서 질병(Disease) 1, 2, 3과 같은 다양한 질병이 동시에 있을 경우 한의학에서는 변증(Syndrome) A, B 혹은 A+B라고 변증할 수 있고, 혹은 동일한 질병 1이 있는 경우에도 맥진, 설진, 임상징후, 증상에 따라서 변증 A, B 혹은 A+B로 분류가 될 수 있다[1]. [그림 7-1]

그러므로 개별 증상인 소변이 잘 나오지 않는 증상에 대해서도 신기(腎氣)가

---

1) Miao J, Cheng L, Chi Z, Jing Y, Yong T, Aiping L. et al. Syndrome differentiation in modern research of traditional Chinese medicine. Journal of Ethnopharmacology. 2012;140(3):634-642.

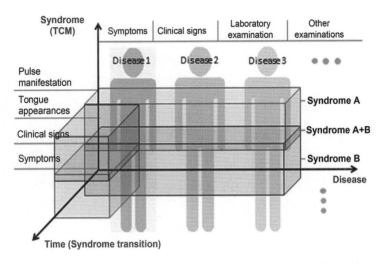

7-1. 질병과 변증의 관계

허해서 그런 경우도 있고, 습열이 하주(下注)해서 그런 경우도 있으므로 같은 병에 대해서도 다른 변증이 될 수 있는 것이며, 소변을 참지 못하는 요실금 증상과 소변이 나오지는 않은 증상이 서로 증상은 다르지만 신기허(腎氣虛)라는 같은 변증에서 나올 수도 있는 것이다. 이러한 변증과정은 서양의학에는 없는 독특한 한의학의 특징이다. 변증유형에는 여러 가지가 있으나, 대표적인 것으로는 팔강변증, 장부변증, 위기영혈변증, 육경변증 등이 있다.

1. 팔강변증(八綱辨證)

인체에 질병이 발생할 때는, 발병원인, 발병조건, 환경 간의 관계에서 장부, 경락, 기혈진액 등에 영향을 미쳐서 질병이 발생하게 된다. 따라서 이러한 어그러진 상태를 종합적으로 관찰하여 분석하고자 하는 것인데, 병의 원인, 병의 위치, 정기와 사기의 강약, 음양의 치우친 정도에 따라 병의 상황을 개괄적으로 표현하는 것이다. 즉, 음, 양, 표, 리, 한, 열, 허, 실의 8가지로 귀납하는데, 간단하지만 이를 통해서 더욱 복잡한 분석으로 진행될 수 있으므로, 근본이 되는 변증방법이 된다.

　질병의 총괄에 대해서는 음증과 양증으로 2대 분류를 할 수 있으며, 병의 위치에 대해서는 깊은 경우, 얕은 경우로 표증과 리증으로 구분할 수 있다. 음양의 편성과 편허할 때는 열증과 한증으로 나타나게 되며, 정기와 사기의 성쇠로 인해서 사기가 성할 때는 실증, 정기가 허할 때는 허증으로 나타난다. 질병은 매우 많고 복잡하지만, 표와 리, 한과 열, 허와 실, 음과 양이라는 2가지 각각 대립되는 속성으로 구별할 수 있다는 것이다.

표 7-1. 팔강의 분류

질병 부위	질병의 성질	정기와 사기	총강
표	열	사기 실	양
리	한	정기 허	음

7-2. 팔강

1) 표리변증

　표와 리는 질병의 부위를 깊은 경우와 얕은 경우로 분류해 보는 것이다. 일반적으로 피모, 살갗은 얕은 부위가 되어 표가 되고, 장부, 혈맥, 골수, 체내의 경락 등은 리에 속한다. 표증이란 병이 살갗이나 표부에 있으므로 병의 위치가 얕은 부위에 있어 병의 정황이 가벼운 경우가 많다. 반면에 리증은 병이 장부에 있으므로 병의 위치가 깊어서 병의 정황이 심한 경우가 많다.

표리를 변별하는 것은 외감열병의 진단과 치료에서 매우 중요하다. 내상잡병의 경우에는 일반적으로 리증에 속하며, 내상잡병에서는 표리병증을 분류하는 것이 별 의미가 없다. 내상잡병은 대체로 '리증'으로 진단되기 때문이다. 하지만, 외감열병은 처음에 표에서 시작하여 리로 들어갈 수 있고 병이 가벼운 상태에서 심한 상태로 변화될 수 있기에 표리변증을 통해서 질병의 단계를 파악하는 것은 매우 중요하다.

(1) 표증

외감 육음(六淫)이나 역려(疫癘) 등의 사기가 피모나 입, 코를 통해서 인체에 들어오는 초기단계로서 정기(衛氣)[위기]가 사기에 대항해서 살갗이나 표 부위의 얕은 층에서 저항하는 것으로 오한발열이 주요한 표현이 된다.

> 【임상표현】새로 발생한 오풍, 오한, 혹은 오한발열, 신체통증, 재채기, 코막힘, 콧물, 목구멍의 간지럽거나 통증, 약간 기침, 숨참, 설담홍(舌淡紅), 태박(苔薄), 맥부(脈浮)

표증은 외감병의 초기에 생기며, 병이 일어나는 것이 급하고 병의 부위가 얕은 층이며, 병정이 짧은 특징을 가지고 있다. 표증은 정기가 사기에 대해서 신체의 외부에서 저항하는 단계로서 단순히 표증은 피부에서 일어나는 병변이라고 하거나 피모(皮毛)의 병변은 반드시 표증이라고 여겨서는 안 될 것이다.

표증 중에서도 세밀하게 분류하는 경우에는 한증, 열증과 결합하여, ① 표한증, ② 표열증으로 표현되기도 하며, 허증, 실증과 결합하여 ③ 표허증, ④ 표실증으로 나타나기도 한다.

(2) 리증

병변의 부위가 안쪽에 있는 것으로, 장부, 기혈, 골수 등이 병을 받아서 생기는 증후를 말한다.

【임상표현】 리증의 범위는 매우 광범위하여, 그 임상표현이 다양하다. 극단적으로 말하면 표증(반표반리증 포함)이 아니면 모두 리증의 범주라고 할 정도이다. 특별히 새로 발생한 오한발열이 없다면 장부증상의 주요 표현으로 본다. 리증이 형성되는 것은 3개 방면이 있다고 본다. 첫째 외사가 표를 침범하였는데 표증이 풀리지 않아서 병사가 속으로 전해져서 리증이 되는 경우, 둘째 외사가 직접 속으로 들어가서 장부 등의 부위에 침범하여 이른바 '직중(直中)'이 된 경우, 셋째 정지내상, 음식노권 등의 요인이 직접 장부기혈을 손상시키거나 장부기혈의 작용을 흩트려서 만들어내는 증후이다.

리증은 외감질병의 과정 중에서 중반기, 후반기에도 나타나기도 하고, 내상질병으로 나타나기도 하여, 리증이라고는 하지만 다양한 리증이 존재하여 임상표현이 같지 않다. 따라서 일괄적으로 임상표현을 말하기 곤란하다. 다만 표증에 대해서 병정이 비교적 중하고, 병의 위치가 비교적 깊고, 병의 과정이 비교적 길다라는 점이다.

리증의 병의 위치는 '속'이라고 하더라도 그 깊이는 다양하다. 일반적으로 부(腑)에 있고, 윗부분, 기(氣)에 있으면 비교적 가볍고 얕은 것이며, 장(臟)에 있거나, 아래쪽, 혈에 있는 것은 비교적 깊고 심한 것이다.

(3) 반표반리증

병변이 완전히 표에도 있지 않고 리로 완전히 들어가지도 않은 단계로, 병의 위치가 표리의 진퇴변화 과정 중에 있는 것이다. 한열왕래가 주요한 임상표현이다.

【임상표현】한열왕래[2], 흉협고만[3], 가슴이 답답하고 구역감이 생김, 조용히
있으면서 식욕부진, 입이 씀, 목구멍이 마름, 눈앞이 어질어질함, 맥현
(脈弦).

반표반리증은 통상적으로 육경변증 중에서 소양병증에 속하며, 외감병사가
표를 떠나서 리로 들어가는 중에 정기가 사기가 서로 다투면서 소양의 추기작
용(樞機作用)[지도리 역할]이 원활하지 못하여 생기는 임상표현으로 본다.

2) 한열변증

한열은 질병의 성질을 변별하는 2개의 강령이다. 즉 한열은 음과 양의 편성,
편쇠를 반영해 준다. 병의 사기에는 양사와 음사의 구분이 있으며, 정기에도 양
기와 음기(음액)의 구분이 있다. 만약 양사가 질병을 일으킨다면 인체에 양기가
편성되게 만들거나 음기(음액)이 손상을 입히고 혹은 음액을 손상시켜 양기가
편항되게 만들 수 있는데, 이 경우에는 모두 열증이 생긴다. 음사가 인체에 작
용하면 음기를 편성하게 만들거나 양기가 손상을 입게 하거나 혹은 양기가 허
쇠하게 되어 음한(陰寒)이 안에서 성하게 만들 수 있는데 이런 경우 모두 한증을
만들 수 있다.

(1) 한증

한증은 양이 허해지거나 음이 성해진 것으로 모두 차가운 증상이 생긴다. 한
증에는 실한증, 허한증의 구별이 있다.

【임상표현】항상 오한이 잘 나타난다. 외한(畏寒), 냉통, 따뜻한 것 선호, 입안
이 보통이고 갈증이 별로 없음, 팔다리가 차고 몸을 웅크림, 가래나 담, 콧

---

2) 한열왕래 : 추웠다 열이 났다 하는 것이 번갈아 나타나는 증상.
3) 흉협고만 : 가슴과 옆구리가 그득하고 괴로운 증.

물이 멀겋고 맑음, 소변이 맑고 잘 나옴, 대변이 묽음, 얼굴색이 창백함, 설담(舌淡), 태백윤(苔白潤), 맥긴(脈緊) 혹은 맥지(脈遲), 한사의 침범을 받거나 혹은 찬 음식, 날 음식을 지나치게 먹으면 병이 급격하게 생기는데 신체가 강건한 편일 경우에는 대체로 실한증이 생긴다. 내상으로 오랫동안 병을 앓고 양기가 허약하여서 음한이 안에서 성한 경우에는 대체로 허한증이 생긴다. 한사가 표부위를 침범하면 표한증이 하고, 한사가 곧바로 장부에 침범하거나 양이 허해서 음이 성해진 경우에는 리한증이 한다.

(2) 열증

열사를 받거나 장부의 양기가 항성된 경우, 혹은 음이 부족해져서 양이 항성된 경우 모두 온(溫)이나 열(熱)의 표현을 보이게 된다. 양이 성한 경우에도 열증이 나타나지만 음허도 열을 나타낼 수 있으므로, 실열증, 허열증으로 구별된다.

【임상표현】항상 발열이 보임. 열을 싫어하고 찬 것을 좋아함. 갈증이 나서 물을 마심. 얼굴이 붉음. 번조(煩躁)하여 편하지 않음. 가래나 콧물이 누렇고 끈적함. 소변이 조금씩 나오면서 짙음. 대변이 건조하고 단단함. 설홍(舌紅). 태황조(苔黃燥)하고 침이 적음. 맥삭(脈數).

화열의 양사에 의해서 외감으로 나타나거나 맵고 온열한 식품을 지나치게 먹어서 혹은 체내의 양열한 기운이 과도한 경우이거나 병세가 매우 급격하면서 형체가 장실한 경우에는 대부분 실열증으로 나타난다. 내상이 오래되어 음액이 모손되어 양기가 편성된 경우에는 대부분 허열증으로 나타난다. 풍열의 사기가 표부위를 침범한 경우에는 표열증으로 나타난다. 열사가 장부에 성하고 혹은 음허로 양이 항성된 경우에는 리열증으로 나타난다.

표 7-2. 한증과 열증의 감별

	한증	열증
한열을 좋아하거나 싫어함	오한, 따뜻한 것 선호	오열, 찬 것 선호
갈증	갈증 없음	갈증이 나서 찬 음료 선호
얼굴색	흰 편	붉은 편
팔다리	차다	뜨겁다
대변	묽다	보기 어렵고 단단함
소변	맑고 잘 나옴	조금씩 보고 짙음
설상	설담 태백윤	설홍 태황
맥상	지(遲), 긴(緊)	삭(數)

3) 허실변증

허실은 정기와 사기의 성쇠를 변별하는 2개의 강령이다. 주로 병변의 과정 중에서 인체 정기의 강약과 발병을 일으킨 사기의 성쇠를 반영하게 된다.

(1) 허증

인체의 음양, 기혈, 진액, 정수(精髓) 등의 정기가 휴허해져서 사기가 드러나지 않아 부족, 이완, 쇠퇴 등의 표현으로 나타나게 된다.

【임상표현】 각종 허증의 표현은 하나로 통일되지 않는다. 각 장부의 허증의 표현도 다양하여 동일하지 않다. 그러므로 각 증상을 전면적으로 개괄하기가 어렵다. 일반적으로 오랫동안 병을 앓았고 병세가 완만한 것이 대부분 허증이고, 소모되고 부족하게 되는 것이 허증이고, 체질이 평소 약한 사람에게 허증이 나타난다.

허증이 되는 기전은 평소에 선천적으로 부모에게 물려 받은 것이 부족한 경우도 있을 수 있지만, 후천적으로 균형이 깨지고 소모되어 생기기도 한다. 예를 들면 음식을 섭취하는 것이 균형이 깨져 영혈을 만들어내는 근원이 부족하거나, 생각이 많고 비애감이나 갑자기 무서움을 타거나, 과도하게 일을 하여 기혈이나 영음(營陰)이 손상되기도 하고, 성관계를 너무 많이 해서 신정(腎精), 원기(元氣)가 손상되기도 하고, 오래된 병을 잘못 치료하여 정기를 손상시키기도 하며, 크게 토하거나 크게 설사하였거나, 땀을 많이 내거나 과량 출혈 등으로 음액기혈을 손상시키는 등으로 인해서 모두 허증을 만들어 낼 수 있다.

(2) 실증

인체가 외사를 받거나 혹은 질병의 과정 중에 음양기혈이 실조를 일으켜 체내의 병리산물이 축적되어 사기가 성해지고 정기는 아직 허하지 않은 상태에서 표현은 유여(有餘), 항성(亢盛) 등으로 나타나게 된다.

> 【임상표현】받는 사기의 성질이 다르고 발병의 요인이 다르며, 체내 병리산물이 축적되는 부위가 달라 임상표현이 각각 다르다. 따라서 몇 개로 실증의 대표증상을 말하기 어렵다. 일반적으로 병이 최근에 생겼고, 갑자기 생긴 경우 실증이 많다. 병정이 급한 경우 실증이 많으며, 체질이 장실한 경우에 실증이 많다.

실증의 범위는 매우 광범위한데, 개괄적으로 2가지로 설명한다면, 하나는 풍한서습조화, 역려, 충독 등의 사기가 인체에 침범하였으나 정기가 흥분되어 사기에 저항함으로 병세가 비교적 흥분상태이고 급박하며 한열이 현저하게 보이고 통증이 극렬하며 혹은 구토와 설사, 기침이나 숨참이 명현하게 보이고 대소변이 잘 안 나오고, 맥이 실(實)한 증상표현이 생긴다.

두 번째는 체내의 기능이 균형이 깨져서 기화작용이 제대로 못 일어나면 기기(氣機)가 저체되어 담, 음, 수, 습, 농, 어혈, 숙식 등 유형의 병리산물을 만들어서 체내에 정취된다. 이러한 상태에서 아직 체내의 정기가 남아 있다면 실증으로 나타날 수 있다. 혹은 이러한 상태에서 풍한서습조화, 역려 등이 병을 일으키게 되면 체내의 병리산물에 변화를 일으켜서 실증을 만들기도 한다.

4) 음양변증

음양은 팔강 중에서 총 강령이 되며, 질병의 속성을 2개의 강령으로 분별하는 것이다. 음양은 각종 병의 상태를 총괄적이면서 기본적으로 개괄하는 것이다. 따라서 음양의 기본 속성에 따라서 병의 상황, 병의 위치, 병의 성질, 병의 세력 등을 통해 음양을 구분하게 된다. 팔강 중에 표리, 한열, 허실의 6개의 강령은 각각 표리 따로, 한열 따로, 허실 따로의 경우에는 한 쪽 방면으로만 설명할 수 있기에 전면적인 모습을 볼 수가 없다. 따라서 음양의 2개의 강령으로 병정을 총괄적으로 귀납하여 복잡한 증후를 강령화하고 나머지 6개의 강령을 지휘하므로 팔강의 총강령이 된다.

(1) 음증
억제, 침정, 쇠퇴, 어두움 등 리증, 한증, 허증을 보이며, 내적이며, 아래를 향하고, 발현이 잘 안되거나, 혹은 병사의 성질이 음사를 통해서 발병이 되었거나, 병정의 변화가 완만한 경우는 모두 음증의 범주에 속한다.

【임상표현】공통적으로 갖는 것은 얼굴색이 창백하여 핏기가 없거나 어두운 편이고, 정신이 위축되어 미약하고, 몸이 무겁고 웅크려 눕고자 하며, 추위를 싫어하고 팔다리가 차갑다. 몸이 나른하고 무력하며, 목소리가 낮고, 음식을 잘 먹지 않으며, 갈증이 없고, 소변이 맑게 잘 나오며 혹은 조금씩 본다. 대변이 묽은 편이고, 혀가 담색이면서 부드럽고 약해 보인다. 맥침지(脈沈遲), 맥미약(脈微弱), 맥세(脈細) 등이 나타난다.

(2) 양증

홍분, 조동(躁動), 항진, 명랑 등 표증, 열증, 실증을 보이는 경우, 증상의 표현이 외적, 위를 향하는 경우, 증상이 쉽게 발현되는 경우, 혹은 병의 성질이 양사로 인해서 발병한 경우, 병정 변화가 비교적 빠른 경우는 모두 양증의 범주에 속한다.

【임상표현】공통적인 부분은 얼굴색이 붉은 편, 오한·발열, 피부에 열감, 안절부절 못함, 목소리가 높고 홍분되어 있음, 호흡이 큼, 숨이 가쁘고 가래소리가 남, 갈증, 소변을 조금씩 보면서 짙고 소변볼 때 뻑뻑해 아픔, 대변이 단단하고 잘 못 봄, 설홍강(舌紅絳), 태황흑(苔黃黑)하여 돌기가 생기며, 맥부삭(脈浮數), 맥홍대(脈洪大), 맥활실(脈滑實).

(3) 망음과 망양

망음과 망양은 질병의 과정 중에서 위험한 상태로서, 모두 고열이 생기고 땀이 흠뻑 나서 그치지 않고, 극렬하게 구토·설사를 하며, 출혈 과다로 음액이 손상되거나 양기가 빠르게 손실되는 상황으로, 쇼크를 겪는 환자에게서 자주 보

표 7-3. 망음과 망양의 감별표

	망음	망양
땀	뜨거운 땀, 맛이 짜고 끈적함	땀이 차고, 맛이 싱겁고 끈적하지 않음
사지	항상 따뜻하고 열을 싫어함	궐냉, 추위를 싫어함
기타 증상	얼굴색이 붉고, 전신에 작열감, 번조, 혼미, 숨이 차고, 갈증이 나서 찬음료 선호	얼굴색이 담색, 전신이 차갑고, 혼미, 숨이 미약하고 갈증이 없고, 혹은 뜨거운 음료 선호
혀	심하게 붉고 건조	담백하고 활윤
맥	세삭질(細數疾), 만지면 무력하고 혹은 허대	미세하고 끊어지려고 함, 혹은 부하면서 빈듯한 맥
치료원칙	익기렴음(益氣斂陰), 구음생진(救陰生津)	익기고탈(益氣固脫), 회양구역(回陽救逆)

인다. 망음, 망양은 비록 허증의 범위이지만 병정이 매우 위독하여 일반 허증과 구별하여 설명한다.

망음과 망양은 원발 질병의 각종 위중한 증상 이외에 모두 땀이 많이 난다. 망음의 땀은 땀이 날 때 열이 느껴지고 끈적하며 피부에 열감이 있고, 수족이 따뜻하며 갈증으로 물을 마시고자 한다. 맥이 세삭(細數)하면서 빠르고 누르면 무력하다.

망양의 땀은 크게 땀이 줄줄 흐르며 땀이 나면서 서늘한 느낌이 나고 끈적이지 않는다. 외한(畏寒)하면서 몸을 웅크려 누우려 하고, 팔다리가 싸늘하고 정신이 위축되어 미약하다. 맥은 미약해서 끊어지려 한다.

5) 팔강의 관계

팔강 즉, 표리, 한열, 허실, 음양의 팔강 구분은 단순한 것이 아니며, 고립되어 있거나, 정지불변의 것이 아니며, 복잡하게 뒤섞이고 상호 관련을 맺으며, 상호 전화할 수 있는 것이다. 서로 겸하기도 하고 서로 섞이기도 하며 서로 변화될 수 있는 관계인 것이다.

예를 들면, 외감열병에서는 초기에 표증을 보이게 되는데, 이 경우에 한을 겸하기도 하고, 열을 겸하기도 하므로 표한증, 표열증이 나타나게 된다. 오래된 병은 허증이 많으며, 더 나아가서 허한증 혹은 허열증으로 나타나게 된다. 이러한 것이 서로 겸하는 경우이다. 이러한 경우에는 주증과 차증으로 구별하여 볼 수 있다.

가령 표한증, 표열증에서는 모두 표증이 위주가 되며, 한증이나 열증은 표증에 종속되는 것으로 볼 수 있다. 치료에서는 표를 풀어주는 치료를 위주로 하면서 신온해표 혹은 신량해표를 사용하게 된다. 허한증과 허열증에서도 허증이 위주가 되므로 주증이 되고, 한증이나 열증은 허증에 종속되므로 당연히 치료에서는 허증을 보하는 치료를 위주로 하되, 보양을 할지, 보음을 할지를 분별해서 하게 된다. 표증과 리증이 서로 겸할 경우에는 어떤 것이 주증이 되는지를 살펴서 결정해야 한다.

서로 섞이는 경우는 환자에게 2가지의 속성이 함께 나타나는 경우이다. 예를 들면, 한증과 열증이 동시에, 허증과 실증이 동시에, 표증과 리증이 동시에 나타나는 경우이다. 혹은 질병의 변화과정 중에 가상(假象)이 나타나기도 하여 진열가한[4]이나 진한가열[5]이 나타나기도 한다. 그러므로 이러한 변증과정 중에 세심히 관찰하여 전면적으로 분석하여 본질을 파악할 수 있어야 오치를 면할 수 있다.

전화(轉化)의 관계란 팔강 중 하나의 속성이 대립되는 반대의 속성으로 변하는 것이다. 예를 들면 한과 열 사이에, 혹은 허와 실 사이, 혹은 음과 양 사이에 전화가 되는 것이다. 외감풍한으로 오한발열, 두통 등의 표한증이 있었는데, 질병이 전개되거나 혹은 치료를 잘 못 하여 병사가 표에서 리로 들어가게 되면 한증이 열증으로 변화되게 되어 리열증으로 전화된다.

실증을 잘못 치료하면 사기가 점차 없어지고 정기도 손상되며 허증으로 변화되기도 한다. 허증은 정기의 부족에서 왔기에 담음이나 수습이 쌓이고 기체, 혈어 등의 실사를 만들어 내게 되어 실증이 나타나기도 한다. 전화란 일정한 조건 하에서 발생하는 것으로 변증 시에는 반드시 세심하게 병리기전을 관찰하여야 진단 및 치료 시에 질병이 악화방향으로 흘러가는 것을 면하고 호전의 방향으로 이끌 수 있다.

위에서 언급한 팔강변증을 시행하는 순서를 보면 먼저 사진(四診)으로 얻은 증상과 정보 데이터를 이용해 표리변증을 진행하고, 이어서 허실변증, 한열변

---

4) 진열가한眞熱假寒 : 병의 본질은 열증熱證인데 겉으로는 한증寒證 비슷한 거짓 증상이 나타나는 것을 말한다. 예를 들면 오한이 나지만 이불을 덮으려 하지 않고 손발은 차지만 가슴과 배는 타는 듯한 감이 있고 맹물 같은 설사를 하면서 검실검실한 대변 덩어리가 섞여 나오거나 단내가 나는 방귀가 나오고 맥은 침沈하지만 힘주어 누르면 현활弦滑하면서 힘이 있고 번갈煩渴이 나고 목이 마르며 입에서 냄새가 나고 소변이 누런 증상이 나타날 때, 오한, 손발이 찬 것, 맹물 같은 설사를 하는 것, 맥이 침沈한 것 등은 거짓 한증 증상이고 나머지는 열증 증상이다. 몸에 침입한 외사邪邪가 열로 되어 리裏로 들어가면 양이 왕성해지면서 음을 밖으로 밀어내기 때문에 거짓 한증 증상이 나타난다. (한의학대사전)

5) 음증陰證인데 양증陽證과 비슷한 병증. 음한陰寒이 안에서 성한데도 밖으로는 열상熱象이 나타나는 것을 말한다. 음한이 안에서 성하여 양을 밖으로 몰아내기 때문이다. (한의학대사전)

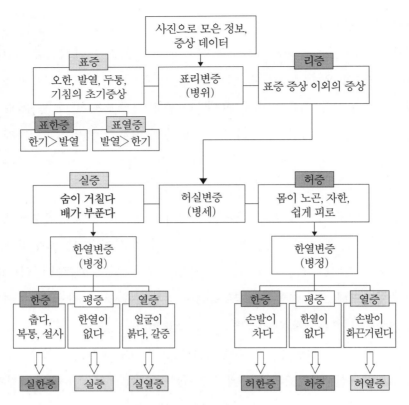

7-3. 팔강변증 흐름도

증을 진행하는 것을 볼 수 있다. 이것을 그림으로 표시하면 아래와 같다[6].

2. 장부변증(臟腑辨證)

장부의 생리, 병리적 관점을 이해하고 사진을 종합하여 장부 중에 어느 부위에 병이 있고, 어떠한 성질을 가지고 있으며, 어떠한 기전을 가지고 있고, 정기와 사기의 상태는 어떤지를 종합하여 판단하는 변증이다.

예를 들면, 심기허증(心氣虛證), 심혈허증(心血虛證), 심화항염증(心火亢炎證)(심화항성증, 心火亢盛證), 담화요심증(痰火擾心證), 심혈어저증(心血瘀阻證) 등과 같이 장부

6) https://ameblo.jp/harutsuki-ryu/entry-10448263302.html

肝(간)병증

간혈허증, 간음허증
간울기체증, 간화치성증
간양상항증, 간풍내동증
한체간맥증

7-4. 간병증

心(심)병증

심혈허증, 심음허증
심기허증, 심양허증
심양허탈증, 심맥어조증
담몽심신증, 담화요신증

7-5. 심병증

脾(비)병증

비기허증, 비허기함증
비양허증, 비불통혈증
한습곤비증, 습열온비증

7-6. 비병증

肺(폐)병증

폐기허증, 폐음허증
풍한범폐증, 풍열범폐증
조사범폐증, 폐열치성증
담열옹폐증, 한담조폐증
음정흉협증, 풍수상박증

7-7. 폐병증

腎(신)병증

신양허증, 신허수범증
신음허증, 신정부족증
신기불고증

7-8. 신병증

중 부위가 정해지고, 기, 혈, 음, 양 중 어느 것과 관련이 깊은가, 혹은 허인가 실한가, 혹은 특정 병리적 산물과 관련성 등을 종합하여 변증을 하게 된다.

오장과 육부에 모두 병증증후가 있을 수 있는데, 여기서는 대표적으로 오장을 중심으로 각 병증에 속한 것을 그림으로 표현한다.[그림 7-4]~[그림 7-8]

3. 기혈진액변증

기혈진액을 판단하는 것은 인체 내에서 표현되는 증상, 징후 등에 근거하여 기혈진액의 생리, 병리 특징을 고려하여 분석, 판단하는 것이다. 기혈의 증후분류는 기혈의 휴허방면에서 보는 경우와 기혈의 운행이 안 되는 경우로 구별해서 본다. 기혈이 부족한 방면에서는 기허증(氣虛證), 기탈증(氣脫證), 기함증(氣陷證), 기불고증(氣不固證), 혈허증(血虛證), 혈탈증(血脫證) 등이 있다. 기혈의 운행이 잘 안되는 경우로는 기체증(氣滯證), 기역증(氣逆證), 기폐증(氣閉證), 혈어증(血瘀證), 혈한증(血寒證), 혈열증(血熱證) 등이 있다.

기와 혈이 동시에 영향을 주는 경우에는 기혈양허증(氣血兩虛證), 기체혈어증(氣滯血瘀證), 기허혈어증(氣虛血瘀證), 기불섭혈증(氣不攝血證), 기수혈탈증(氣隨血脫證) 등이 있다. 진액증후는 진액이 부족한 경우와 수액이 정취되어 형성되는 담증(痰證), 음증(飮證), 수정증(水停證) 등으로 구분한다.

표 7-4. 기혈진액병증 분류

기허류	혈허류	기체류	혈체류	기혈동병류	진액부족	수액정취류
1)기허증	1)혈허증	1)기체증	1)혈어증	1)기혈양허증	1)진액휴허증	1)담증
2)기함증	2)혈탈증	2)기역증	2)혈한증	2)기체혈어증		2)음증
3)기불고증		3)기폐증	3)혈열증	3)기허혈어증		3)수정증
4)기탈증				4)기불섭혈증		
				5)기수혈탈증		

4. 육경변증(六經辨證)

육경변증은 『상한론』에 근거하여 외감 열병에 대해서 장부, 경락, 기혈 등과의 연관성을 고려하여 태양병, 양병병, 소양병, 태음병, 소음병, 궐음병의 여섯

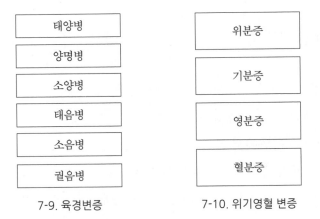

7-9. 육경변증   7-10. 위기영혈 변증

단계를 설정하고 이에 대한 병증과 치료원칙을 설정하는 것이다. 태양병은 표병, 양명병은 양부위 중 리병, 소양병은 양부위 중 반표반리, 태음병, 소음병, 궐음병은 음병이면서 리병이다.[그림 7-9]

5. 위기영혈변증(衛氣營血辨證)

위, 기, 영, 혈 변증은 중국 청나라 엽천사(섭천사)가 『외감온열편』이라는 책에서 확립해서 설명한 변증방법이다. 위기영혈변증은 주로 외감성 질환에 적용하며, 주로 온열병(현대의학적으로는 발열성 감염증과 유사)에 적용하여 변증하는 방법인데, 질병의 단계를 위분, 기분, 영분, 혈분의 네 단계로 구분하여 귀납시키고 치료의 원칙을 정하는 것이다.

위기영혈변증은 병의 위치와 병변과정 추세로 말하는 것인데, 위분증은 표부위를 담당하여 사기가 폐, 피모에 있는 상태이다. 외감온열병이 시작되는 단계이다. 기분증은 리 부위를 담당하여 가슴, 횡격막, 장, 쓸개 등의 장부에 있는 상태이며, 정기와 사기가 투쟁하는 과정에서 항성된 시기이다. 영분증은 사열 邪熱이 심영心營에 들어가서 병이 심과 심포락에 있는 상태로서, 병정이 깊고 중하다. 혈분증은 병변의 후기로서, 사열이 심, 간, 신 등의 장으로 들어가서 중요한 것은 혈을 소모시키고 혈을 움직이게 한다. 병정은 비교적 매우 위험한 상태이다.[그림7-10]

8장

❊❊

진단(診斷)

[학습목표]

1. 네 가지 진단방법인 사진(四診)의 종류를 말할 수 있다.

2. 문진(聞診)의 2가지 부문을 설명할 수 있다.

3. 맥진의 촌관척 부위에서 관찰할 수 있는 장(臟)을 말할 수 있다.

4. 안진(按診)의 2가지 부문을 말할 수 있다.

　

　한의학에서는 환자를 진찰할 때, 망문문절(望聞問切)이라는 네 가지의 진단방법을 사용하게 되며, 환자의 상태를 정확히 관찰하고 얻어진 정보를 논리적으로 결합하여 유기적으로 판단하는 것이 필요하다.

　개별 증상이 발생하였을 때 그 이유를 파악하여야 하며, 망문문절의 네 가지 방법을 통해 얻은 정보를 종합하여 판단하는 것이 필요하며 이를 사진합참(四診合參)이라고 한다.

　망진(望診)은 시각을 이용하여 정보를 수집하는 방법으로, 환자의 전체적인 분위기와 눈동자의 기운을 보는 망신(望神), 혀를 보는 설진(舌診) 및 각 부위를 보는 망진이 있다.

　문진(聞診)은 청각과 후각을 이용해 정보를 수집하는 것으로, 소리와 입 냄새, 몸에서 나오는 체취 등을 대상으로 한다. 문진은 일상생활의 상태와 환자의 건강 상태를 묻는 것으로 문진표를 작성토록 하여 정보를 얻을 수도 있으며, 망

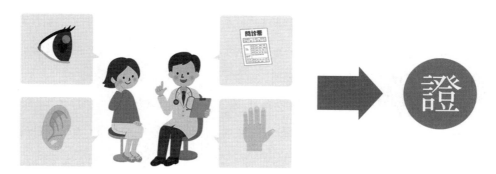

8-1. 사진을 통한 증의 결정

·문·절의 3가지 진단법으로 얻은 정보와 더해서 초점을 맞춰 질문을 할 수도 있다.

절진(切診)은 촉각을 이용해 정보를 수집하는 방법으로, 표피의 습도, 온도, 긴장도, 저항 등의 정보를 얻을 수 있다. 복진과 맥진은 절진의 특수한 형태로서, 복부의 상태와 맥의 성상에 따라 인체의 상태를 파악하는 것이다.

1. 망진(望診)

망진에서는 체형 혹은 체격, 피부상태, 자세, 움직임, 안면이나 피부의 색깔 등을 살피게 된다. 설진에서는 혀의 형체, 움직임, 설색과 설태의 색, 설의 습도 등을 진찰하게 된다.

동작이나 보행의 상태를 보면서 기혈의 과부족을 파악하기도 하고, 눈빛을 통해서 기혈의 허실상태를, 안색을 통해서 기혈의 허실, 음증, 양증, 어혈 등을 파악하며, 피부의 색을 통해서 영양상태나 혈액 순환 상태를 파악한다. 손톱이나 발톱을 통해서 혈허나 기혈양허, 어혈 등을 파악하고, 머리카락을 통해서 혈허의 상태를 파악한다. 입술이나 잇몸 등을 통해서 비허, 혈허, 진액부족, 어혈 등을 파악한다. 혀나 혀의 이끼설태에 대해서는 한의학에서 독창적으로 발전시켜 온 부분으로 망진에서 매우 큰 부분을 차지한다.

설진에서는 크게 설질(혀)과 설태(혀의 이끼)의 2가지를 구분하여 관찰한다. 설질에서는 설질의 색깔과 형태, 운동, 설하정맥의 노창(팽창)을 관찰하며, 설태에서는 주로 설태의 색깔과 건조, 윤기, 설태의 두꺼운 정도 등을 관찰한다.

설질의 정상 색깔은 담홍색을 말하고, 홍색은 열을 반영하고, 암적색이나 암자색은 어혈이나 혈액순환장애를 반영한다. 홍색·심홍색은 급성 열성질환이나 진액부족을 반영하며, 어반(瘀斑)이 있는 경우에는 어혈이 있음을 반영하고, 딸기처럼 점자(點刺)인 경우에는 열을 띠고 있음을 알려준다. 혀의 상태 중 혀의 폭이 양 입꼬리보다 폭이 넓은 경우에는 반대(胖大)하다고 하고 기허나 수체(水滯)의 상태를 반영한다. 혀의 가장자리에 치흔이 있는 경우에는 기허이거나 수체를 반영한다. 혀가 매우 수척하고 얇은 경우에는 기허, 혈부족, 진액의 부족을 반영한다. 혀의 중앙이 갈라진 경우에는 혈부족이나 진액부족을 반영하거나 혹은 선천적인 경우도 있다. 혀가 비정상적으로 움직이거나 마비가 있어서 한쪽으로 치우친 경우를 관찰한다. 설하정맥의 노창은 어혈의 소견을 보여주는 경우가 많다.

설태의 형성에는 구강 내의 침의 pH, 침 분비량, 미생물균, 사상유두의 상태 등이 관여하고 있다.

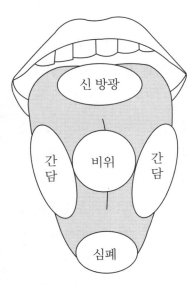

8-2. 설진의 진단영역

정상의 설태는 거의 없거나 약간의 백태를 띠고 있는 것이며, 백태가 심해지면 소양병의 열상을 띠거나 소화기능의 저하 등을 반영한다. 백색에 황태가 살짝 보이기 시작하면 열성질환에 의한 소화기능정체를 반영하며, 황태가 나타나면 '명치 밑이 쓰리고 아프거나', '신물이 넘어옴', '위통', '변비' 등의 위열증상을 반영한다. 흑태는 실열증이거나 허한증을 반영하며, 그림물감을 발라놓은 것처럼 빽빽한 경우에는 이태(膩苔)라고 한다. 경면설(鏡面舌)은 거울처럼 반들거리는 혀로써 기혈양허(氣血

兩虛)인 경우가 많다.

현대의 경우에는 항생물질, 담배, 식사 등에 따라서 설태에 변화가 생긴다는 것을 염두에 둘 필요가 있다. 또 혀의 윗면을 오장에 배속하여서 생각하는 경우도 있다. 혀의 앞끝은 심, 폐의 병변을 살피고, 혀의 가장자리는 간, 담의 병변을, 혀의 중심은 비위, 혀의 뿌리 부근은 신, 방광의 병변을 살필 수 있다.

2. 문진(聞診)

청각이나 후각을 통해서 정보를 탐지해내는 것을 말한다. 천식이나 가래의 소리, 복부의 소리를 듣거나, 환자의 냄새, 구취 등을 맡는 것이다. 보통 문진이나 복진(腹診)을 하면서 동시에 시행하기도 한다.

목소리를 들을 때는 말하는 것에 힘이 있으며, 말하는 것이 똑똑하고 확실하다면 인체의 기혈이 조화를 이룬 상태이다. 기허상태라면 목소리에 힘이 없게 말하게 된다. 기침 소리에서도 건성 기침인지 습성 기침인지를 구별하게 된다. 공복이 아닌데도 배에서 소리가 나는지를 확인하여 진단한다.

3. 문진(問診)

여러 가지 환자의 정보를 얻을 수 있으므로 사진 중에서 중요한 위치를 차지한다. 문진표를 사용할 수도 있으며, 일정한 방식으로 질문을 할 수도 있다. 한쪽으로 치우친 질문으로 얻은 정보는 잘못된 판단을 하게 할 수도 있기 때문이다. 문진은 변증을 하기 위한 정보 수집 수단인 것이다.

기록을 할 때는 환자가 표현하는 대로 기록하는 것이 좋다. 주로 묻는 질문에는 식욕, 수면, 소변, 대변, 쉽게 지치는가, 몸이 무거운지, 건망증이 있는지, 자주 짜증이 나는지, 땀이 쉽게 나는지, 잠잘 때 땀이 나는지, 두통이나 머리가 무거운지, 귀에서 소리가 나는지, 난청이 있는지, 어지러운지, 얼굴로 열이 달아 오르는지, 일어날 때 앞이 캄캄한지, 시력저하나 눈이 피곤한지, 눈이 침침한 지, 다크 서클이 잘 생기는지, 목이 잘 메는지, 입이 마르거나, 입술이 건조해지 는지, 기침이 나는지, 입이 쓴지, 군침이 잘 생기는지, 트림이 잘 나오는지, 명치 밑이 화끈거리는지, 명치 밑이 막히는 느낌이 있는지, 울렁거림이나 구토가 나 는지, 복통이나 배가 팽팽한지, 배에서 소리가 나는지, 가스가 자꾸 나오는지, 성욕이 감퇴 되었는지, 손톱 발톱이 약해서 잘 부서지는지, 머리카락이 잘 빠지 는지, 피부가 푸석푸석한지, 피부의 가려움이 있는지, 동상이 잘 생기는지, 목이 나 어깨가 잘 뭉치는지, 통증이 있는지, 냉증이 있는지 (수족냉증 등) 얼굴이 화끈 달아오르는지, 기호품단 것, 매운 것, 기름진 것, 찬 것, 과자, 탄산음료를 피하 고, 생선, 야채, 해초류, 계란, 유제품, 과일 등을 균형 있게 먹고 있는지 등을 묻 는다.

4. 절진(切診)

절진이란 환자에 몸에 직접 손을 대서 확인하는 것으로, 맥진, 안진 등이 중 시되고 있다. 그 외에 손발이나 등을 촉진하는 경우도 있다.

(1) 맥진

맥진은 양손의 식지, 중지, 무명지를 이용해서 환자의 손목에서 맥을 보는 것 이다. 환자 손목의 요골 경상돌기 부분의 박동이 느껴지는 곳을 관(關)으로 잡고 앞쪽을 촌(寸), 뒤쪽을 척(尺)으로 본다.

진찰하는 의사의 우측 손으로 환자의 좌측 손목을 잡으며, 의사의 우측 손가 락 검지손가락이 촌부위, 가운데 손가락이 관부위, 넷째 손가락이 척부위에 올 라가도록 배열한다.

의사의 좌측 손으로 환자의 우측 손목을 잡으며, 의사의 좌측 손가락 검지손가락이 촌부위, 가운데 손가락이 관부위, 넷째 손가락이 척부위에 올라가도록 배열한다.

환자의 손목부터 팔꿈치까지가 긴 사람은 의사의 손가락을 약간 벌려서 잡고, 환자의 손목부터 팔꿈치까지의 길이가 짧은 사람은 의사의 손가락을 촘촘하게 하여 잡도록 한다.

해당 장부배속에 따라서 각 부위 장부의 허실을 판단하기도 하며, 전체적인 맥의 느낌에 따라 질병의 부위와 속성을 파악한다. 맥이 느껴지는 깊이, 맥박수, 맥의 규칙성, 맥의 강약, 맥의 크기, 맥의 원활성 등을 보게 된다.

아래의 그림에서는 장의 배속을 보여준다. 왼쪽 손의 촌부위에는 심의 상태를 관찰하고, 왼쪽 관부위에서는 간의 상태를, 왼쪽 척부위에서는 신의 상태를 관찰한다.

오른쪽의 촌부위에서는 폐의 상태를 관찰하고, 오른쪽 관부위에서는 비의 상태를 관찰하며, 오른쪽 척부위에서는 명문심포의 상태를 관찰한다.

맥진을 할 때 예로부터 27가지 혹은 28가지의 맥의 종류를 말하기도 하여, 복잡한 면이 있으나, 기본맥을 익힌다면 다른 맥들은 기본맥이 복합적으로

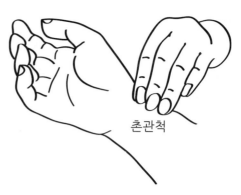

8-3. 맥진시 맥을 잡는 위치와 방법

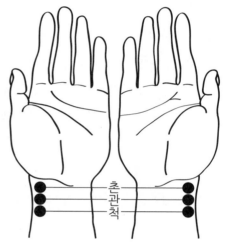

왼쪽		오른쪽
심	촌	폐
간	관	비
신	척	명문(심포)

8-4. 촌관척부위의 장기배속

합성되어 형성된 것이므로, 기본 맥을 익히는 것이 중요하다. 가장 기본이 되는 맥은 부맥(浮脈), 침맥(沈脈), 지맥(遲脈), 삭맥(數脈), 활맥(滑脈), 삽맥(澁脈), 대맥(大脈), 소맥(小脈)[세맥(細脈)]의 8개 맥을 말하며, 팔요맥(八要脈)이라고 한다.

부맥은 맥을 눌렀을 때 피부의 가까운 부위에서 맥의 박동이 느껴지는 경우이며, 침맥은 맥을 꾹 눌러서 거의 뼈에 가까이 갈 정도가 되어서야 맥의 박동이 느껴지는 경우이다. 지맥과 삭맥은은 맥의 빠르기로 구분되는데, 의사의 1회 호흡하는 동안 맥이 5회 박동하는 경우, 1분당 호흡수가 18회라면 맥백수가 1분당 90회 이상이 되는데 이를 삭맥이라고 하며 열을 반영한다.

의사의 1회 호흡하는 동안 맥이 3회 이하의 경우는 1분당 60회 이하가 되는데, 지맥이라고 하고 한을 반영한다. 활맥과 삽맥은 맥이 원활하게 흘러가는지 여부를 보는데, 활맥은 마치 구슬이 원활하게 흐르는 듯 매끄럽게 흘러가는 것으로 습담 혹은 임신상태를 반영한다. 삽맥은 맥의 흐름이 껄끄러운 상태로서 기체, 혈어 등의 상태를 반영한다. 대맥(大脈)은 동의보감에서 홍맥과 같은 것으로 이해하고 있으며, 대맥은 맥이 의사의 손을 두드리는 힘이 센 경우를 말한다. 이는 건강인이나 병이 진행될 경우를 반영한다. 소맥(세맥)은 맥이 실과 같이 가는 것으로 기혈이 모두 허할 경우나 습증(濕證)에 나타난다.

맥의 규칙성이 없는 경우를 특별히 한의학에서는 결맥(結脈), 대맥(代脈), 촉맥(促脈)이라 하고, 서양의학의 부정맥에 해당하는 것으로 볼 수 있다. 결맥은 느리면서 한 번씩 쉬는 부정맥이 되는 경우이며, 촉맥은 빠르면서 한 번씩 쉬는 부정맥이 되는 경우, 대맥은 느리게 뛰다가 빠르게 뛰는 경우의 부정맥이다.

(2) 안진(按診)

안진이란 의사의 손으로 환자의 특정 부위를 만져서 진찰하는 방법이다. 많은 부분을 포괄하고 있으나, 그 중에 대표적인 것이 흉복부진찰과 배수혈진찰이다. 흉복부진찰 중 흉부진찰이란 횡격막 위의 부분인 가슴부위를 눌러서 심장과 폐, 유방부분을 진찰할 수 있다. 복부진찰은 심하부위, 중완부위, 대복부위, 소복(小腹)부위, 소복(少腹) 부위를 눌러서 진찰하고, 해당 부위 아래에 있는 장기의 이상을 고려하면서 진찰한다. 배수혈진단은 인체의 척추뼈를 중심으로 1.5촌, 3촌 떨어진 곳에는 내장의 기운이 모여 있는 수혈(輸穴)들이 존재하므로, 해당 수혈을 눌러서 이상 유무를 확인할 수 있다.

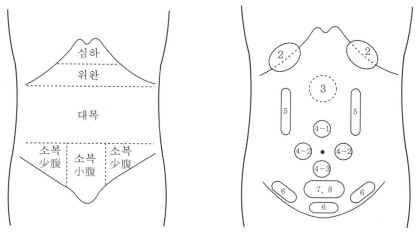

8-5. 복부의 분획도

8-6. 복진 부위와 병증

①심하비경 ②흉협고만 ③진수음
④-1 제상계 ④-2 제방계 ④-3 제하계
⑤복직근연급 ⑥소복급결 ⑦소복불인 ⑧소복구급 *鼓音 +/- 腹力 /5

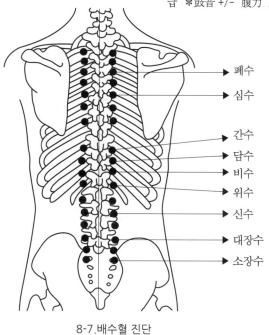

→ 폐수
→ 심수

→ 간수
→ 담수
→ 비수
→ 위수
→ 신수
→ 대장수
→ 소장수

8-7. 배수혈 진단

9장

※ ※ ※

경락(經絡)

[학습목표]

1. 경맥과 락맥의 차이점을 말할 수 있다.

2. 경락의 작용 3가지를 말할 수 있다.

3. 12경맥의 유주순서를 말할 수 있다.

4. 기경팔맥의 이름을 말할 수 있다.

1. 경락의 개념

경락의 개념은 고대의 해부소견, 임상경험, 침구치료를 거쳐서 환자가 느끼는 감각이 축적되어 귀납적으로 만들어졌다는 의견과, 특정한 능력을 가진 사람이 실제로 경락을 보고 확인하여 만들었다는 의견이 있다. 현재까지는 눈에 보이지는 않으나 기능적으로 작용한다고 알려져 있으며 생리학적, 전기학적, 자기학적, 광학적, 해부학적 방법 등을 동원해서 경락의 실체를 밝히려는 노력들이 진행 중이다.

경락은 기, 혈, 진액을 운반하는 주요한 통로의 역할을 하고 있으며, 현대 해부학적으로는 혈관과 림프관, 신경을 포함하는 개념이라고 생각하고 있다. 경락은 경맥(經脈)과 락맥(絡脈)을 말하며, 경맥은 세로방향으로 흐르는 주된 가지를 말하고, 락맥은 경맥에서 나뉘어진 가지이며, 주로 횡방향(가로방향)으로 연결하고 있다.

2. 경락의 작용

경락은 크게 3가지의 작용을 하는데, 생리적 작용, 병리적 작용, 진단 및 치료 작용을 한다. 생리적 작용이란 평소 인체의 기혈을 순환시켜서 내장과 연결된 각종 피부, 근맥, 부속기 등에 영향을 주게 되고, 원활한 작용을 발휘하도록 도와준다.

병리적 작용이란 해당 장기에 이상이 생겼을 때 피부의 경락 상에 반응을 보여준다는 것이다. 진단 및 치료작용이란 해당 경락을 누르거나 만져 봐서 특정 장기의 이상 유무를 파악하게 되고, 혹은 경락 및 경혈점을 현대적 장비를 이용해 측정하여 진단에 활용할 수 있다. 또한 거꾸로 해당 경락 및 경혈을 자극하여 경락의 흐름을 조정하여 치료할 수 있고, 또한 해당 경락에 연결된 장기에도 영향을 줄 수 있다는 것이다.

3. 경락의 종류

흔히 경과 락을 동시에 경락이라고 부르고 있는데, 사실은 구별해서 볼 필요도 있다. 우리의 생명을 유지하게 하는 기와 혈은 경맥을 통해서 흐르고 있다고 생각하는데, 이는 자연계에서 개울이나 강물과 같은 물의 흐름과 유사하다. 즉 곧장 흐르는 물줄기도 있고, 옆으로 흐르는 방류도 있으며, 수량을 축적했다가 조절작용을 하는 호수도 있고, 도랑이나 물줄기를 받아서 논이나 밭으로 보내는 곳도 있다.

경락계통에서도 기혈을 곧장 수직방향(아래방향)으로 흐르게 하는 12경맥이 있고, 옆으로 흐르게 하는 12경별, 맥기(脈氣)를 축적했다가 조절하는 기경8맥, 전신에 분포하는 락맥과 손락이 있다. 락맥 중에서 비교적 중요하여 12경맥과 표리가 되는 것들을 15락맥이라고 한다. 이러한 구조를 나타내면 아래의 그림과 같다.

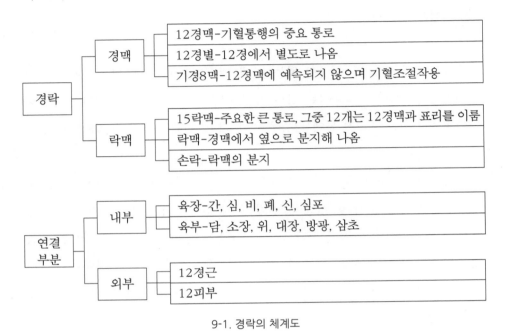

9-1. 경락의 체계도

그 중에서 본 서적에서는 가장 중요한 개념인 12경맥과 기경8맥에 대해서 다루고자 한다.

1) 12경맥

수태음폐경, 수양명대장경, 족양명위경, 족태음비경
수소음심경, 수태양소장경, 족태양방광경, 족소음신경
수궐음심포경, 수소양삼초경, 족소양담경, 족궐음간경

경맥에는 기혈이 순환한다고 여기며, 수태음폐경 → 수양명대장경 → 족양명위경 → 족태음비경 → 수소음심경 → 수태양소장경 → 족태양방광경 → 족소음신경 → 수궐음심포경 → 수소양삼초경 → 족소양담경 → 족궐음간경을 순환하고 다시 수태음폐경으로 이어져서 순환하게 된다.

12경맥은 음경(陰經)과 양경(陽經)의 2가지로 나뉘며, 양경은 대장, 삼초, 소장, 위, 담, 방광 등 부(腑)와 연결이 되고, 음경은 폐, 심포, 심, 비, 간, 신의 장(臟)과 연결이 된다.

양경은 체표의 양 부위인 등, 바깥쪽, 펴지는 부위 쪽에 위치하고 있으며, 음경은 체표의 음 부위인 배, 내측, 굽혀지는 쪽에 위치하고 있다.

원칙적으로 음경은 상행을 하고, 양경은 하행을 한다. 음경은 말초에서 중심을 향해서 거둬들여서 상행해 오고, 양경은 폐에서 전신으로 산포시키고 하행시킨다. 본래의 성질에서는 음은 하강, 양은 상승이라고 하지만, 생체내에서 생존을 위해서 음을 상승시키고, 양을 하강시켜서 생체기능을 순환시킨다고 이해할 수 있다.

경맥이름 앞에 붙어 있는 수와 족의 의미는 수(手)는 손과 팔에 경락이 흐른다는 것이고, 족(足)은 발과 다리에 경락이 흐른다는 의미이다.

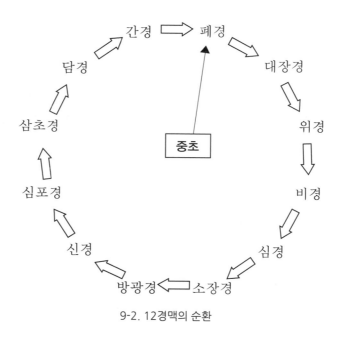

9-2. 12경맥의 순환

태음, 소음, 궐음이 붙은 경락은 음(陰)자가 붙어서 주로 팔과 다리에서 내측을 흐르는 것이며, 태양, 소양, 양명은 양(陽)자가 붙어서 주로 팔과 다리의 외측을 흐르는 것이다.

즉 어느 부위에 흐르는 경맥인지를 알 수 있도록 수나 족을 붙였고, 거기에 다시 태음, 소음, 궐음 혹은 태양, 소양, 양명을 붙이며, 그리고 해당 장이나 부를 붙여서 경맥의 이름으로 명명한 것이다.

12경맥이 장부에 속하고 연락되는 것을 표시하면 아래의 표와 같다. 1차적으로 각 경맥에 속하는 장부가 있고, 표리가 되는 장부에 연락되게 된다. 예를 들면, 수태음폐경은 폐에 속하게 되고 대장에 연락되게 되는 것이다.

표 9-1. 12경맥에 속하는 장부와 연락되는 장부

경맥	수태음폐경	수양명대장경	족양명위경	족태음비경	수소음심경	수태양소장경
속하는 것	폐	대장	위	비	심	소장
연락되는 것	대장	위	비	위	소장	심
경맥	족태양방광경	족소음신경	수궐음심포경	수소양삼초경	족소양담경	족궐음간경
속하는 것	방광	신	심포	삼초	담	간
연락되는 것	신	방광	삼초	심포	간	담

12경맥에 기경팔맥 중 독맥과 임맥을 합쳐서 14경맥이라고도 말하는데, 독맥과 임맥이 인체내에서 명확한 위치를 가지면서 독립적 혈자리를 가지고 있기 때문이다. 아래에서 14경맥의 시작되는 혈자리, 끝나는 혈자리, 총 혈의 개수를 정리하였다.

표 9-2. 14경맥의 시작하는 혈, 끝나는 혈, 개수

경맥 이름	시작하는 혈	끝나는 혈	총 혈의 개수(한쪽)
1. 수태음폐경	중부(中府)	소상(少商)	11
2. 수양명대장경	상양(商陽)	영향(迎香)	20
3. 족양명위경	승읍(承泣)	여태(厲兌)	45
4. 족태음비경	은백(隱白)	대포(大包)	21
5. 수소음심경	극천(極泉)	소충(少衝)	9
6. 수태양소장경	소택(少澤)	청궁(聽宮)	19
7. 족태양방광경	정명(睛明)	지음(至陰)	67
8. 족소음신경	용천(湧泉)	수부(俞府)	27
9. 수궐음심포경	천지(天池)	중충(中衝)	9
10. 수소양삼초경	관충(關衝)	사죽공(絲竹空)	23
11. 족소양담경	동자료(瞳子髎)	족규음(足竅陰)	44
12. 족궐음간경	대돈(大敦)	기문(期門)	14
13. 독맥	장강(長强)	은교(齦交)	28
14. 임맥	회음(會陰)	승장(承漿)	24

(1) 수태음폐경(手太陰肺經)

중초에서 시작하여 아래의 대장에 락하였다가 위구(胃口)를 돌아 횡격막을 꿰뚫고 폐에 속하며 다시 폐계에서 옆으로 나와 겨드랑 밑에서 팔 안쪽을 따라 내려가서 수소음심경과 수궐음심포경의 앞을 지나 팔꿈치 중앙으로 내려온 다음 팔 안쪽 전완부로 내려와 촌구로 들어가 어제부(魚際部)에 이르고 어제를 순행하여 엄지손가락 끝으로 나온다. 그 지맥은 완골 뒤쪽에서 검지손가락 안쪽에서 끝으로 나온다.

시작혈 : 중부혈, 끝나는 혈 : 소상혈
총 혈의 수 : 11개

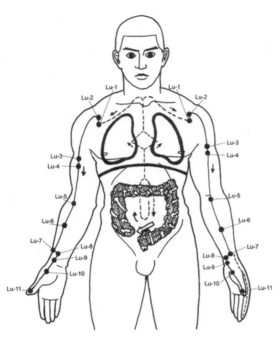

그림 9-3. 폐경맥

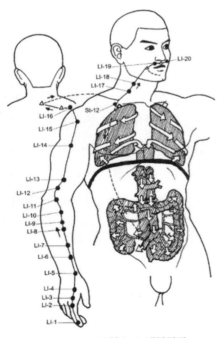

그림 9-4. 대장경맥

(2) 수양명대장경

(手陽明大腸經)

검지손가락 끝에서 시작하여 검지손가락의 위쪽을 타고 올라와 엄지와 검지손가락 사이에 있는 합곡으로 나와 위로 손목 부위로 두 힘줄 사이에 있는 함몰부로 들어가며 팔의 위쪽을 따라 올라가서 팔꿈치 바깥쪽으로 들어간 다음 상완 외측 앞쪽을 따라 어깨로 올라가 우골의 앞쪽으로 나와 대추에서 여러 양경과 교회하고 결분으로 들어가 폐에 락하며 아래로 횡격막을 꿰뚫고 내려가 대장에 속한다.

그 지맥은 결분에서 목부위로 올라가 뺨을 꿰뚫고 아랫니 잇몸으로 들어간 다음 다시 입을 순행하여 인중에서 교차한 후 좌측은 우측으로, 우측은 좌측으로 교차하여 올라가 콧구멍을 끼고 순행한다.

시작혈 : 상양혈, 끝나는 혈 : 영향혈

총 혈의 수 : 20개

(3) 족양명위경(足陽明胃經)

코에서 시작하여 콧마루에서 좌우가 교차한 다음, 측면의 족태양방광경으로 들어가 코 외측을 따라 내려가서 윗니로 들어갔다가 다시 입을 끼고 입술을 돌며 아래로 내려가 승장에서 교회한 다음 뒤쪽으로 물러나 턱의 뒷면의 아래쪽을 순행하여 대영으로 나와 협거를 순행하여 귀 앞쪽으로 올라간 다음 객주인(상관)을 지나서 발제를 순행하여 이마에 이른다.

그 지맥은 대영 앞에서 인영으로 내려가 후롱(목구멍)을 따라

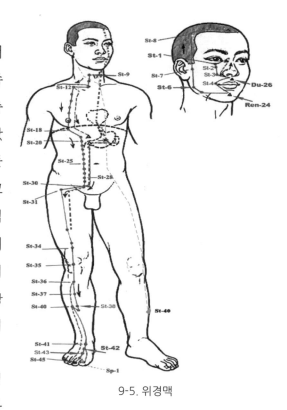

9-5. 위경맥

결분으로 들어간 다음 횡격막을 꿰뚫고 내려가 위에 속하고 비에 락한다. 그 직행하는 경맥은 결분에서 유부의 안쪽으로 내려가며 배꼽을 끼고 내려가 서혜부로 들어간다. 다른 지맥은 위구에서 시작하여 뱃속으로 내려온 다음 다시 내려가 서혜부에서 앞의 직행하는 경맥과 교합하고 이곳에서 비관으로 내려가 복토를 지나 슬개골로 들어가며 경골 바깥쪽을 따라 발등으로 내려가 가운데 발가락 안쪽으로 들어간다.

또 다른 지맥은 슬하 3촌 부위에서 갈라져 나온 다음 아래로 내려가 가운데 발가락 바깥쪽으로 들어간다. 또 다른 지맥은 발등에서 나와 엄지발가락으로 들어간 다음 그 끝으로 나온다.

시작혈 : 승읍혈, 끝나는 혈 : 여태혈

총 혈의 수 : 45개

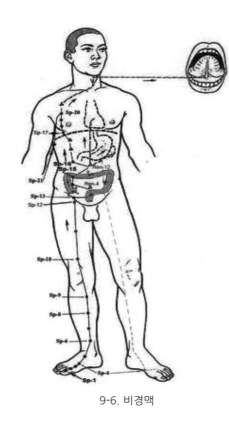

9-6. 비경맥

(4) 족태음비경(足太陰脾經)

엄지발가락 끝에서 시작하여 안쪽 백육제를 순행하여 핵골을 지난 다음 내과 앞쪽으로 올라가며 장딴지 안쪽으로 올라가 경골 뒤쪽을 순행하고 족궐음간경과 만난 후 그 앞으로 나온다. 무릎에서 넓적다리 안쪽으로 올라가 복부로 들어가서 비에 속하고 위에 락한 다음 다시 횡격막을 뚫고 올라가 인후를 싸고 돌아 설근에 이어져 설하로 분산된다.

그 지맥은 다시 위에서 별도로 나와 횡격막을 꿰뚫고 심중으로 들어간다.

시작혈 : 은백혈, 끝나는 혈 : 대포혈
총 혈의 수 : 21개

(5) 수소음심경(手少陰心經)

심중에서 시작하여 나와서 심계에 속하고 아래로 횡격막을 꿰뚫고 지나가 소장에 락한다. 그 지맥은 심계에서 인후의 양측으로 올라가 목계(目系)로 이어진다. 직행하는 경맥은 다시 심계에서 폐로 올라가 겨드랑이로 나온 다음 팔 안쪽 뒷면을 순행하여 수태음폐경과 수궐음심포경의 뒷면을 지나 팔꿈치 안쪽으로 내려오며 팔 안쪽 뒷면을 순행하여 손바닥 뒤쪽 쇄골의 끝에 도달하고 손바닥 안쪽으로 들어가서 새끼 손가락 안쪽을 순행하여 그 끝으로 나온다.

시작혈 : 극천혈, 끝나는 혈 : 소충혈
총 혈의 수 : 9개

(6) 수태양소장경

(手太陽小腸經)

새끼손가락 끝에서 시작하
여 손바닥 쪽을 따라 올라가 손
목 부위에 이른 다음 손목 바깥
쪽 고골을 지나 곧바로 올라가
척골 아래쪽을 순행하고 팔꿈치
안쪽의 양 근육 사이로 나와 위
팔의 바깥쪽 뒷면을 따라 올라
간 다음 견정(肩貞)으로 나오고
견갑을 돌아서 어깨 위에서 교
회한 후 결분으로 들어가 심에
락하며 인후를 따라 내려가 횡
격막을 꿰뚫고 위에 이르며 소
장에 속한다. 그 지맥은 결분에
서 목으로 올라가 뺨을 지나 눈
바깥 가장자리에 이르렀다가 되
돌아서 귓속으로 들어간다. 다
른 지맥은 별도로 뺨에서 나와
서 눈 밑으로 비스듬히 올라가
코에 이른 다음 눈 안쪽 가장자
리에 이르러 비스듬히 관골부로
락한다.

시작혈 : 소택혈, 끝나는 혈 :
청궁혈

총 혈의 수 : 19개

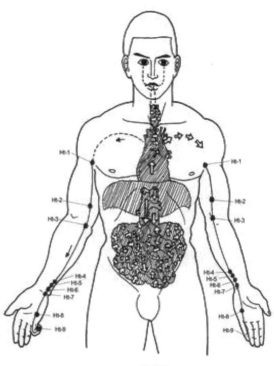

9-7. 심경맥

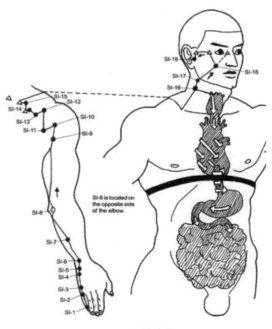

9-8. 소장경맥

(7) 족태양방광경(足太陽膀胱經)

눈의 안쪽 모서리에서 시작하여 이마로 올라가 정수리에서 교회한다. 한 지맥은 정수리에서 귀 위쪽에 이른다. 직행하는 지맥은 정수리에서 뇌로 들어가락한 다음 다시 나와 목뒤로 내려와서 어깨뼈 안쪽을 순행하고 척추를 따라 내려와 허리에 이른 다음 등골로 들어가 순행하여 신에 락하고 방광에 속한다. 지맥은 허리속에서 척부를 끼고 내려가 둔부를 꿰뚫고 오금으로 들어간다. 다른 지맥은 좌우 어깨뼈의 안쪽에서 어깨뼈 아래쪽으로 내려가 척내 양측을 따라 넓적다리 상단 관절을 지나 넓적다리 바깥쪽을 따라 내려가 오금에서 앞의 지맥과 만난 다음 장딴지를 관통하여 내려와서 족외과 뒤쪽으로 나와 새끼발가락 본절을 지나 새끼발가락 끝의 바깥쪽에 이른다.

시작혈 : 정명혈, 끝나는 혈 : 지음혈
총 혈의 수 : 67개

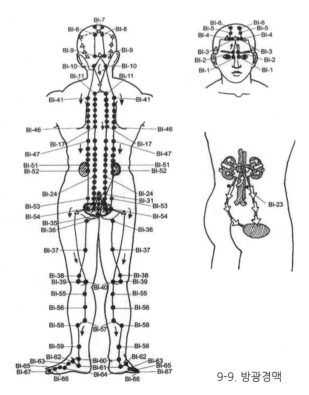

9-9. 방광경맥

(8) 족소음신경(足少陰腎經)

새끼발가락의 밑에서 시작되어 발바닥 중심으로 비스듬히 가로질러 연곡에 이른 후 내과 뒤쪽을 따라 발뒤꿈치를 돌아 들어가며 장딴지 안쪽을 따라 다시 올라간 후 오금의 안쪽에 이른 후 넓적다리 안쪽의 뒤쪽으로 다시 올라가서 척추를 뚫고 들어가 신에 속하고 방광에 락한다. 직행하는 경맥은 신에서 올라가서 간을 지나 횡격막을 거쳐 폐로 들어가 후롱(목구멍)을 따라 올라가 설본에 이른다. 다른 지맥은 폐에서 나와 심에 연락하고 흉중으로 흐른다.

시작혈 : 용천혈, 끝나는 혈 : 수부혈
총 혈의 수 : 27개

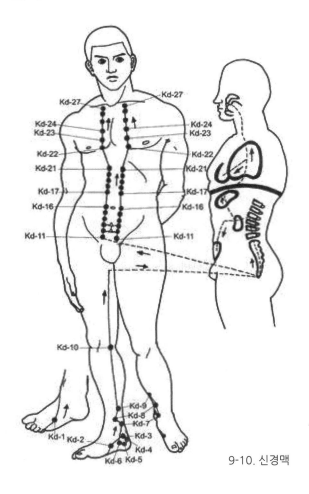

9-10. 신경맥

(9) 수궐음심포경(手厥陰心包經)

가슴 가운데에서 시작되어 나와서 심포락에 속하고 아래로 횡격막을 지나 차례로 상초, 중초, 하초의 삼초에 연락된다. 한 지맥은 가슴을 따라 옆구리로 나와서 겨드랑이 아래 3촌이 되는 곳에서 겨드랑이 밑으로 올라간 다음 팔 안쪽을 따라 내려가서 수태음폐경과 수소음심경 사이로 운행하여 팔꿈치 속으로 들어가며 다시 아래 팔로 내려가서 두 근육 사이를 지나 손바닥으로 들어가서 가운데 손가락을 따라 손가락 끝으로 나온다. 다른 지맥은 손바닥 가운데에서 별도로 갈라져 넷째 손가락을 따라 손가락 끝으로 나온다.

시작혈 : 천지혈, 끝나는 혈 : 중충혈

총 혈의 수 : 9개

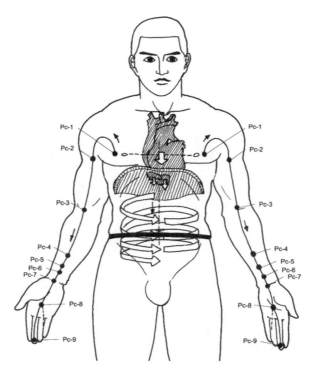

9-11. 심포경맥

(10) 수소양삼초경(手少陽三焦經)

넷째 손가락 끝에서 시작되어 넷째 손가락과 새끼 손가락 사이로 올라가서 손등을 따라 손목으로 올라간 다음 아래팔 외측의 두뼈 사이로 나와서 위로 팔꿈치를 지나 위팔의 외측을 따라 올라가서 어깨에 이르러 족소양담경의 뒤에서 앞으로 나와 교차되어 결분으로 들어가서 단중에서 심포락에 흩어져 연결된다. 아래로 내려와서 횡격막을 지나 차례로 상초, 중초, 하초의 삼초에 속한다. 한 지맥은 단중에서 시작하여 올라와서 결본으로 나와 뒷목의 옆쪽을 따라 올라간 다음 귀 뒤쪽에서 곧바로 올라가 귀의 꼭대기로 나오며 뺨을 돌아 아래로 구부러져 광대뼈로 나온다. 다른 지맥은 귀 뒤에서 귓속으로 들어간 다음 다시 귀 앞으로 나와서 상관 옆을 지나 위의 지맥과 뺨부위에서 교회한 다음 눈의 바깥 부분에 이른다.

시작혈 : 관충혈, 끝나는 혈 : 사죽공혈,
총 혈의 수 : 23개

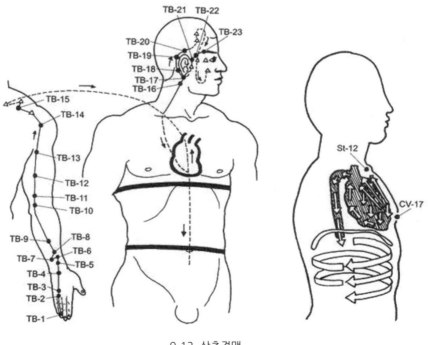

9-12. 삼초경맥

(11) 족소양담경(足少陽膽經)

눈의 바깥가에서 시작하여 액각으로 올라간 다음 다시 귀 뒤로 내려와서 목을 따라 수소양삼초경의 앞을 지나 어깨 위에 이르러 수소양삼초경의 뒤에서 교차된 후 결분으로 들어간다. 한 지맥은 눈 바깥가에서 갈라져 나와 대영으로 내려간 후 수소양삼초경과 만난 후 광대뼈 내측 부위에 이른 다음 협거로 내려가서 목을 지나 결분에서 본경과 만난다. 그리고 계속 하행하여 가슴에 이르고 횡격막을 통과한 후 간에 연락되고 담에 속한 후 옆구리의 내측을 따라 내려가 기가에서 출하여 음모 부위를 돌아 옆으로 가서 환도로 들어간다. 직행하는 경맥은 결분을 따라 겨드랑이로 내려가서 가슴을 순행하고 옆구리를 지나 고관절에서 앞의 지맥과 만나 후 내려가 넓적다리 외측을 순행하고 무릎의 외측으로 나와 다시 종아리뼈의 앞으로 내려와서 외고 위의 절골 부위에 이른다. 다시 하

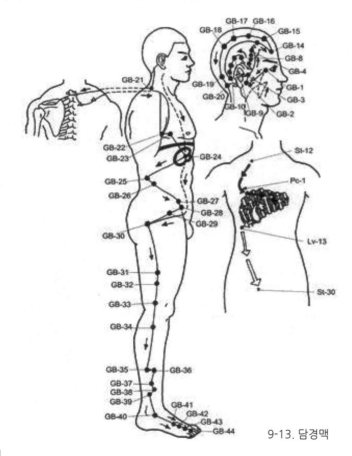

9-13. 담경맥

행하여 외과 앞으로 나오고 발등을 따라 순행하여 새끼 발가락과 넷째 발가락 사이로 나온다. 또 다른 지맥은 발등에서 갈라져서 엄지발가락과 둘째 발가락 사이로 들어가고 엄지발가락의 내측을 따라 끝부분에 이른 후 여기서 다시 돌아 발톱을 꿰뚫고 발톱 뒤의 털 있는 곳으로 나온다.

시작혈 : 동자료혈, 끝나는 혈 : 족규음혈, 총 혈의 수 : 44개

(12) 족궐음간경(足厥陰肝經)

엄지발가락의 털이 난 부위에서 시작하여 발등의 위쪽을 따라 내과 앞 1촌 되는 곳에 이른 후 다시 내과 상방 8촌 되는 곳에서 족태음비경의 뒤로 교차되어 나오고 무릎 오금의 내측으로 올라가 허벅지 내측을 따라 상행하여 음모 중

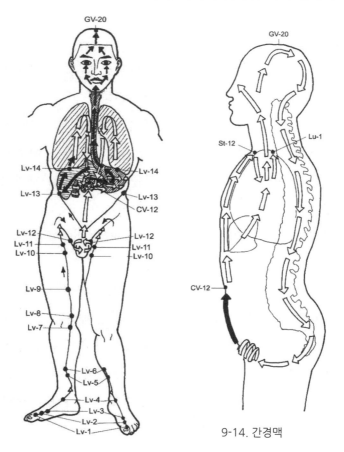

9-14. 간경맥

에 들어가서 성기를 감돌아 소복에 이른 후 위(胃)를 끼고 상행하여 간에 속하고 담과 연락된다. 다시 상행하여 횡격막을 뚫고 협륵부에 분포되며 후롱(목구멍)의 뒤를 따라 계속 상행하여 목계(目系)와 연결된 후 이마로 나와서 독맥과 백회에서 만난다. 한 지맥은 목계에서 뺨 안쪽으로 내려가 입술 안을 감돈다. 다른 지맥은 간에서 나와 횡격막을 뚫고 폐로 들어간다.

시작혈 : 대돈혈, 끝나는 혈 : 기문혈
총 혈의 수 : 14개

2) 기경팔맥

기경팔맥(奇經八脈)은 충맥(衝脈), 임맥(任脈), 독맥(督脈), 대맥(帶脈), 음교맥(陰蹻脈), 양교맥(陽蹻脈), 음유맥(陰維脈), 양유맥(陽維脈)을 가리킨다. 12경맥에 예속되어 있지 않으며 표리의 배합 관계가 없고, 안으로 장부와 연결되거나, 오행의 속성을 따르지도 않으므로 기경(奇經)이라고 부른다.

작용은 각 경(經)이 각각 다르기는 하지만 기본적으로 말한다면 12경맥의 맥기(脈氣)를 축적해서 조절하는 작용을 한다. 가령 자연계를 예로 들어 설명한다면 12경맥은 강물에 곧은 물줄기라고 비유할 수 있고, 기경8맥은 옆으로 뻗어 있는 유량(물의 양)을 조절하는 호수라고 할 수 있다. 그래서 이시진(李時珍)은 "12경맥이 융성하면 기경으로 넘쳐 들어가고, 이는 비유하면 큰 비가 내렸을 때 호수로 넘쳐 들어가는 것과 같다"고 하였다.

기경8맥의 분포는 전신을 가로·세로로 분포하고 있으며 순행하는 부위와 작용에 따라서 이름을 붙였다. 그 중에서 충맥, 임맥, 독맥은 모두 포중(胞中, 생식기와 하복부)에서 생겨 나와 회음부위로 나오게 된다. 임맥은 회음에서 배를 따라 올라오고, 독맥은 회음에서 나와 등을 따라 올라와서 서로 윗잇몸의 정중앙인 은교혈에서 만나게 된다. 하나에서 출발하여 2개로 갈라졌다가 다시 하나로 합쳐진 형상이다. 충맥은 회음에서 나와서 기가(氣街)를 거쳤다가 족소음신경과 아울러 함께 복부를 따라 올라와 결국 입과 입술 주위를 돌면서 끝난다. 이 3개의 맥은 같은 곳에서 발생하여 서로 다른 길을 가게 되니, 1개의 근원에서 나와 3개의 가지로 나눠지게 된 것이라 볼 수 있다. 그 3개의 가지는 결국 대맥으로 묶이게 된다.

양교맥과 양유맥은 신체의 머리와 등의 양부위를 따라 순행하게 되고, 음교맥과 음유맥은 얼굴과 복부의 신체 음부위를 따라 순행하게 된다. 이것이 기경8맥의 분포상황이다. 기경8맥중에서 임맥과 독맥은 자신의 별도 경혈을 가지고 있으나, 나머지 다른 6개 경맥은 자기의 경혈을 가지고 있지 않고 다른 경맥에 덧붙어서 존재한다.

임맥은 임신한다는 의미의 임(姙)이라는 뜻을 가지고 있다. 그리하여 여성의 월경, 임신과 관련이 깊고, 모든 음경락의 바다가 된다.

독맥은 감독한다는 독(督)이라는 뜻을 가지고 있다. 따라서 모든 양경맥의 우두머리가 된다. 독맥은 등 부위 척추의 정중앙을 따라 순행한다. 따라서 양경락

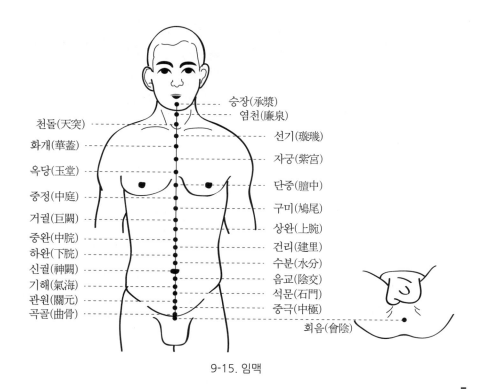

9-15. 임맥

의 바다라고 한다.

충맥은 요충(要衝)이라는 뜻을 가지고 있다. 복부에서 족소음신경과 아울러 곧게 위로 올라가면서 12경의 바다가 되고, 온 몸의 요충지에 위치한다.

대맥은 인체의 허리와 배 사이에 위치하여 옆으로 운행하므로 전신의 직행하는 모든 경맥을 묶는 작용을 하므로 혁대와 같은 역할을 한다.

음유맥, 양유맥에서 유(維)는 잡아매다는 뜻으로 전신의 음경락, 양경락과 연락된다는 의미이다. 양유맥은 인체의 양부위를 순행하고 독맥, 수·족태양, 수·족소양, 수양명 모든 경맥과 연결되므로 모든 양경맥과 연락되는 작용을 한다. 곧 인체의 표를 주관하는 작용을 한다.

음유맥은 흉복부로 순행하므로 음성에 속한다. 지나가는 경혈은 임맥, 족소음, 족궐음, 족태음의 4경맥을 지난다. 실제적으로 음유맥은 모든 수족 음경맥과 임맥과 연락되며, 인체의 속을 주관하는 작용을 한다.

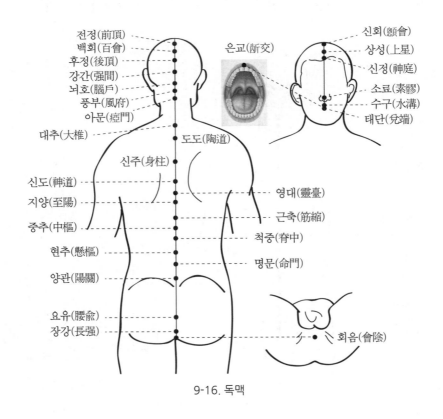

9-16. 독맥

음교맥과 양교맥에서 교(蹻)는 짚신의 뜻을 가지고 있어 짚신이 발목 아래에 붙어 있으므로 교맥은 발목의 안쪽, 바깥쪽 복사뼈 부근에서 일어나게 되므로 교맥이라 불렀다. 다른 설명에서는 발목을 민첩하게 움직인다는 뜻도 있다. 즉 교맥은 인체의 생리상 발을 들어서 보행하는 중요한 관건이 된다는 것이다.

양교맥은 몸의 왼쪽과 오른쪽 양을 주관한다. 이것은 양교맥이 수·족태양, 수·족양명, 족소양의 5개 경맥을 지나가며, 독맥과는 서로 만나지 않으나 신체의 좌우 양기를 주관한다. 양교맥은 하지의 외측에서 몸의 측면과 등쪽으로 상행해 어깨에서 입술꼬리를 거쳐 같은 쪽 상하 눈꺼풀을 거쳐 측두부를 거쳐 뒷목의 귓바퀴 뒤[風池]에서 끝나는데, 눈의 개폐에 관여한다.

음교맥은 흉복부를 순행하며, 위로 얼굴에까지 올라가며 눈의 안쪽 가장자리와 정명혈에서 서로 접한다. 임맥과는 서로 만나지 않으며, 좌우의 음기를 주관한다.

4. 골도법

골도법은 인체내에서 경혈의 위치를 정하기 위해서 해당 환자의 길이를 가늠해서 비례적인(상대적인) 크기를 만들어서 쟀던 방식이다. 예를 들면, 키가 큰 환자, 키가 작은 환자 등 다양한 환자가 왔을 때 손목 위로 3cm 위에 위치하는 혈자리를 생각해 보면 해당 위치가 다를 수 있다. 즉 손목에서 팔꿈치까지를 가령 10단위로 한다면, 손목에서 3단위 올라간 지점, 손목에서 5단위 올라간 지점으로 위치를 잡으면 환자의 키나 크기를 고려해서 정확한 위치를 잡을 수 있는 방법이 된다. 이러한 것을 동신촌법(同身寸法)이라고 한다.

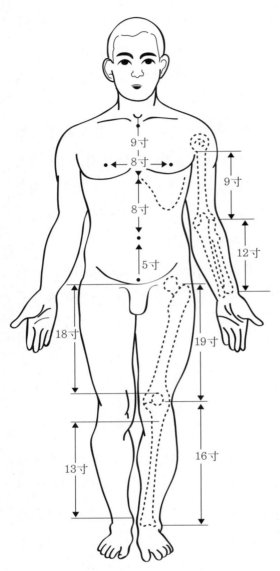

9-17. 인체의 동신촌법

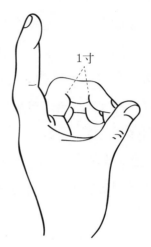

9-18. 동신 1촌

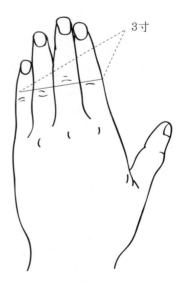

9-19. 동신 3촌

10장

※※

한방치료

[학습목표]

1. 침치료의 적응증과 주의사항을 말할 수 있다.

2. 뜸치료의 적응증과 주의사항을 말할 수 있다.

3. 부항치료의 적응증과 주의사항을 말할 수 있다.

4. 전침치료의 적응증과 주의사항을 말할 수 있다.

5. 약침치료의 적응증과 주의사항을 말할 수 있다.

6. 이침치료의 적응증과 주의사항을 말할 수 있다.

7. 매선치료의 적응증과 주의사항을 말할 수 있다.

1. 침치료

예로부터 일침이구삼약(一鍼二灸三藥)이라 하여 침의 효과가 신속하다는 말이 있다. 그만큼 급성이나 만성질환을 막론하고 침을 많이 사용하였다. 대체로 급성질환의 경우에는 정기가 있는 상태가 많으므로 침치료를 많이 하고, 만성질환의 경우에는 정기가 허해지는 경우가 많아서 뜸치료를 많이 하게 된다.

침은 본래 동물의 뼈나 돌을 예리하게 만들어서 사용하다가 구리나 철을 이용하여 만들었고 최근에는 스테인리스 스틸(stainless steel)을 이용해서 만들게 되

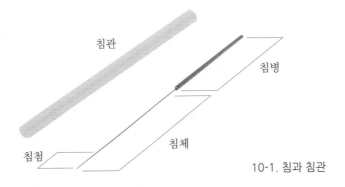

침관

침병

침첨

침체

10-1. 침과 침관

었다. 고대에는 침의 종류가 9종류가 있어서 다양한 용도에 각각 사용되었다가 최근에는 그 중에서 호침(毫鍼)이 가장 많이 사용되고 있다. 침은 아래의 그림처럼 생겼으며, 침의 맨 앞부분은 침첨, 자입되는 부분인 침신(침체), 손잡이인 침병으로 구성되어 있다. 침의 굵기나 길이 규격은 한국, 중국, 일본이 서로 다르며, 이를 표준화하고자 하고 있다.

침은 굵기나 길이에 따라서 규격이 다르다. 보통 침의 굵기는 0.20mm나 0.25mm가 주로 사용되며, 침신(침체)의 길이는 30mm 혹은 40mm가 주로 사용된다.

침은 경락을 살피고 치료하고자 하는 혈을 잡아서(취혈) 침을 자입하고 어느 정도 유침한 후에 발침을 하게 된다. 침을 경락의 유주방향에 따라 놓거나 경락의 유주방향과 반대방향으로 놓기도 하고, 침을 놓은 뒤에 여러 가지의 수기방법을 통해서 보법과 사법을 운용하기도 하며, 발침 후에 침 놓은 자리를 누르기도 하고 그냥 열어두기도 한다.

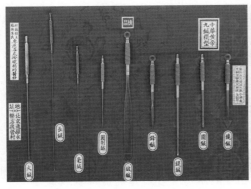

10-2. 9종류의 침(구침)

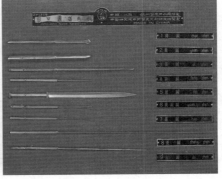

10-3. 9종류의 침(구침) 중의연구원

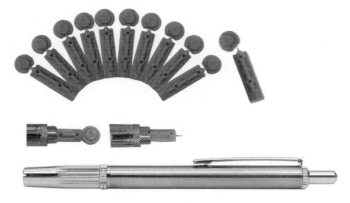

10-4. 란셋 침 니들

10-5. 자락형 란셋침

침을 경락이 흐르는 방향에 따라서 놓게 되면 보법(補法, reinforcing manipulation)이 되고, 흐르는 방향과 반대로 거슬로 침을 놓게 되면 사법(瀉法, reducing manipulation)이 된다.

침을 놓을 때 조금씩 1/3씩, 1/3씩, 1/3씩 진입하고 다시 거의 뺐다가 다시 동일하게 3번으로 나눠서 진입하는 방법을 보법이라 하고, 처음부터 완전히 진입하고 1/3씩 3번에 나눠서 빼었다가 다시 완전히 진입하는 것을 사법이라 한다.

침을 놓을 때 환자에게 숨을 내쉬게 하고 침을 자입하고 다시 숨을 들이쉬게 하는 방법은 보법이며, 환자에게 숨을 들이쉬게 하고 침을 자입한 뒤 숨을 내쉬게 하는 것은 사법이다.

침을 빼고 나서 침 구멍을 손으로 가볍게 누르고 있는 것은 보법이고, 침을 뺀 뒤 침구멍을 열어두면 사법이 된다. 침을 놓고 침병을 쥐고 회전시킬 때 시계방향으로 돌리면 보법이고, 반시계방향으로 돌리는 사법이 된다.

이 밖에 다양한 보법과 사법이 있다.

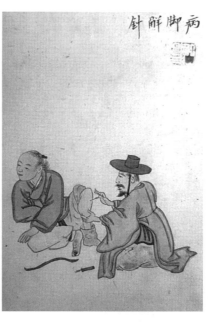

그림 10-6. 다리 병을 치료하기 위해 침시술을 하는 한의사(針解脚病, 영국 웰컴도서관, 기산 김준근)

1) 침 시술의 적응증

침시술은 거의 모든 질환에 사용이 가능한데, 최근 국내에서 발간된『침구의학』을 참고하면, 근육골격질환, 신경근육질환, 심혈관질환, 소화기질환, 호흡기질환, 비뇨생식기질환, 정신신경질환, 부인과질환, 소아과질환, 안이비인후·치아질환, 피부질환을 나열하고 있다.

아래는 세계보건기구(WHO)에서 침치료가 효과적인 질환이나 증상을 설명한 것인데, 대조군을 통해 침치료가 효과적이라고 본 질환이나 증상과 향후 더욱 증거가 필요하지만 현재로서는 치료효과를 보이는 질환이나 증상을 나열한 것이다.

(1) 대조군을 통해서 침치료가 효과적이라고 증명된 질환이나 증상

Adverse reactions to radiotherapy and/or chemotherapy	Low back pain
Allergic rhinitis (including hay fever)	Malposition of fetus, correction of
Biliary colic	Morning sickness
Depression (including depressive neurosis and depression following stroke)	Nausea and vomiting
Dysentery, acute bacillary	Neck pain
Dysmenorrhoea, primary	Pain in dentistry (including dental pain and temporomandibular dysfunction)
Epigastralgia, acute (in peptic ulcer, acute and chronic gastritis, and gastrospasm)	Periarthritis of shoulder
Facial pain (including craniomandibular disorders)	Postoperative pain
Headache	Renal colic
Hypertension, essential	Rheumatoid arthritis
Hypotension, primary	Sciatica
Induction of labour	Sprain
Knee pain	Stroke
Leukopenia	Tennis elbow

(2) 추후에 더욱 증거가 필요하지만 현재로서 침치료가 치료효과를 보여주고 있는 질환이나 증상명

Abdominal pain (in acute gastroenteritis or due to gastrointestinal spasm)	Neuralgia, post-herpetic
Acne vulgaris	Neurodermatitis
Alcohol dependence and detoxification	Obesity
Bell's palsy	Opium, cocaine and heroin dependence
Bronchial asthma	Osteoarthritis
Cancer pain	Pain due to endoscopic examination
Cardiac neurosis	Pain in thromboangiitis obliterans
Cholecystitis, chronic, with acute exacerbation	Polycystic ovary syndrome (Stein-Leventhal syndrome)
Cholelithiasis	Postextubation in children
Competition stress syndrome	Postoperative convalescence
Craniocerebral injury, closed	Premenstrual syndrome
Diabetes mellitus, non-insulin-dependent	Prostatitis, chronic
Earache	Pruritus
Epidemic haemorrhagic fever	Radicular and pseudoradicular pain syndrome
Epistaxis, simple (without generalized or local disease)	Raynaud syndrome, primary
Eye pain due to subconjunctival injection	Recurrent lower urinary-tract infection
Female infertility	Reflex sympathetic dystrophy
Facial spasm	Retention of urine, traumatic
Female urethral syndrome	Schizophrenia
Fibromyalgia and fasciitis	Sialism, drug-induced
Gastrokinetic disturbance	Sjogren syndrome
Gouty arthritis	Sore throat (including tonsillitis)
Hepatitis B virus carrier status	Spine pain, acute
Herpes zoster (human (alpha) herpesvirus 3)	Stiff neck
Hyperlipaemia	Temporomandibular joint dysfunction
Hypo-ovarianism	Tietze syndrome
Insomnia	Tobacco dependence
Labour pain	Tourette syndrome
Lactation, deficiency	Ulcerative colitis, chronic
Male sexual dysfunction, non-organic	Urolithiasis
Ménière disease	Vascular dementia
	Whooping cough (pertussis)

2) 침 시술시의 주의사항 및 간호

침을 맞다가 혹은 맞은 후에 어지럼증이나 울렁거림 등의 이상반응이 나타날 수 있는데, 이를 침훈(鍼暈) 혹은 훈침(暈鍼)이라 한다. 이를 예방하기 위해서는 누운 자세나 엎드린 자세가 좋고, 침훈이 있을 때는 미지근한 설탕물이나 꿀물, 혹은 커피 등을 조금 마시게 하고 안정을 취하면 곧 사라지게 된다.

따라서 침을 맞기 전에 너무 굶거나 너무 많이 먹거나 장거리를 여행하는 등 피곤한 상태 등 침을 맞기에 부적합한 경우에는 침 놓는 것을 주의해야 한다.

침을 발침하는 경우에 근육이 침을 꽉 물고 있는 듯 하여 침이 잘 빠지지 않는 경우를 침이 정체되었다고 표현하여 체침(滯鍼)이라고 하며, 염전을 반대방향으로 하여 천천히 빼도록 한다.

침을 사용하는 도중에 침병과 침체가 분리되는 일이 간혹 있으므로 이러한 경우에는 조심스럽게 침체를 환자의 몸에서 제거해야 한다. 한방간호의 경우 환자의 몸에서 침을 안전하게 모두 제거하고 침을 빼는 것을 누락하지 않도록 주의해야 한다.

2. 뜸치료

뜸은 혈자리(경혈) 위에 쑥으로 말아서 만든 뜸을 놓고 불을 붙여 온열 자극을 가하는 것으로 직접 피부에 붙이는 방법과 종이나 생강 등 다른 물질을 중간에 넣고 쑥을 태우는 방법이 있다. 혹은 기기를 이용해서 뜸을 태우는 방법이나 쑥을 매우 많이 뭉쳐서 뜸을 놓기도 한다. 애조구(애권구)는 뜸을 담배처럼 말아서 불을 붙이고 혈자리에 가까이 뎄다가 멀리했다 하여 자극을 하는 방법이다. 혹은 침을 놓은 뒤, 침의 손잡이에 쑥을 뭉쳐서 태우는 방법(온침요법)을 사용하기도 한다.

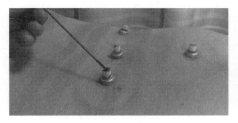
10-7. 간접구

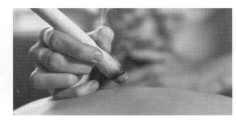
10-8. 애조구(애권구)

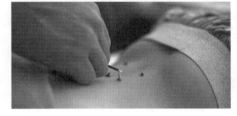
10-9. 직접구

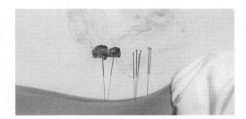
10-10. 온침요법

1) 뜸의 적응증과 효과

뜸치료는 한증(寒證), 만성병, 일체의 양허로 인한 질환에 사용한다. 옹저, 정창(疔瘡), 나력, 사마귀, 건선 등의 피부질환, 고혈압, 고지혈증 등의 순환계 질환, 당뇨병 등의 내분비질환, 관절염, 골다공증, 오십견, 요추추간판탈출증, 퇴행성 슬관절염 등의 근육·골격 질환, 소화불량, 만성 위염, 설사, 변비 등의 소화기질환, 중풍으로 인한 마비, 안면마비 등의 신경질환 및 부종, 요실금 등의 비뇨기질환, 냉증, 불임 등의 부인과 질환 등에 두루 활용된다.

2) 뜸치료의 효과

혈압, 호흡, 맥박, 심박수, 신경, 혈관의 조정작용. 백혈구, 적혈구, 혈소판 등을 높이고, 콜레스테롤 감소, 적혈구 침강속도(ESR)감소, 응고시간 단축, 혈당, 내분비 시스템의 기능에 대한 중요한 조절 효과를 가진다.

3) 뜸치료의 금기

다음의 경우에는 뜸치료를 피하거나 매우 신중하게 뜸치료를 시행하여야
한다.

(1) 실열증, 음허발열, 사열내치(邪熱內熾), 고열, 고혈압 위증, 폐결핵 만성기, 대량
의 객혈, 구토, 빈혈이 심한 경우, 급성 전염병, 피부옹저창절(皮膚癰疽瘡癤)에 발
열을 겸한 경우

(2) 기질성 심장병에 심부전을 동반한 경우

(3) 정신분열증

(4) 임신부의 복부, 허리나 천골부

(5) 안면부, 목부위 및 대혈관이 주행하는 체표 영역

(6) 점막부근

(7) 공복시, 포만시, 극도로 피로한 경우

4) 뜸치료의 주의사항

(1) 열의 양을 잘 조정하여 화상을 입지 않도록 한다. 특히 국부의 피부 지각이 떨
어지거나 의식이 혼미한 환자의 경우 더욱 주의한다.

(2) 뜸의 불이 피부에 떨어지거나 의복이나 침대 커버에 떨어져서 태우지 않도록
한다. 온침을 사용할 경우, 딱딱한 종이로 작은 구멍
을 뚫어서 침을 놓는 곳에 편평하게 펼쳐서 뜸의 불
꽃이 직접 피부에 떨어지는 것을 막는다. 혹은 스테
인리스 스틸로 만들어진 온침 캡을 사용한다.

(3) 뜸을 뜨고 나서는 반드시 철저하게 뜸의 불꽃이
꺼졌나 확인하여 불이 나지 않도록 한다.

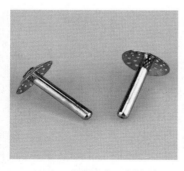

10-11. 스테인레스 온침 캡

(4) 애주구는 쉽게 물집이 생기므로 주의하여 관찰하

고 이미 물집이 생겨도 터뜨리지 않게 하여 자연히 흡수되게 한다. 만약 물집이 너무 크면 75%의 알코올 소독 후 주사기로 액체를 빼내고 소독 및 드레싱을 한다.

3. 부항치료

부항치료는 음압을 이용하여 경혈을 자극하는 방법으로서, 피를 빼지 않고 경혈을 자극하는 건부항치료와 피를 뺀 상태에서 경혈을 더 강력하게 자극하는 습부항치료가 있다. 건부항 치료에는 건부항의 부항컵을 몇 분정도 붙여두는 유관법, 부항컵을 붙였다 떼었다를 반복하는 섬관법, 부항컵을 붙인 상태에서 경혈부위를 옮겨 다니는 유주부항법으로 나뉜다.

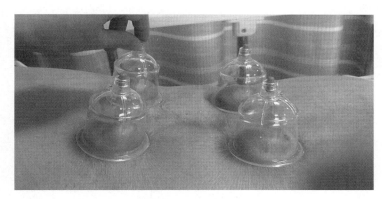

10-12. 부항요법(그림은 건부항 요법)

4. 전침치료

전침치료는 침을 놓은 상태에서 침병이나 침신(침체)에 전극 집게를 연결하여 미세한 전류를 흘려 침자극을 증강시키는 치료법이다. 적응증은 침치료의 효과를 얻고자 하는 곳에 모두 사용 가능하며, 수술후, 분만시, 급성·만성 통증의 완화, 침술마취에도 사용된다.

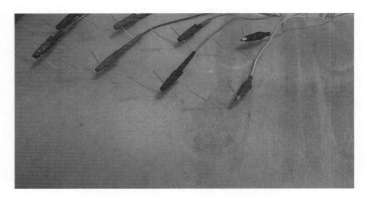

10-13. 전침치료

금기사항은 전침요법을 받기 싫어하는 환자, 심박동 조절기를 착용하고 있는 환자, 전침의 전류를 흘리는 부위가 심장, 경동맥 부위, 임신부의 자궁 부위는 피하도록 한다.

주의사항은 전류를 흘릴 때 너무 강한 자극을 주지 않도록 천천히 자극량을 올리도록 하는 것이다. 환자가 견딜 수 있는 정도의 자극을 주도록 환자에게 자극 정도를 확인하면서 올리도록 한다.

5. 약침요법

약침요법은 다양하게 제조된 약침액을 해당하는 경혈이나 경맥에 주입하여 약물의 효과와 경혈자극의 효과를 동시에 이루고자 하는 새로운 치료법 중 하나이다. 전신의 다양한 질환에 사용이 가능하고, 작용이 빠르며, 용량을 적절하게 정할 수 있고, 경구로 약물을 투여할 수 없는 환자에게도 사용이 가능하다. 다만 봉독, 섬수(두꺼비), 오공(지네)과 같이 동물에서 기원한약침액을 사용할 시에는 과민반응에 주의할 필요가 있다.

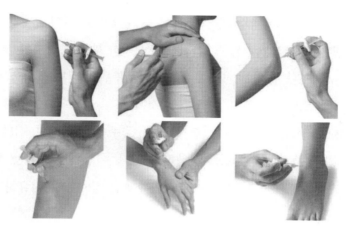
10-14. 약침요법 시술장면

6. 이침치료

이침치료는 프랑스 의사 폴 노지에(Paul Nogier, 1908-1996)에 의해서 발명된 치료방법이다. 1951년 한 명의 환자를 진료하게 되었는데, 그는 마르세유에서 자격 없는 의사에게 귀의 특정부위를 지지는 소작시술을 받고 좌골신경통이 없어졌다는 설명을 듣게 되었다. 그 후 30년간 귀를 이용한 치료의 기전을 알기 위해서 노력하여 이침치료의 지평을 열게 되었다.

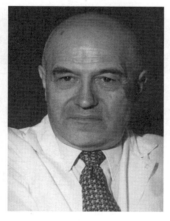
10-15. 폴 노지에

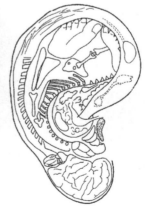
10-16. 폴 노지에가 고안한 이침
치료 부위

이침치료에서는 귀에 인체의 축소판이 들어 있다고 보았으며, 마치 태아가 어머니의 뱃속에서 거꾸로 있는 상태와 같이 머리 부분은 귀의 아랫부분에, 다리 부분은 귀의 윗부분에 배치되어 있다. 해당 부위에 질병이 있을 때 그 부분에 자극을 줌으로써 치료를 할 수 있다는 것이다.

한의학 치료에서는 주로 피부질환, 금연침, 금주침, 중독질환, 비만질환, 고혈압 등의 질환에 주로 이침치료를 시행하고 있다. 이침치료 시에는 시술하려는 부위를 알코올로 소독하고, 침을 놓거나 붙여 놓는 침(이침)을 시술하기도 한다.

7. 매선치료

매선치료는 몸 속에서 녹을 수 있는 매선(봉합사)을 자입하여 시술하는 방법이다. 이는 유침과 매침(埋鍼)의 원리를 근거로 형성된 새로운 혈위 자극방법이다. 치료 효과는 매선의 과정 중에 발생하는 물리적 자극효과와 이물질에 의한 화학적 효과의 2가지가 작용한다고 본다. 주로 만성적인 근육질환에 사용되며, 미용부분에 사용되기도 한다.

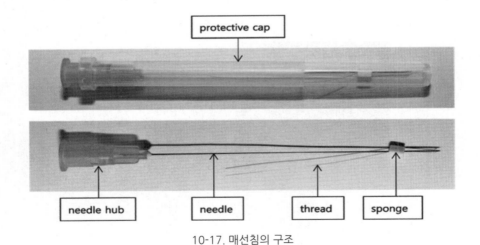

10-17. 매선침의 구조

11장

❁❂❁

추나, 도인안교, 기공치료

1. 추나(推拿)

추나란 인체의 경락, 혈위 등을 밀거나 잡아당기거나 문지르는 방법을 써서 치료를 하는 것이다. 일종의 비약물요법이라 할 수 있다. 의사는 자신의 손을 사용해서 환자의 환부, 손상당한 부위, 불편한 부위, 특정의 경혈, 동통 부위 등을 고려하여 추나치료를 시행하게 된다. 그리하여 경락을 소통시키고 기혈을 순행시키며, 통증을 멎게 하고 음양을 조화시키며 수명을 연장하도록 한다. 즉, 추나치료의 원리는 인체의 경락, 혈위, 근막, 신경계통 등을 조정하여 인체의 건강상태를 개선시키는 것이다.

마사지의 개념과 카이로프랙틱의 개념이 복합적으로 담겨 있으며, 추나는 오랜 시간 동안 한의학분야에서 사용되어 오던 개념이다. 정골요법이나 상과(傷科)에 관한 서적들이 모두 추나의 초기 자료라 할 수 있다.

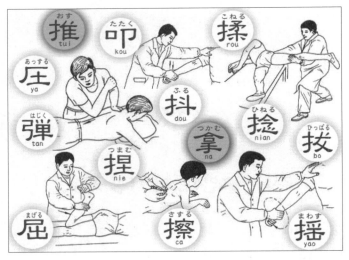

11-1. 다양한 추나의 수기법

　최근에는 각 관절 및 경추, 흉추, 요추 등 척주에 대한 추나요법을 시행하여 인체 오장육부의 불균형을 바로 잡고 있으며, 척주 양쪽에 있는 배수혈들의 자극이 오장육부에 직접적으로 작용하기도 한다.

　적응증으로는 염좌, 관절탈구, 허리근육 손상, 근육위축, 편두통, 삼차신경통, 늑간신경통, 좌골신경통, 사지 관절통, 안면신경마비, 안면근육 경련, 비장근육 경련, 급성 및 만성 관절염, 관절 활액낭 부종 및 통증, 강직성 척추질환, 신경성 구토, 소화불량, 습관성 변비, 위하수, 만성위염, 불면증, 생리통 등에 활용이 가능하다. 즉, 단순히 척추관절 계통의 질환만을 위주로 하는 것이 아닌 내과질환, 부인과질환, 정신과질환 등 다양한 질환에 적용이 가능함을 알 수 있다.

　금기증으로는 진단이 확실하지 않은 척수손상 및 척수손상 증상을 가진 경우, 각종 골절, 골관절결핵, 골수염, 골종양, 심한 노년성 골다공증 환자, 심·폐·간·신 등의 기능이 매우 쇠약한 환자, 각종 전염성 환자, 급성 복막염 환자, 십이지장궤양천공 환자, 출혈경향이나 혈액질환 환자, 피부 손상이나 욕창이 있는 환자, 임신 3개월 이상의 임신부의 복부, 둔부, 허리부위, 정신병 환자 혹은 정신이 과도하게 긴장되었을 경우는 피하는 것이 좋다.

　추나를 시행할 때 주의할 사항으로는 다음과 같다.

(1) 손톱을 잘 다듬고 손을 잘 씻고 시행한다. 태도를 부드럽고 온화하게 하며, 세심하게 시행한다.

(2) 환자와 의사의 위치를 적절하게 준비하여 조작을 편안하고 쉽게 할 수 있도록 한다.

(3) 누르거나 문지를 때 경중을 적절하게 하며 환자의 표정을 관찰하여 환자를 편안하게 한다.

(4) 누르거나 문지를 때 매번 20분 정도가 적당하며 12회 정도를 하나의 치료 기간을 한다.

(5) 환자가 매우 화난 상태, 매우 기뻐하여 흥분한 상태, 매우 놀란 상태, 매우 슬픈 표정을 보이는 등 정서적으로 격한 상태에서는 즉각적으로 추나를 하지 않는다.

(6) 포식한 후에는 추나를 시행하지 않으며, 일반적으로 식후 2시간 후가 적당하다.

(7) 추나를 시행할 때 환자가 쉽게 잠들 수 있어서 수건을 준비하여 덮어주어 체온이 떨어지는 것을 방지한다.

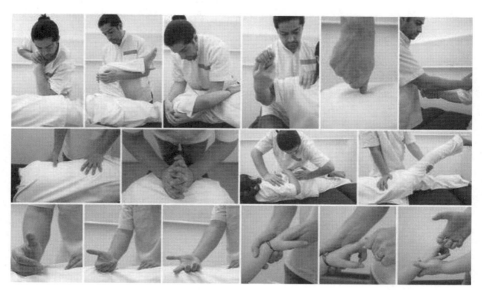

11-2. 현대의 추나치료

2. 도인안교(導引按蹻)

도인(導引)이란 신체를 안으로 움직여서 기운을 흡입하고 내뱉는 것을 돕게 하고, 밖으로 움직여 근골, 마디마디 관절, 피육(皮肉)을 움직이게 하고 피부의 구멍과 주리를 열게 도와서 청기를 흡입하고 탁기를 내보게 하는 일체의 행위이다. 『황제내경』의 「이법방의론」에서 '중앙지역은 그 땅이 평평하고 습하여 천지에 만물이 번영하여 먹을 것도 많고 일을 많이 하지 않아서 위궐과 한열의 병이 많으므로 도인안교가 마땅하다'라고 하여 매우 오래전부터 이러한 방법을 사용했음을 알 수 있다. 요즘의 기공수련, 기공체조가 도인과 가까운 개념으로 보인다.

안교(按蹻) 중 안(按)은 해당 혈자리를 누르거나 하여 기혈의 소통을 원활히 하는 것이고, 교(蹻)는 팔다리를 들거나 움직여서 기혈의 소통을 원활히 하는 것이다. 안교는 비유를 하자면 최근의 마사지나 추나요법과 유사한 개념으로 보인다.

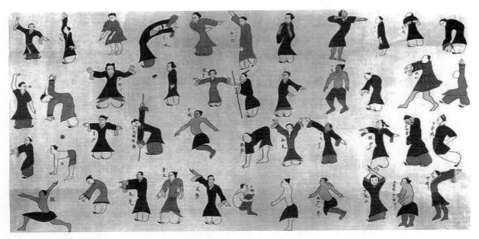

11-3. 마왕퇴 무덤에서 나온 도인체조 그림

3. 기공치료(氣功治療)

  기공이란 호흡 및 마음을 가다듬고, 인체의 동작을 이용해서 기운의 순환과 수승화강이 잘 일어나게 해서 건강을 유지하는 방법이다. 흔히 호흡을 조정하는 것을 조식(調息), 신체의 활동을 조정하는 것을 조신(調身), 의식을 조정하는 것을 조심(調心)이라고 한다. 일종의 맨손 체조와 같이 수련을 하여서 인체의 기운이 원활이 순환하고 마음이 편해지며, 장부의 운동이 원활히 일어나도록 한다.

  환자의 상태에 따라서 다양한 기공을 수행할 수 있는데, 가령 위궤양이나 위장병 환자에게는 내양공(內養功)을, 종양환자에게는 자공기공(自控氣功)을, 고혈압, 신경쇠약, 동통환자에게는 방송공(放鬆功), 침대에서 일어나지 못하는 환자에는 강장공(强壯功) 등을 사용할 수 있다. 현대적으로는 명상, 호흡, 이완 등과 연관되므로 기공을 시행하면 이러한 유사한 효과들을 볼 수 있다.

  예전에는 동물들의 모양을 본떠 화타가 만든 오금희(五禽戲)라는 기공이 있었고, 최근에는 다양한 형태의 기공수련 및 기공치료가 있다.

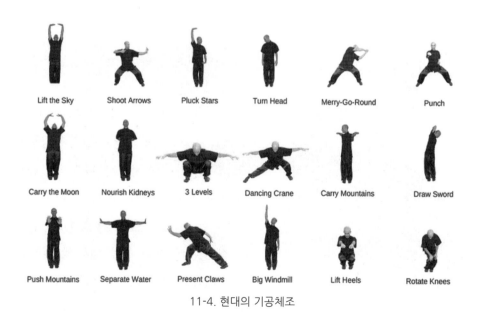

11-4. 현대의 기공체조

12장

사상체질

1. 사상개론

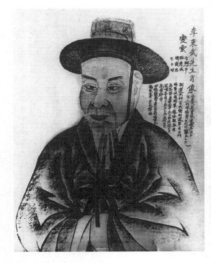

12-1. 이제마의 초상

　사상의학은 한국 한의학의 독창성을 말할 때 언급되는 의학이다. 중국이나 일본 등 동양의학을 대표하는 국가들에 존재하지 않는 한국의 한의학이라 할 수 있다. 사상의학은 조선 후기의 철학자이자 의학자인 동무(東武) 이제마(李濟馬, 1837- 1900) 선생이 창안한 의학이며, 사람을 체형, 기상, 외모, 성격, 말투, 질병, 약물반응 등을 살펴서 태양인, 소양인, 태음인, 소음인으로 나누고 각각의 생리, 병리, 치료, 양생법을 달리하는 의학이다. 이제마 선생은 그의 저서인 『동의수세보원(東醫壽世保元)』에서 자신의 의학적 견해를 주장하였다.

사상의학에서는 음양(陰陽)은 인정하지만 오행(五行)의 상생이나 상극은 언급하지 않는다. 또 상초, 중초, 하초의 삼초(三焦) 개념이 아닌 상초, 중상초, 중하초, 하초의 사초 개념을 쓰며, 오장 중 폐, 비, 간, 신의 발달 편차가 선천적으로 정해진다고 생각한다. 그리하여 폐가 발달하고 간이 취약한 태양인, 비가 발달하고 신이 취약한 소양인, 간이 발달하고 폐가 취약한 태음인, 신이 발달하고 비가 취약한 소음인으로 나뉘어진다.

표 12-1. 사상인의 장부대소

사상인	장부대소
태양인	폐대간소
소양인	비대신소
태음인	간대폐소
소음인	신대비소

사상체질의 인구분포는 대략 태음인이 50%, 소양인 30%, 소음인 20%, 태양인이 0.1% 정도라고 한다. 당시 이제마선생이 함흥지역의 사람들을 기준으로 한 것으로, 현대인들을 대상으로 연구하는 상황에서도 대략 태음인이 50%, 소양인과 소음인의 비율이 다소 비슷하거나 하여 대략 20-30%를 이루며, 태양인은 매우 드문 편이다.

사상체질은 선천적으로 정해져서 바뀌지 않는 것으로 보고 있다. 따라서 자신의 취약한 곳을 알아서 이를 미리 대비하고 질병을 조기에 예방하면 자신의 수명을 누릴 수 있음을 강조한 의학이다.

질병이 생겼을 경우에는 체질별로 적당한 한약을 사용하게 되고, 사용할 한약을 체질에 따라 분류해 놓았다.(표 12-5) 사상의학은 현재 임상에서 사용되고 있으며, 주로 암, 고혈압, 당뇨병, 고지혈증, 비만, 아토피, 알레르기 질환, 스트레스 질환 등 생활습관과 관련된 질환 및 만성질환에 적용되고 있다.

2. 사상체질의 진단

사상체질을 진단하는 방법은 임상에서 다양한 방법이 시행되고 있는데, 이제 마선생이 제시한 방법으로 표준으로 삼고 있는 것은 체형기상, 성질재간, 용모 사기, 병증약리의 4가지이다. 체형기상이란 체형과 기상을 살펴보는 방법이다.

표 12-2. 사상체질진단의 네 가지 기준

체형기상	용모사기
성질재간	병증약리

체형은 주로 태양인, 소양인은 횡격막 이상의 윗부분이 넓게 발달된 편이고, 태음인이나 소음인은 횡격막을 중심으로 그 아래 부분이 발달되어 있다고 본 다. 기상은 카리스마가 있는 태양인, 민첩한 소양인, 과묵 진중한 태음인, 섬세 하고 꼼꼼한 소음인으로 나뉜다.

성질재간은 재능과 같은 것으로, 태양인은 사교적이고, 소통을 잘하는 편이 며, 소양인은 사무처리를 잘하며, 단단한 성질을 가진다. 태음인은 성취를 잘 하고 한 곳에 거처를 잘하는 편이고, 소음인은 단중하며 소그룹의 당여를 잘 만든다.

용모사기는 용모 즉 얼굴 모양과 사기(詞氣) 즉, 말투를 말한다. 얼굴 모양을 보아서 사각형 얼굴은 태음인이 많고, 역삼각형 얼굴은 소양인, 갸름한 달걀 모 양은 소음인이 많은 편이다. 얼굴의 이목비구를 살피기도 한다. [그림 12-2]는 한의학연구원에서 사상체질이 확정된 많은 사람들의 얼굴 사진을 중첩하여 얻 은 대표적 얼굴 모습이다. 사기는 말투로서 카랑카랑하고 높은 톤의 목소리와 빠른 말투는 소양인의 특성이고, 저음이고 굵은 톤은 태음인, 힘이 없고 가는 소리는 소음인의 특성을 반영한다.

병증약리는 체질별 잘 생기는 병과 체질에 어울리는 약물의 반응, 또는 이상 반응을 고려하는 것이다. 가령 태음인 체질이 간대폐소한 체질적 특성을 가진 다면, 폐, 기관지 등의 병에 잘 걸릴 것이라 판단하는 것이고, 태음인에게 이로운 음식이나 약물에 반응이 좋은지, 해로운 음식이나 약물에 이상반응이 나오는지를 살피는 것이다.

이 네 가지를 종합하여 판단하는 것이 올바른 방법이다.

현대에는 객관화된 진단장비를 사용하여, 목소리 녹음, 안면 사진 촬영, 체형 측정, 성정이나 몸상태에 대한 설문지를 종합하여 분석하는 방법을 사용하기도 한다. 간이 설문지를 사용하는 방법도 많이 알려져 있다.

표 12-3. 사상인의 진단요점

사상인	체형기상			용모사기		성질재간	약물반응
태양인	상체발달	머리발달	카리스마	강한 눈빛	목소리 큼	사교적(소통)	체질에 맞는 약물에 호전반응, 다른 체질 약물에 이상반응
소양인		가슴발달	날쌘 편	역삼각형	카랑,고음	사무(강무)	
태음인	하체발달	허리발달	중후	네모얼굴	저음,탁음	거처(성취)	
소음인		골반발달	세심	달걀얼굴	무력	당여(단중)	

3. 사상체질별 양생법

사상체질별로 건강 상태인 완실무병(完實無病)의 상태가 있다. 태양인은 소변이 잘 나오고 많이 나오는 상태, 소양인은 대변이 잘 나오는 상태, 태음인은 땀이 잘 나오는 상태, 소음인은 음식 소화가 잘 되는 상태이다. 이러한 건강 상태에서 멀어지게 되면 각 체질은 질병에 걸리기 쉬어진다.

그러기에 사상인들은 각 체질에 맞춰서 평생 간직하고 지켜야 할 지침이 있는데, 이를 보명지주(保命之主)라고 한다.

태양인은 기운이 밖으로 흩어지기에 안으로 모아들이는 흡취지기가 필요하다. 소양인은 항상 몸이 뜨거워지기 쉬우므로 음청지기가 필요하며, 태음인은 기운이 자꾸 가운데로 몰리면 좋지 않기에 밖으로 내보내는 호산지기가 필요하다. 소음인은 몸이 자꾸 차가워지므로 몸을 따뜻하게 하는 양난지기가 필요하다. 이러한 보명지주는 각 체질에 맞는 식품, 한약, 치료법을 적용할 때 가장 대표적으로 확인하는 기운이다.

표 12-4. 사상인의 완실무병과 보명지주

체질	완실무병(完實無病)	보명지주(保命之主)
태양인	소변왕다(小便旺多)	흡취지기(吸聚之氣)
소양인	대변선통(大便善通)	음청지기(陰淸之氣)
태음인	한액통창(汗液通暢)	호산지기(呼散之氣)
소음인	음식선화(飮食善化)	양난지기(陽暖之氣)

1) 체질별 음식양생

체질별로 음식을 권하게 될 때, 위에서 제시한 보명지주를 키울 수 있는 것이 필요하다.

⑴ 태양인이라면 흡취지기를 보강하기 위해서는 껄끄러운 성질이 좋다. 따라서 머루, 다래, 포도, 오가피, 메밀 등이 좋은 편이다. 반대로 태음인에게 이로운 밤, 무, 율무, 마황 등은 좋지 않으며, 기름기가 너무 심한 것도 좋지 않다.

⑵ 소양인은 음청지기를 보강하는 것이 좋은데, 주로 해산물, 채소 등을 권하게 된다. 딸기, 수박, 참외 등 수분이 풍부한 과일이 좋으며, 굴, 오징어 등 해산물이 좋다. 소음인에게 이로운 고추, 마늘, 파 등은 적게 먹는 게 좋다.

⑶ 태음인은 호산지기를 키울 수 있는 것이 좋은데, 밤, 무, 율무, 칡, 오미자 등이 좋다. 태음인에게는 반대로 태양인에게 이로운 음식은 적게 먹는 게 좋다.

⑷ 소음인은 몸이 차가워지므로 보명지주인 양난지기를 키울 수 있는 것이 좋은데, 고추, 마늘, 파, 카레, 양파 등 약간 매콤한 것이 좋고, 보리, 밀가루음식, 맥주, 찬 음식 등은 적게 먹는 게 좋다.

2) 체질별 운동양생

일반적으로 운동을 권할 때, 태양인이나 소양인은 상체가 발달하고 하체가 빈약한 체질이므로 하체운동을 권하게 된다. 그리고 가능하면 협동하면서 할 수 있는 것도 좋은 방법이다. 자전거 타기, 하체운동, 걷기, 등산 등은 좋은 방법이다.

태음인은 약간 땀이 날 정도, 숨이 찰 정도로 운동을 해서 땀이 나는 게 좋다. 전신운동, 상체운동을 주로 하는 게 좋다. 소음인은 땀이 너무 줄줄 흐를 정도로 하는 운동은 권하지 않는다. 기운이 빠질 수 있기 때문이다. 소음인은 가벼운 전신운동, 마라톤, 수영, 상체운동인 탁구 등이 좋다고 본다.

3) 체질별 정신양생

아마도 음식양생, 운동양생보다도 이제마선생이 강조한 것은 정신양생일 것이다. 이제마선생은 중병이 걸린 환자에 대해서도 우선적으로 성정의 조절이 중요하다고 보았고, 그 뒤에 약물치료를 설명하였다. 체질에 따라서 잘 생기는 마음가짐이 있는데, 태양인은 급박한 마음, 소양인은 두려워하는 구심, 태음인은 겁심, 소음인은 불안정한 마음이다.

이러한 것을 안정시키려는 노력이 필요하다. 태양인이 급박한 마음을 안정시키면 태양인의 취약한 곳인 간이 보강되고, 소양인이 두려워하는 구심을 안정시키면 소양인의 취약한 곳인 신이 보강되며, 태음인이 겁심을 안정시키면 태음인의 취약한 곳인 폐가 보강된다. 소음인이 불안정한 마음을 안정시키면 소음인의 취약한 곳인 비가 보강된다는 것이다.

또 태양인은 급박한 마음을 안정시키면서 일보 후퇴하는 마음가짐을 갖는 게 중요하다. 또한 본인과 친한 사람도 돌아보는 자세도 필요하다. 소양인은 너무 일을 벌이는 경향이 있으므로, 일의 성취도 고려하면서 준비의 과정을 차근차근 챙기는 자세가 필요하다. 태음인은 겁심을 줄이고, 약간 외향적인 모습으로 활동하는 것을 권하기도 한다. 소음인은 불안정한 마음을 줄이고, 한걸음 앞으로 전진하는 자세가 필요하다.

표 12-5. 사상인의 음식, 운동, 성정 조절법

	태양인	소양인	태음인	소음인
보명지주	흡취지기	음청지기	호산지기	양난지기
이로운 음식	다래, 앵도, 포도, 문어, 뱅어, 생굴, 오가피, 모과, 송절, 솔잎, 미후등(다래줄기)	가지, 딸기, 상추, 우엉, 파인애플, 굴, 전복, 정어리, 청어, 깨, 피, 좁쌀, 숙지황, 산수유, 저령, 택사, 구기자	더덕, 살구, 은행, 호두, 호박, 소라, 연어, 잉어, 땅콩, 율무, 잣, 콩, 콩나물, 맥문동, 오미자, 길경(도라지), 녹용, 산조인	부추, 생강, 석류, 쑥, 아욱, 후추, 꽁치, 다시마, 고등어, 홍합, 고추, 당근, 멥쌀, 대추, 옥수수, 꿩, 노루고기, 염소, 인삼, 당귀, 천궁, 계피, 진피, 부자
해로운 음식	도라지, 무, 밀가루, 설탕, 자극성이나 느끼한 음식	자극성 있는 음식(고추, 마늘, 생강, 후추 등), 꿀, 닭고기, 개고기 등	염소고기, 닭고기, 돼지고기 등	밤, 배, 참외, 수박, 맥주, 메밀, 호두, 녹두, 배추, 보리, 돼지고기, 찬 음료수 등
운동	하체운동(자전거타기, 걷기, 등산 등)	하체운동(자전거타기, 걷기, 등산 등)	땀이 날 정도	전신운동, 마라톤, 수영, 탁구 등
항심의 조절	급박지심 조절	구심(懼心) 조절	겁심 조절	불안정지심 조절
항심이 조절되면	취약한 간이 좋아짐	취약한 신이 좋아짐	취약한 폐가 좋아짐	취약한 비가 좋아짐
마음가짐	여성적인 마음도 갖도록 조절	안을 챙기는 마음	외부를 챙기는 마음	남성적인 마음도 갖도록 조절

12-2. 사상체질의 표준안면형태와 전문가합의의 안면특성

(김상혁 외. 사상체질병증 임상진료지침:사상체질병증 검사 및 체질진단. 사상체질의학회지. 2015:27(1):110-124.)

사상체질표준안면형(한국한의학연구원)	전문가 합의에 의한 안면특성
태양인 	용모가 뚜렷하고 인상이 강한 편으로, 과단성(카리스마적인 면)이 두드러져 보임.
소양인	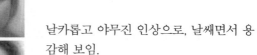 날카롭고 야무진 인상으로, 날쌔면서 용감해 보임.
태음인	중후하고 점잖은 인상으로, 듬직해 보임.
소음인	유순하고 섬세한 인상으로, 차분해 보임.

13장

❋ ❋

한방 웰니스

[학습목표]

1. 웰니스의 개념을 말할 수 있다.

2. 한방웰니스의 개념을 말할 수 있다.

3. 한의학적 건강평가 방법을 말할 수 있다.

4. 한방간호지도의 종류와 방법을 말할 수 있다.

웰니스(wellness)란 용어사전에 따르면 웰빙(well-being)과 행복(happiness), 건강(fitness)의 합성어로 신체와 정신은 물론 사회적으로 건강한 상태를 말한다.[1] 이는 세계보건기구(WHO)에서 말하는 건강의 정의와 매우 유사하다. "질병이나 결손이 없는 상태가 아니라, 신체적, 정신적 그리고 사회적으로 안녕한 상태를 말한다(Health is a complete state of physical, mental and social well-being not merely the absence of disease or deformity)". 초기의 건강 개념은 질병만 없으면 건강이라고 생각하였으나, WHO의 건강에 대한 정의를 따르자면 질병이나 결손이 없으면서도 건강하지 않은 이른바, 불건강(아건강) 상태가 있을 수 있으며 이를 건강상태로 올리는 것이 필요하다고 볼 수 있다.

여기서 말하는 불건강(아건강)을 한의학에서는 '미병(未病)'이라고 불러왔다.

---

1) 한경경제용어사전

2000여년 전부터 전해 내려오는 가장 오래된 서적인『황제내경』「사기조신대론(四氣調神大論)」에서는 '훌륭한 의사는 이미 형성된 병을 치료하지 않고, 아직 병이 되지 않은 미병을 치료한다'고 하여, 병이 형성되기 전에 병이 형성될 조짐을 알고 미리 대비하게 하는 것이 실력 있는 의사라고 인식한 것이다. 즉 의료의 최종 목표는 '병을 치료하는 것'에 있지 않고 '미병을 치료하는 것'에 있다는 것이다. 이것은 서양의학에서 말하는 예방의학과 통하는 것이기도 하다.[2]

미병은 건강한 것은 아니지만, 그렇다고 확실히 병에 이환된 것은 아닌 상태로, 질병의 전단계 혹은 반건강 상태라고 정의할 수 있다.

'일본 미병 시스템학회'의 정의에 의하면, '자각증상은 없지만, 검사 수치에서는 이상이 있는 경우, 방치하면 중증화할 경우'라고 하였다. 그러나 실제에 있어서는 검사 수치에서는 이상이 없지만, 자각증상이 있는 것도 미병이기에 일본미병시스템학회의 정의는 꽤 좁은 정의라고 생각된다.

서양의학에서는 '건강'과 '질병'이라고 하는 커다란 2개의 카테고리로 나뉘어 있다. 예방의학은 건강한 사람들이 질병 상태가 되는 것을 막는다는 것이다. 그러나 실제에서는 건강과 질병의 사이에는 꽤 연속적인 단계가 있다고 생각이 된다. 이러한 건강과 질병의 사이에 있는 여러 가지 단계를 미병이라고 생각할 수 있다.(그림 13-1)

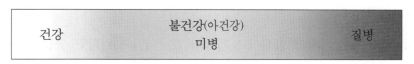

건강	불건강(아건강) 미병	질병

13-1. 건강, 불건강, 질병의 관계

따라서 미병의 단계에서는 자각증상이 있는 경우도 있고, 없는 경우도 있다. 또 어떤 점에서는 이상치가 검출되는 경우도 있고, 검출되지 않는 경우도 있다. 따라서 이러한 미병의 정의는 그 자체로 꽤 애매하고, 연구자나 의사에 따라 터득하는게 다르기도 하다.

2) 今西二郎(Imanishi Jiro). 補完·代替医療 − 統合医療. Kyoto:KINPODO. 2008:57-59.

서양의학에서도 미병과 비슷한 개념이 있는데, 고혈압과 당뇨병 같은 경우에 경계성에 있는 경우이다. 그 외에도 고요산혈증, 고지혈증, 비만, 지방간 등의 경우 많은 경우에서 그 자체가 자각적 증상을 표현하는 것은 아니지만, 검사 수치가 이상으로 나오는 것 뿐이기도 하다. 이러한 것도 미병이라고 말할 수도 있을지 모르겠다. 그러므로 이러한 검사 수치의 이상은 여러 가지 질병을 일으키는 기반이 되고 있다. 최근 화제가 되고 있는 대사증후군(metabolic syndrome)은 생활습관병의 미병단계라고 말할 수 있을 듯 하다.

게다가 무증상 보유자도 미병이라고 말할 수 있을지 모른다. B형 간염바이러스, C형 간염바이러스 보유자는 간염, 간경변, 간암으로 될 수도 있고, 인간면역결핍바이러스(HIV)의 경우 AIDS, 인간 T세포 백혈병바이러스(HTLV-1)의 경우 인간 성인형T세포 백혈병(ATL)의 전단계 상태에 있다고 말할 수 있다.

요즘 주목받고 있는 H. pylori는 위염, 위십이지장궤양 등의 원인이 된다. H. pylori 보균자는 위암으로 진전되고 있다고 생각된다. 이러한 상태로서, 무증후성 H. pylori의 보균자는 미병의 상태에 있다고 말해도 좋을 듯 하다. 이와 같이 미병은 실제로 넓은 범위의 상태를 가리키고 있다는 것을 알 수 있다.

어떻게 생각하면 우리는 건강이라는 이상적인 것을 추구하고자 하는 것인지 모른다. 우리는 항상 불건강(아건강) 상태에 있으면서 건강해지려고 노력하는 것이라고 볼 수 있다. 그러한 자각이 웰니스를 추구하고자 하는 욕구로 나온 것이라 보인다.

물론 근저에는 사회가 미디어나 기술이 발달되면서 편리한 생활, 물질적 풍요가 이루어졌고 반면에 환경오염, 스트레스 등의 위해가 생기면서 차츰 신체적 건강뿐 아니라 정신적, 사회적 안녕까지 지향점이 달라진 면도 있다.

여기서 웰니스, 힐링(치유), 웰빙을 다시 정리해 보고자 한다. 웰니스에 대해서 오도넬과 해리스(O'Donnell & Harris, 1994)는 신체적, 정서적, 사회적, 정신적(spiritual), 지적(intellectual) 영역 5가지로 구분하기도 하였다.[3]

---

3) 김태영. 경남 웰니스 관광 육성을 위한 제언. 경남발전. 2016(135):44-55.

표 13-1. 웰니스의 5가지 영역

영역	세부내용
신체적 웰니스	체력관리, 영양관리, 흡연 및 음주관리, 약물관리
정서적 웰니스	상황대처능력, 스트레스 관리, 관용
사회적 웰니스	사회봉사, 타인존중, 대인관계
정신적 웰니스	자아 성취력, 신념과 가치, 보람과 사랑
지적 웰니스	의료지식의 관심도, 자아계발과 지식습득, 교육의 가치

자료: O'Donnell & Harris. Health Promotion in the workplace, 2nd edition Delmar Publisher Inc, 1994.

이와 비슷한 개념으로 힐링(healing)이라는 말은 사전적으로는 '치유'라고 정의되며, 치유의 사전적 의미는 '치료하여 병을 낫게 하다'로 치료와 비슷한 의미로 보이지만, 치료보다 좀 더 포괄적인 의미로 심리적 안정감을 주는 것으로 생각된다.[4] 흔히 치료는 의원이나 병원에서 받는 의료행위를 의미하는 것으로 여겨지고, 치유는 그러한 치료 이후에 병이 회복되어 건강을 되찾는 과정을 의미하는 것으로 생각된다. 신체적, 정신적, 문화적 건강이 조화를 이루는 총체적 삶의 질을 추구하는 과정이라고 볼 수 있다.[5]

웰빙(well-being)은 사전적으로 육체적, 정신적 건강의 조화를 통해 행복하고 아름다운 삶을 추구하는 삶의 유형이나 문화를 통틀어 일컫는 개념으로 주로 육체와 정신적 조화에 초점을 맞추고 있다.[6]

이를 시대적으로 정리해 보면 다음의 그림과 같다.[7]

---

4) 최지안, 힐링과 연관된 개념의 변천과 트렌드 동향분석-웰빙, 웰니스, 힐링의 키워드를 중심으로. 기초조형학연구. 2019;20(4);597-612.
5) 최지안, 힐링과 연관된 개념의 변천과 트렌드 동향분석-웰빙, 웰니스, 힐링의 키워드를 중심으로. 기초조형학연구. 2019;20(4);597-612.
6) 네이버 국어사전 https://ko.dict.naver.com
7) 최지안, 힐링과 연관된 개념의 변천과 트렌드 동향분석-웰빙, 웰니스, 힐링의 키워드를 중심으로. 기초조형학연구. 2019;20(4);597-612.

1996~	2000~	2010~	2019~
웰빙	**웰니스**	**힐링**	**웰니스 요소+힐링**
〈삶의 물질적, 정신적 조화〉	〈신체적, 정신적, 사회적 건강이 조화를 이루는 이상적 상태〉	〈신체적, 정신적, 사회적 및 문화 환경적 요소 등 모든 삶의 영역의 필요 요소들이 하나가 되어 온전해진다는 의미〉	Environmental, Intellectual, Emotional, Physical, Social, Spiritual, Occnpational〉

13-2. 힐링과 연관된 개념의 변천과 사회적 배경

그렇다면, 한방 웰니스란 어떻게 정의하면 좋을까? '한의약적 콘텐츠를 적용한 웰니스 프로그램'이라고 정의할 수 있지 않을까 한다. 물론 '한방'과 '한의약적'이라는 용어 사이에 다소 거리가 있기도 하다. 통칭 '한방'이라고 말하면 여기에는 '한의학', '한약' 뿐만 아니라 경우에 따라서는 보완·대체의학적인 분야가 포함되기도 한다.

1. 한의학적 건강평가

1) 문진을 통한 평가

한의학에서 진찰을 하기 위해서는 망진(望診), 문진(聞診), 문진(問診), 절진(切診)이라는 4가지 방법을 주로 사용하는데, 그 중에서 문진(問診)은 환자로부터 충분한 증상에 관한 정보를 수집하는 과정으로 주로 환자나 보호자와의 대화를 통해서 이루어지게 된다. 주로 주증상(C/C), 증상의 발생, 진행상황, 심한 정도, 과거력, 가족력, 현병력, 약물력, 사회력 등이 포함된다.

문진에 포함되는 내용으로는 전신상태, 대변, 소변, 식욕 및 소화, 수면 상태, 땀이 나는 상태, 발열과 오한, 입과 혀, 머리, 얼굴과 눈·코·귀, 가슴, 배, 피부, 관절, 사지, 여성의 경우 월경 등에 대해서 추가할 수 있다.

2) 기기를 통한 평가

(1) 맥진기

전통적으로 한의사는 손끝의 감각으로 진맥을 해왔으며, 맥 상태를 객관적으로 표현하고자 맥진기를 맥진 대신 혹은 보조적으로 사용하고 있다. 맥진기를 이용하면 맥의 파형을 보여줄 수 있다.

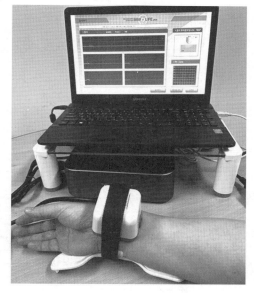

13-3. 맥진기 측정 장면 (대요맥진기)

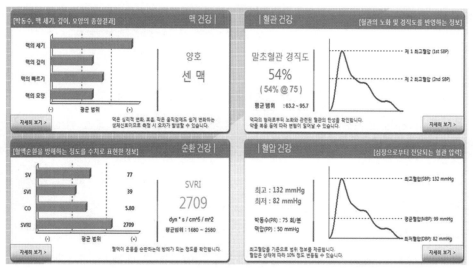

13-4. 맥진기 분석의 예

(2) 자율신경검사기- 심박변이도검사(HRV : Heart Rate Variability)

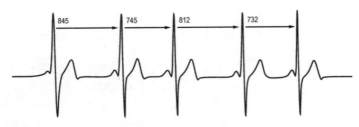

13-5. 심전도의 RR 간격

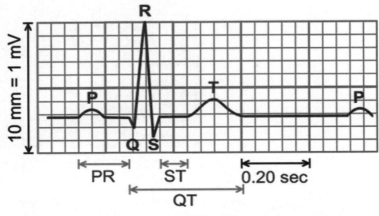

13-6. 심전도 파형

심장은 쉼 없이 계속 규칙적으로 뛰고 있는 것으로 보인다. 하지만 심장은 규칙성에서 미세한 변동이 있는데 이를 이용해서 자율신경의 상태를 확인하는 것이다. 1996년 유럽심장학회와 북미심조율전기생리학회의 Task Force 팀이 심박변이도 측정방법, 생리적 해석, 임상적 사용의 표준을 제정하였다. 몇 가지 수치를 얻을 수 있는데, 그중에서 LF(low frequency; 0.04~0.15Hz에 해당하는 주파수 대역의 강도), HF(high frequency; 0.15~0.4Hz에 해당하는 주파수 대역의 강도)를 사용하는데, LF는 임상적 적용의 논쟁이 있지만 심장의 동방결절에 대해서 대부분 교감신경의 조절에 작용하며, HF는 심장의 동방결절에 대한 미주신경 조절의 지표로 사용되어 심장의 전기적 안정도와 밀접한 연관이 있으므로 심폐기능의 노화나 심장돌연사의 예측지표로 사용된다. LF/HF의 비율은 자율신경 활동의 균형을 나타내는 지표로 강조되고 있다.[8]

• 말초 혈액순환 검사(PPG : Photoplethysmography)

센서에 손가락 끝을 접촉하여 혈액순환에 따라서 빛의 투과도가 달라지는 점을 이용해 혈관노화도, 동맥혈관 탄성도, 말초혈관 탄성도를 보여주며, 원 파형을 2차 미분하여 혈관상태를 1~7단계로 구분하여 보여준다.[9] 아래의 그림에서 A단계로 갈수록 젊고 건강한 혈관상태이며, G단계로 갈수록 노화된 혈관상태를 보여준다.

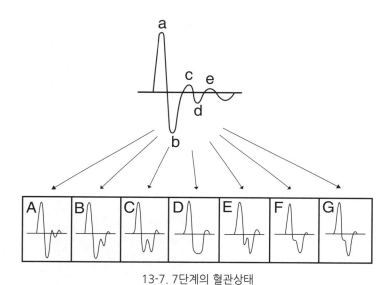

13-7. 7단계의 혈관상태

8) 최환석, 옥선명, 김철민, 이병채, 정기삼, 이순주. 유산소 운동이 Heart Rate Variability(HRV)에 미치는 영향. 가정의학회지. 2005;26:561-566.

9) Mohamed Elgendi. On the Analysis of Fingertip Photoplethysmography Signals. Current Cardiology Reviews. 2012;8(1):14-25.

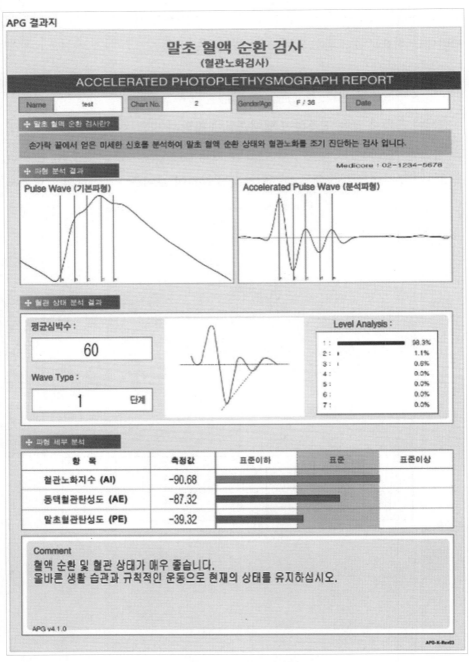

13-8. 말초 혈액순환 검사 결과지(메디코어)

(3) 동맥경화도검사

동맥의 벽 안에 노폐물이 쌓여서 혈관이 좁아지게 되면 다양한 심혈관 및 뇌혈관질환이 생길 수 있다. 그렇지만 수많은 동맥벽이 얼마나 좁아졌는지를 각 혈관마다 살펴보기는 어렵기 때문에 계발된 방법이 위팔과 종아리의 동맥에서 혈압을 측정하여 '발목상완지수(ABI; Ankle Brachial Pressure Index)'를 구하는 것이다.[10] 이 측정법은 주로 말초혈관질환(PAD)를 평가하기 위한 방법이기는 하지만 이 값을 유추해서 심뇌혈관질환 발생 가능성을 살펴보기도 한다. ABI 수치가 1.0~1.4인 경우에는 정상범위에 있다고 본다. 그렇지만 만약 말초혈관질환의 증상이 있다면 운동을 시킨 후에 다시 ABI 검사를 하도록 한다. ABI 수치가 0.90~0.99인 경우에는 경계성이다. 운동 후 ABI 검사를 다시 받는 것이 좋다.

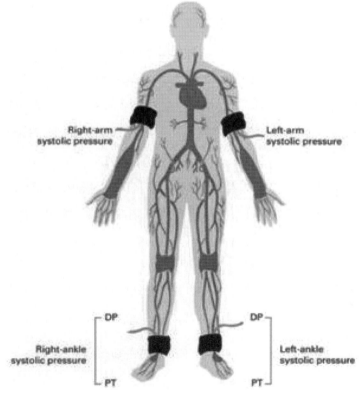

13-9. 발목상완지수(ABI) 검사

---

10) https://www.midcoastcardiovascular.com/services/pad/abi/

ABI 수치가 0.90 미만인 경우에는 말초혈관질환이 있다고 진단을 하며, 다리 쪽 혈관을 더 자세하게 보기 위해서 초음파 검사나 혈관조영검사 등을 받아보는 것이 좋다.[11]

(4) 적외선 체열영상검사(IRT; Infra-red thermography)

살아 있는 인체의 몸에서는 적외선이 방출되고 있다. 이 적외선을 이용해서 차가운 부분, 뜨거운 부분을 찾아낼 수 있다. 특히 적외선을 이용한 체열영상장치에서는 'hot spot'이라고 하여 주변보다 온도가 높은 부위와 서양의학적 염증 소견과 상관관계를 살펴보기도 한다. 신체의 좌우, 상하 등 특정 구역보다 온도가 낮은 구역은 한의학적 관점에서 질병과 연결될 수 있다. 아직까지 서양의학과의 관련성은 연구 중이며, 미국 식약처(FDA)에서는 유방암을 진단하는데 현재의 X-선을 이용한 맘모그램을 대체할 수는 없고 '보조적(adjunctive)' 장치로 여겨진다고 밝혔다.[12] 유방암 환자에 대해서 8년간 IRT를 진행한 연구도 있으나 더 대규모의 다학제적 연구가 필요하다고 보고 있으며, IRT가 위험성이 높거나 증상이 있는 여성에 대해서, 유방암 환자들의 활기찬 행동을 하는데 가치있는 정보를 줄 것이라고 하여 유방암 환자들에게 IRT의 사용 가능성은 열어 놓고 있다.[13]

신경과, 종양, 안과, 수술, 치과 등에서 다양한 IRT 사용이 보고되고 있으며, 그 가운데 피부암이나 화상의 단계를 측정하기 위해서 IRT를 활용하는 것도 보고되어 있다.[14] 경동맥 협착(carotid artery stenosis)에 대해서 뺨 피부의 온도가 변화

---

11) https://www.mayoclinic.org/tests-procedures/ankle-brachial-index/about/pac-20392934

12) https://www.fda.gov/consumers/consumer-updates/breast-cancer-screening-thermogram-no-substitute-mammogram

13) R. Amalric, D. Giraud, C. Altschuler, J.M. Spitalier, H. Brandone, Y. Ayme et al. Infrared Thermography of Breast Cancers. An 8-year Experience. (Diganosis, Detection, Progrnosis, Follow-up). Proceedings of the 12th International Cancer Congress, Buenos Aires, 1978. Cancer Control. 1979:193-200.

14) M. Bonmarin, Le Gal. Thermal Imaging in Dermatology. Imaging in Dermatology. 2016:437-454.

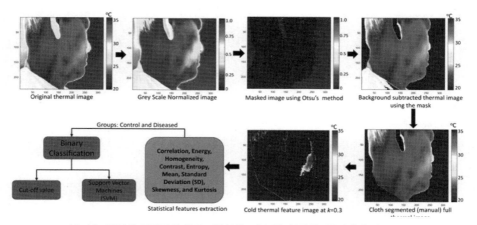

13-10. 적외선 이미지의 처리 : 정상화, 마스킹, 분절화, 특징 추출과 분류

되는 것을 관찰하여 임상적으로 절단값을 잡아서 활용할 수 있음을 보고한 예
도 있다.[15]

(5) 생혈액분석(LBA; Live Blood Analysis)

'생혈액분석'이라는 용어는 Live blood analysis, live cell analysis,
hemaview, nutritional blood analysis 등으로 다양하게 사용되고 있으며,
고해상도의 암시야(dark field)에서 소량의 혈액을 이용해서 관찰하는 것이다. 생
혈액분석은 주로 보완대체요법사들이 사용하면서 사용이 촉진되었고 신뢰성이
나 효율성에 대한 증거가 부족하고 주로 식품보조제 판매에 이용되었다는 면에
서 부정적이 측면이 있어 왔다.

아직까지 과학적인 증거가 부족하지만 서양의학에서는 적혈구의 형태검사
를 하면서 적혈구의 크기, 혈색소의 양, 형태의 변화, 봉입체, 적혈구의 분포 등
에서 변이가 있음을 인정하고 있다.[16] 서양의학에서 시행하는 말초혈액도말검
사(peripheral blood smear)에서는 혈액을 슬라이드 글래스에 잘 도말하여서 관찰한

15) Ashish Saxena, E.Y.K. Ng. Soo Teik Lim. Infrared(IR) thermography as a potential
   screening modality for carotid artery stenosis. Computers in Biology and Medicine.
   2019;113:103419.

16) https://askhematologist.com/miscellaneous-red-cell-abnormalities/

다.[17] 현재까지 생혈액분석의 검사 절차, 분석방법의 표준화가 부족한 상태이므로 이를 잘 보완하여 서양의학적 임상병리검사와 결합한다면 새로운 생체의 기능적 변화를 관찰하는 도구가 될 수 있지 않을까 생각한다.

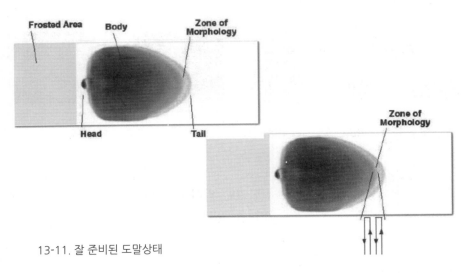

13-11. 잘 준비된 도말상태

13-12. 적혈구 이상

17) https://tmc.gov.in/tmh/PDF/Hemato%20Pathology%20Course/PBS%20DR%20Kiran.pdf

(6) 사상체질검사

사상체질은 조선 후기 동무 이제마 선생이 창안한 체질의학으로서 우리나라의 한의학을 중국의 중의학이나 일본의 한방의학과 차별화시키는 중요한 의학 중 하나이다. 사상체질을 진단하게 되면 체질에 맞는 음식, 한방차, 운동, 마음 다스리기 등 많은 웰니스 프로그램에 적용이 가능하다. 따라서 사상체질을 정확한 방법으로 진단하는 것이 중요한데, 사상체질진단의 네 가지 기준이 체형기상, 용모사기, 성질재간, 병증약리라고 하는 부분이며, 이를 조화롭게 검사에 포함시키는 것이 중요하다. 사상체질검사로 사용되는 것은 설문지법이 있고, 그 외에 4가지를 모두 포함한 K-PRISM이라는 방법이 있다. 설문지법은 다양한 설문지가 계발되어 있으므로 선택적으로 사용하면 된다. K-PRISM은 한국한의학연구원에서 계발한 것으로, 안면 사진 2장, 목소리 녹음, 체형측정, 성격이나 몸 상태에 대한 설문지가 모두 포함되어 검사하고 분석하는 프로그램이다.

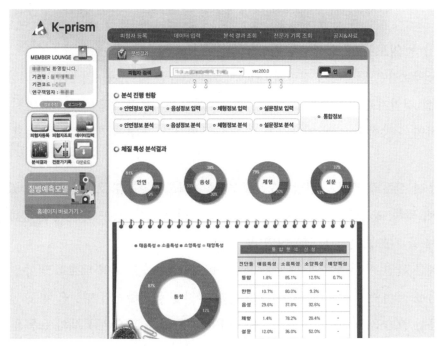

13-13. 사상체질검사 프로그램(K-PRISM)

2. 한방간호지도

1) 경락체조

경락체조는 예전 기공(氣功)의 한 부류로 설명하고자 한다. 기공은 현대의 명상, 요가, 경락체조 부분을 모두 포괄하고 있는 개념이어서 여기서는 각각 분류하여 설명하고자 한다. 기공이란 용어는 1949년부터 사용되기 시작한 반면 그이전 한의학 서적에서는 주로 도인(導引)이라는 용어를 사용해 왔다.

경락체조는 12개의 경맥과 기경팔맥 중 2개의 대표적인 경맥인 임맥과 독맥을 주로 활용하여, 경락의 소통이 원활하지 않은 경우 이를 이완시켜서 풀어주는 방법을 사용한다.

여기서는 4가지로 나눠서 살펴보는데, 첫 번째는 『동의보감』에서 언급하고 있는 오장도인법, 태극건강기공체조, 한방기공체조, 태극권으로 소개하고자 한다.

(1) 동의보감의 오장도인법

동의보감은 단순하게 질병에 대한 치료를 언급한 책이 아니라 어떻게 건강하게 살 것인가를 포함하고 있는 책이다. 허준은 동의보감의 편제를 만들면서 도교적인 수양법을 먼저 언급하여 수련을 통해서 건강을 지키도록 안내하고 있다.

우선 신체의 그림을 신형장부도(身形藏府圖)라고 하여 옆 모습을 그려 놓았고 두뇌, 뒷목, 눈, 척추(척수), 배꼽 부위 등을 통해서 복부 호흡 및 명상을 통해서 정(精)을 키우는 방법을 묘사하였다.

예를 들면, 두뇌 부위를 니환궁(관련 경혈: 백회혈)이라고 하여 도교적 영향을 받았음을 보여주고 있으며, 눈은 배꼽 아래 단전을 응시하면서 명상을 하듯 정을 키우는 모습을 보여준다. 복부의 물결이나 파동 같은 모습은 복부의 율동을 통해서 복부 호흡을 하는 것을 의미한다. 뒷목의 옥침관은 신장에 저장되는 선천의 정과 비위에서 생성되는 후천의 정이 뇌로 올라가기 위해서 거치는 관문이며, 베개를 베는 곳이기에 옥침관이라는 명칭을 얻었다 (관련 경혈: 풍부혈, 옥침혈).

항문쪽에는 수(水)와 화(火)가 만나는 곳이라고 하여 미려관(관련 경혈: 장강혈)이라고 하였다.

동의보감에서는 인체의 해부학적 모습과 생리학적 순환을 제시한 뒤, 오장의 설명 부분에서 각각 도인법을 제시하고 있다. 이는 각 오장의 건강증진법이라고 할 수 있다. 주로 해당 장기가 있는 곳, 혹은 해당 경맥이 흐르는 곳을 스트레칭하고, 손으로 마사지하듯 가볍게 자극을 주는 방법을 제시하고 있다.

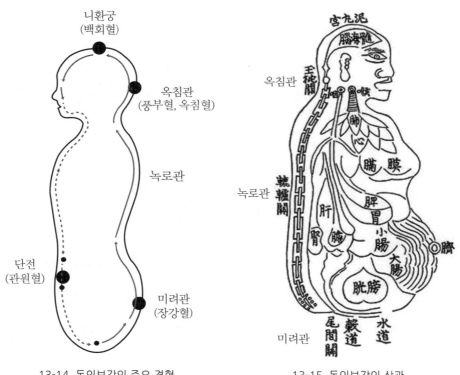

13-14. 동의보감의 주요 경혈   13-15. 동의보감의 삼관

아래의 표에서는 오장을 각각 건강증진하는 방법과 효과를 기록하였다.[18]

---

18) 김범정, 윤병국. 웰니스관광 활성화를 위한 한의학 콘텐츠 개발 연구 -경기도 파주시 허준 묘역을 중심으로- 한국사진지리학회지. 2022;32(4):131-149.

표 13-2. 동의보감의 오장도인법

오장	도인법
간장	①똑바로 앉아서 양손으로 넓적다리 부위를 힘주어 누른다. ②천천히 몸을 좌우로 늦추기를 각각 3번~5번 한다. ③똑바로 앉아서 양팔을 끌어다가 서로 교차시켜 손등이 가슴으로 향하게 하여 잡아 당기기를 3~5번 한다. 효과 : 간에 생긴 적취, 풍사, 독기를 없앨 수 있다.
심장	①똑바로 앉아서 두 주먹을 쥐고 힘을 써서 왼쪽과 오른쪽을 각각 6번 친다. ②똑바로 앉아서 한 손으로 다른 팔목을 누르고 눌린 손을 아래를 향하여 밀면서 무거운 돌을 드는 것 같이 든다. ③양손을 마주 놓고 발로 손바닥을 각각 5~6번 밟는다. ④한참 동안 숨을 참고 눈을 감고 침을 세 번 삼킨 다음 이빨을 부딪친다. 효과: 가슴에 있는 풍사와 여러 가지 병을 없앤다.
비장	①편안하게 앉아서 한쪽 다리는 펴고 한쪽 다리는 구부린 다음 양손을 뒤로 가져갔다가 끌어당기기를 각각 3번~5번씩 한다. ②꿇어 앉아서 양손으로 땅을 꾹 짚고 목을 힘주어 돌리면서 범처럼 보기를 각각 3~5번 한다. 효과: 비장에 있던 적취, 풍사를 없애고 음식을 잘 먹을 수 있다.
폐장	①단정하게 앉아서 양손으로 땅을 짚고 몸을 오그리고 등을 구부린 다음 위로 향하여 5번 든다. ②주먹으로 등뼈의 왼쪽과 오른쪽을 각각 3번~5번 친다. ③숨을 멈추고 눈을 감고 있다가 침을 삼키고 3번 이를 맞부딪친다. 효과: 폐에 있던 풍사와 몰렸던 피로를 회복시킨다.
신장	①단정하게 똑바로 앉아서 양손을 위로 들었다가 좌우 귀를 지나 옆구리로 끌어내리기를 3~5번 한다. ②손을 가슴에 댔다가 좌우로 활활 펴고 몸을 3~5번 늦춘다. ③앞뒤, 좌우로 각각 10여 번 뛴다. 효과: 허리, 신장, 방광 사이에 있던 풍사와 적취가 없어진다.

(2) 태극건강기공체조

기공은 건강기공, 의료기공, 무술기공 등으로 분류하며, 건강기공은 신체를 강건하게 하고 건강을 유지하기 위한 목적이며, 의료기공은 기공요법을 전수하거나 기공요법을 운용해 질병을 치료하고자 하는 기공을 말한다. 무술기공은 무술로서 익히는 기공을 말한다.

기공 중에서 특히 건강기공체조는 신체의 동정을 중심으로 호흡과 의식을 결합시켜 기를 길러 보충하고 기를 원활하게 소통시켜 심신의 건강을 증진하고자 하는 건강방법으로서 폐활량이 커지고, 장운동이 원활해지며, 허리와 팔다리가 유연해지고 평형능력과 다리가 튼튼해지는 기공체조이다.[19)]

해외에서는 태극권으로 많이 알려졌으며, 태극권이 관절염환자를 위한 프로그램 및 기력증진효과를 위해서 보급되었고, 노인들의 감각운동을 통합시키고 삶의 질도 향상시킨다고 하였다. 장기간 태극권을 시행하면 노인들의 균형감, 유연성, 심맥관계를 증진시키고, 인간의 신체적, 정신적, 정서적, 영적인 네 가지 영역으로 긍정적인 결과를 초래한다고 하였다. 또한 3개월정도 기공체조 중 회춘공을 시행하면 10kg~0.5kg정도 체중감소 효과가 있었으며 평균 3.3kg 감소하였다.[20)]

여기서는 태극권에서 변형된 태극건강기공체조의 동작을 보고자 한다.[21)]

① 기혈을 빠르게 소통시키기

　- 기마자세

　- 양팔을 전방으로 향해서 뻗기

　- 양팔을 좌우로 뻗기

　- 양팔을 위로 뻗기

　- 양팔을 아래로 뻗기

　- 양팔을 상하로 뻗기

② 기를 끌어 모으고 혈을 통하게 하기

③ 접시 돌리기

④ 전신 털기

---

19) 윤현민. 태극건강기공체조가 신체 생리적 기능에 미치는 영향. 대한침구학회지. 2004;21(4):107-124.

20) 윤현민. 태극건강기공체조가 신체 생리적 기능에 미치는 영향. 대한침구학회지. 2004;21(4):107-124.

21) 윤현민. 태극건강기공체조가 신체 생리적 기능에 미치는 영향. 대한침구학회지. 2004;21(4):107-124.

⑤ 청룡이 머리를 돌리는 동작

⑥ 용이 노닐 듯하여 허리를 튼튼히 하기

⑦ 머리의 기운을 아래로 내리기

　　- 가슴의 기운을 아래로 내리기

⑧ 복부 자극하여 치기

　　- 허리와 배 자극하여 치기

　　- 가슴과 등 자극하여 치기

　　- 어깨와 등 자극하여 치기

　　- 신장 부위 자극하여 치기

　　- 대추혈 자극하여 치기

　　- 팔 자극하여 치기

　　- 엉덩이 자극하여 치기

　　- 대퇴부 자극하여 치기

(3) 한방기공체조

한방기공체조는 태극권과 태극기공을 변형하여 한방 장부론과 경락이론에 근거하여 새롭게 만든 것이다. 이는 크게 몸풀기 운동, 도기법(導氣法), 기공9식으로 구성되어 있다.[22] 여기서는 김[23]의 논문에 근거하여 설명한다.

① 몸풀기 운동

몸풀기 운동의 준비자세는 자연스럽게 선 자세로 양 발뒤꿈치를 모으고 45도로 벌린 다음, 턱을 약간 당기고 목뼈를 곧게 세우고 가슴에 힘을 빼고 양손을 포개어 단전에 댄다. 그런 다음에 몸을 이완하여 하늘과 땅 사이에서 텅 빈 통이 된 감각으로 선다.

---

22) 김경철, 이정원, 김이순. 한방기공체조가 두뇌력, 심박변이율, 생혈액형태에 미치는 영향. 동의생리병리학회지. 2007;21(1):126-136.

23) 김경철, 이정원, 김이순. 한방기공체조가 두뇌력, 심박변이율, 생혈액형태에 미치는 영향. 동의생리병리학회지. 2007;21(1):126-136.

- 목 360도 회전하기는 목을 앞으로 숙이고 정면에서 왼쪽으로 천천히 돌린다(4 회). 반대쪽으로 천천히 4회 반복, 이때 머리의 무게를 충분히 이용하여 어깨의 수평을 유지하며 최대한 크게 돌린다. 턱으로 상하 원 그리기는 턱을 당겨 최대한 위로 끌어 올린 후 앞으로 내밀어 아래로 내리며 크게 원을 그린다(4회 실시). 반대로 4회 반복한다.

- 어깨 돌리기는 단전앞에서 양 손등을 서로 붙인 후, 어깨를 귀까지 끌어 올린 후 뒤로 큰 원을 그리며 돌린다(4회) 반대 쪽으로 4회 반복하며, 이때 가슴이 잘 펴진 후에 어깨·팔꿈치·손목·손가락의 순서로 순차적으로 펴지게 한다.

- 양팔 뻗어 돌리기는 검지와 중지를 펴고 약지와 소지에 엄지를 댄 다음, 팔을 쭉 펴고 양 팔이 귀에 스치듯이 앞에서 뒤로 손끝이 가장 큰 원을 그리게 돌린다(4회). 반대로 4회 반복한다.

- 양팔 엇갈려 돌리기는 손가락 모양은 앞의 것과 동일하며 양팔을 앞으로 나란히 뻗어 왼손은 위로 올리고, 오른손은 아래로 내리면서 서로 엇갈리게 원을 크게 그리며 돌린다(4회). 반대로 4회 반복한다.

- 허리 돌리기는 양 손을 단전에 대고 허리를 왼쪽에서 오른쪽으로 최대한 크게 돌리며, 이때 허리를 크게 부풀도록 하여 돌리며 무릎이 구부려지지 않게 주의한다(4회). 반대로 4회 반복한다.

- 골반 돌리기는 다리를 어깨 너비로 벌리고 양손을 뒤 허리에 대고, 골반을 좌에서 우로 크게 돌려준다(4회). 반대로 4회 반복한다.

- 무릎 돌리기는 양발을 어깨너비로 벌리고 무릎을 90도 구부린 다음, 손은 양 무릎에 가볍게 얹고 무릎을 수평으로 좌에서 우로 회전한다(4회). 반대로 4회 반복한다.

- 앉으며 무릎 돌리기는 양발을 어깨너비로 벌린 채 양손을 무릎에 대고 무릎을 모아 쪼그려 앉은 후, 양 무릎을 밖으로 벌리며 일어선다(4회). 반대로 4회 반복한다.

- 무릎 모아 돌리기는 서서 두 발을 모으고 두 손을 무릎에 댄 다음에, 쪼그려 앉으며 무릎을 좌에서 우로 회전시킨다(4회). 반대로 4회 반복한다.

- 발목 돌리기는 양손을 단전에 포개어 바로 선 자세에서 왼발을 30도 정도 들어 발끝을 위로 최대한 당기고 아래로 곧게 편 다음, 2회 실시 후 발목으로 크게 원을 그리며 좌에서 우로 4회 돌리고 반대로 4회 돌린다. 반대 발도 위와 동일하게 실시한다.

- 앉았다 일어서기는 두 발을 모으고 양손을 교차하여 옆구리를 감싸면서 위로 끌어 올리다가 어깨높이에서 양손을 머리 위로 올려 좌·우로 뻗어 내리며 동시에 쪼그려 앉는다. 이때 무릎을 감싸 안으며 머리를 숙인 후, 무릎부터 편 후 양손을 그대로 몸을 쓸어 올리면서 꼬리뼈부터 순차적으로 일어선다(2회).

- 양손을 깍지 끼고 숙이기는 발을 모아서 양손을 깍지 끼고 손바닥이 위로 가게 하여 위로 쭉 편 상태로 몸을 숙여 손바닥이 지면에 닿도록 한 다음, 꼬리뼈부터 순차적으로 펴 주며 일어선다. 다시 양손은 머리 위로 쭉 뻗어 몸을 왼쪽으로 틀어 그대로 상체를 숙인 다음, 다시 정면으로 온 후 손을 올려 반대쪽으로 실시한다. 정면을 향해 1회 더 실시한다.

② 도기법

- 질차승강(跌岔昇降)은 양팔을 옆으로 어깨높이만큼 들어 올리고 두 발은 어깨너비가 되도록 벌리고 선 다음, 중심을 오른 다리로 옮겨 서서히 구부리며 동시에 왼다리는 펴 준다. 완전히 앉았다가 중심을 왼다리로 이동하며 기상, 좌우동작을 반복한다(12회).

- 선완전비(旋腕轉臂)는 두 발을 어깨너비로 벌리고 양팔은 손등이 정면을 향하게 하여 어깨 높이로 옆으로 벌리고 선 다음, 손바닥이 위로 향하게 돌리며 앞으로 뻗었다가 그대로 양 옆구리까지 모았다가 뒤로 뻗으며 동시에 손목을 돌려 손등이 정면을 향하게 하며 원위치로 돌아온다(12회).

- 호흡이종(呼吸以踵)은 두 다리를 나란히 하여 모아 선 다음, 두 손은 자연스럽게 몸 옆에 늘어뜨리고 손바닥은 뒤를 향하도록 하여, 심신을 완전히 방송(放鬆)한다. 숨을 들이쉬기 시작하며, 두 손은 서서히 앞으로 들어 올리는데 손바닥이 아래를 보는 상태를 유지한다. 두 손을 머리 위까지 들어 올렸을 때 손바닥이

마주 보도록 돌리어 점차 마주 잡아 손가락을 마주 끼고서 발가락은 방송한다. 팔을 굽히어 뒤통수 부근까지 내리어 손을 뒤집어 손바닥이 위를 보도록 한다. 손바닥을 최대한 위로 밀어 올리면서 자연스럽게 발뒤꿈치를 들어 올린다. 들숨을 더 이상 들이쉴 수 없을 때에 이르러 전신을 방송하며 깍지 낀 두 손을 풀며 날숨을 내쉬기 시작하는데 복부는 내민다. 두 손은 신체 측면으로 서서히 내리면서 발꿈치도 점차 내린다. 날숨을 더 이상 내쉴 수 없을 때에 이르러 복부를 수축하며 남은 여기를 최대한 아래로 누른다(12회 반복한다).

- 남북납극(南北拉極)은 두 다리를 어깨너비로 벌리고 선 다음, 손바닥을 배꼽 앞에서 마주 보도록 하는데 마치 작은 공을 싸잡은 듯한 모습을 하다가, 손을 미세하게 당겼다 밀었다 한다. 송요·좌과·수복·축음제항을 하며 들숨을 들이쉬기 시작한다. 동시에 두 손을 가슴 앞까지 들어 올려 서서히 벌리는데 마치 손 안의 공이 점점 팽창하는 듯 하게 한다. 들숨을 더 이상 들이쉴 수 없을 때에 이르러 전신을 방송한다. 날숨을 내쉬기 시작하는데 복부가 나오도록 한다. 동시에 두 손을 서서히 안으로 오무려 들이는데 마치 손 안의 공이 점차 축소되는 듯이 한다. 두 손은 배꼽 앞에까지 거두어 들인다. 날숨을 더 이상 내쉴 수 없을 때에 이르러 복부를 거두어 들이면서 남은 여기를 최대한 아래로 밀어 내린다(반복 12회).

③ 기공9식

기세는 두 발을 모으고 차렷 자세로 단정히 선 다음, 호흡을 들이쉬며 엄지 손가락이 위로 가게 하여 양 손바닥을 마주 보게 하여 두 팔을 동시에 서서히 어깨 높이까지 들어 올린다. 숨을 내쉬며 천천히 내리며 동시에 무릎을 30도 가량 구부린다. 개합수는 양 손바닥이 마주보게 하여 옆구리를 따라 명치까지 들어 올리고, 동시에 체중을 오른발에 두고 왼 뒤꿈치를 살짝 든다. 손을 앞으로 뻗으며 왼발을 일보 전진하여 체중을 실은 후 오른발을 왼발 옆에 어깨 너비로 벌려서 선 다음, 양팔을 서서히 구부려 가슴 앞에 얼굴 너비로 벌리고 손가락이 위를 향하게 하여 손바닥이 마주 보게 한다. 어깨너비로 양 손바닥이 마주 본 상태에서 어깨너비로 벌렸다가 얼굴너비로 오므린다.

운수는 손바닥이 정면을 향하게 하며 양팔을 앞으로 뻗는다. 체중을 왼발로 옮기며 오른손을 배꼽 높이로 내린 다음, 다시 좌·우 손의 위치를 교대하되, 체중을 오른발로 옮긴 후 왼발을 오른발 옆에 붙인다. 다시 손의 위치를 교대한 후 체중을 왼발로 옮긴 다음, 다시 손의 위치를 교대한 후 오른발을 오른쪽 옆으로 1보 내딛는다. 체중을 오른발로 옮기고 왼발을 오른발 옆에 붙여 놓는다. 좌누슬요보는 오른 손바닥이 위로 향하게 돌린 후 왼손은 손등이 위로 향하게 하여 손끝을 오른손 팔꿈치 옆에 붙인다. 왼발을 좌·후방 45도로 1보 내딛는다. 체중을 왼발로 옮기며 왼손은 왼 무릎을 쓰다듬듯 돌리어 좌측 옆에 두고 오른손은 귀 옆을 스치듯 하여 좌측 정면을 향해 뻗는다. 오른발은 왼발 옆에 앞꿈치만 살짝 옮겨 놓는다. 우누슬요보는 왼손을 손바닥이 위로 향하게 하여 눈높이까지 들어 올리고, 오른손은 손등이 위로 향하게 하여 손끝을 왼 팔꿈치 옆에 붙인다. 오른발을 우·후방 45도 1보 내 딛는다. 체중을 오른발로 옮기며 오른손은 오른 무릎을 쓰다듬듯 돌리어 우측 옆에 두고, 왼손은 귀 옆을 스치듯하여 우측 정면을 향해 뻗는다. 왼발은 오른발 옆에 앞꿈치만 살짝 옮겨 놓는다.

우등각은 체중을 왼발로 옮기며 양손을 마주 보게 하여 얼굴 너비로 가슴 앞에 모으고, 양손을 옆으로 뻗으며 동시에 오른발을 우·전방 45도로 무릎을 구부렸다 배꼽 높이까지 쭉 펴준다. 좌등각은 오른발을 내려 왼발 옆에 내려놓으며 동시에 손을 가슴 앞에 얼굴 너비로 모은다. 체중을 오른발로 옮기며 양손을 옆으로 뻗어 동시에 왼발을 좌·전방 45도로 무릎을 구부렸다 배꼽 높이까지 쭉 펴준다. 개합수는 왼발을 내려 오른발 옆에 내려놓으며 동시에 손을 가슴 앞에 얼굴 너비로 모은다. 손바닥이 마주 본 상태에서 어깨너비까지 양 옆으로 벌린 후 다시 얼굴 너비로 모은다. 그리고 수세는 양손을 앞으로 뻗으며 양 무릎을 펴고 두 손을 내려 놓는다. 두 손을 양 옆으로 머리 위로 들어 올려 손바닥이 아래로 향하게 하여 몸 중앙을 따라 천천히 내린다.

(4) 태극권[24]

본래 태극권은 고대에 중국에서 전승된 무술이다. 본래는 '부드러움이 강함을 억제한다', '작은 힘으로 큰 힘을 극복한다'는 것을 위해서 상대방의 힘 크기와 방향을 관찰해 유연한 동작으로 상대방의 힘을 벗어나 자신의 힘으로 더욱 합리적으로 사용하는 기술이다. 그러나 이런 기법을 학습하는 사이에 천천히 하는 동작으로 연습을 하면 전신적인 운동이 된다는 특징 때문에 현재에는 무술뿐 아니라 일반 시민의 평생 스포츠 운동으로 널리 퍼졌다. 10대에서 70대 이상까지 폭넓은 연령층에서 사용되며 특히 40~60대의 중년, 노년층에서 애호가들이 많은 편이다.

무술(武術)이라는 중국어 발음 Wushu가 우슈로 알려지고 우슈의 하나로 태극권이 있다. 1990년부터 중국 아시안경기대회에서 정식 종목으로 채택되기도 하고 수많은 사람들이 수련을 하고 있다. 태극권은 '진식(陳式)태극권', '양식(楊式)태극권', '오식(吳式)태극권'등이 있었는데, 현재는 중국에서 공공 기관에서 제정한 '간화(簡化24式)태극권', '48式태극권', '종합태극권' 등이 있다. 그중 '간화24식태극권'은 중국 정부가 초심자를 대상으로 쉬운 것에서 어려운 것으로 들어갈 수 있도록 국제적으로 보급하기 위해서 만든 태극권이다.

운동강도를 편안히 앉아 있는 상태를 1MET(산소섭취량 3.5 ml/kg/min)에 비해서 태극권의 운동강도는 대략 4MET를 차지하고 있으므로 적당한 운동이라고 생각되므로, 생활습관병이나 고령자의 근력 저하를 방지하기 위해서 추천할 수 있다.

---

24) 今西二郎(Imanishi Jiro). 補完·代替医療 - 統合医療. Kyoto:KINPODO. 2008:394-405.

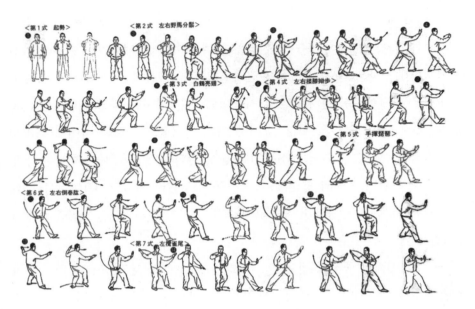

13-16. 간화24식태극권(1)

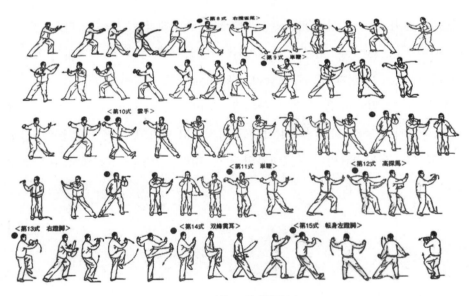

13-17. 간화24식태극권(2)

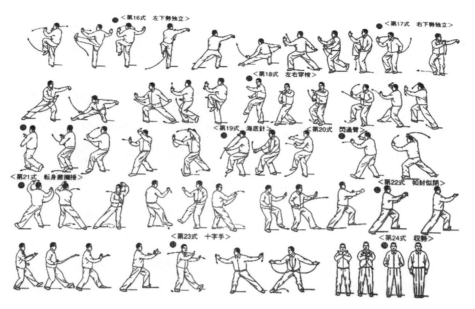

13-18. 간화24식태극권(3)

2) 경혈·경락마사지

경혈은 인체의 표면에 경락을 따라 분포하는 작은 구멍이라고 생각하고, 이 것들이 경락을 통해서 기와 혈의 전송을 도와준다. 내부 장기뿐만 아니라 신체의 모든 부분들과도 밀접한 관련을 맺고 있으며 신체의 생리적, 병리적 변화에 영향을 준다. 경혈 마사지는 기와 혈의 흐름과 장의 기능을 조절하기 위한 것이다.

기와 혈이 흐르는 경맥 체계는 2,000년 전에 만들어진 『황제내경』에 상세히 기록되어 있으며, 12개의 경맥과 8개의 기경팔맥이 대표적이다.

보통 12개의 경맥과 기경팔맥 중 임맥과 독맥 2개를 포함한 14경맥을 많이 활용한다. 주요 경락은 신체의 양 측면에 좌우 대칭으로 분포하고 있으며, 지속적인 순환을 위해 서로 연결되어 있고 내부 장기 가운데 하나와 연결되어 있다. 경락체계는 뼈, 근육, 힘줄 및 피부를 포함해 장기, 팔다리 및 신체의 다른 모든 부분을 하나로 통합하는 기능을 한다. 또한 경락은 장기의 음과 양이 균형을 이

루도록 하는 기능을 한다.[25)]

(1) 특정 경혈

경혈에는 크게 2가지 유형이 있다. 하나는 12개의 경맥과 임맥과 독맥의 2개 경맥 총 14개 경맥에 포함된 기본 경혈이 있고, 다른 하나는 아시혈(동통 해소점, 압통점)이라는 것이 있다. 기본 경혈은 361혈이 있으며, 경외기혈도 포함되는 데 많이 사용되는 경외기혈은 22개 혈 정도 된다. 그 외 아시혈은 눌러서 약간의 통증이 있거나 약간 시원한 느낌이 드는 부위이다.

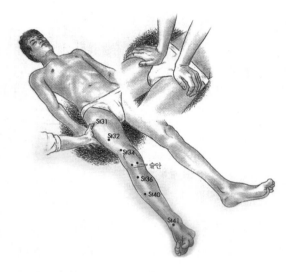

13-19. 위경 마사지

(2) 전신 경락

필요한 경락의 주요한 경혈을 마사지함으로써 해당 경락의 소통을 원활하게 하는 것이다. 만약 다리를 전체적으로 마사지하고자 할 때는 다리에 분포된 경락 예를 들면, 위경, 비경, 담경, 방광경, 신경, 간경의 3개의 양경, 3개의 음경에 마사지를 시행한다.[26)]

예시로 1단계인 위경의 경락을 마사지하는 모습을 보면,

① 손바닥의 두툼한 부분으로 양쪽의 경혈 ST30(기충)을 2분 동안 누른다.

② 엄지손가락으로 경혈 ST31(비관), ST32(복토), ST34(양구), 경외기혈 슬안, ST36(족삼리), ST40(풍륭), ST41(해계) 등을 순서대로 각각 20 내지 30회 누른다.

---

25) 페이지엔 션, 정현모. 쉽게 배우는 경락 마사지. 푸른솔. 2002:10-13.
26) 페이지엔 션, 정현모. 쉽게 배우는 경락 마사지. 푸른솔. 2002:61-63.

(3) 수기법

표 13-3. 경혈·경혈 마사지의 수기법

No.	항목	영어식 표현	적응증
1	누르기	AN	경락을 뚫어주고 기와 혈의 정체를 해소하며 통증을 완화
2	밀어 누르기	TUI	근육과 힘줄의 긴장을 풀어주고 경련과 통증을 완화하여 혈액순환을 촉진하고 피부를 탄력있게 해 주며 피로회복에 유익
3	문지르기	MO	기와 혈의 흐름을 조절하고 종기의 돌출과 통증을 감소시키고 비, 위, 기타 장기를 강화하고 피부의 탄력을 증대
4	회전시키기	ROU	부종을 감소시키고 통증을 완화하며 소화를 촉진하고 기와 혈의 흐름을 조절
5	조이기	QIA	경혈에 자극을 주고 경락을 뚫어주며 연부조직의 부종을 감소
6	압착하기	NA	근육경련을 완화하고 신경기능을 조절. 경락을 뚫어주고 피로를 회복하며 냉기를 없앰
7	쓸어내리기	MO2	차분한 마사지 스트로크. 과도한 흥분을 가라앉힘. 활력을 제공하고 피부의 탄력을 증가시킴
8	손 돌리기	GUN	근육과 힘줄의 긴장을 풀어주고 근육경련, 통증 및 피로 해소, 뼈를 강화하고 관절의 움직임을 편안하게 하는 한편 혈액순환 개선
9	진동주기	ZHEN	근육을 풀어주고 근육경련과 통증을 해소하는 한편 피로 회복
10	가볍게 두드리기	PAI	근육의 긴장을 풀어주고 통증을 해소해소 기와 혈의 흐름을 개선하는 한편 풍과 냉을 제거
11	주먹으로 두드리기	KOU	기와 혈의 흐름을 개선하고 근육의 피로를 풀어주고 피로 회복
12	비틀기	CUO	경락을 뚫어주고 기와 혈의 흐름을 조절. 관절의 움직임을 유연하게 하고 근육의 긴장을 풀어주고 피로회복
13	흔들기	DOU	근육과 힘줄의 긴장을 풀어주고 관절의 움직임을 유연하게 해주며 피로회복
14	돌리기	YAO	관절의 이상이나 굳은 관절을 유연하게 하고 운동능력 개선

손가락, 손가락 마디, 손바닥, 팔꿈치 등을 이용하여 아래로 수직으로 누르는 기법(AN), 누르면서 앞으로 미는 동작인 밀어누르기(TUI), 원형으로 돌려주는 문지르기(MO), 손바닥이나 손가락으로 회전시키기(ROU), 손가락으로 집듯이 조이기(QIA), 압착하기(NA), 양 손으로 쓸어내리기(MO2), 손 돌리기(GUN), 진동주기(ZHEN), 가볍게 두드리기(PAI), 주먹으로 두드리기(KOU), 비틀기(CUO), 흔들기(DOU), 돌리기(YAO) 등이 있다.[27]

3) 아로마테라피

아로마테라피(aromatherapy)는 식물에서 추출한 에센셜오일(essential oil)을 이용해서 질병을 예방, 치료, 이완을 얻는 것을 목적으로 하는 치료법이다.

아로마테라피는 넓게는 미용 목적의 에스테틱 아로마테라피(esthetic aromatherapy)와 정신을 안정화시키는 사이코 아로마테라피(psycho-aromatherapy) 등을 포함하고 있다. 즉, 미용을 목적으로 하는 아로마테라피, 향을 즐기는 아로마테라피, 이완을 목적으로 하는 아로마테라피 등이 있다.

의료 분야에서 시행되는 것은 메디컬 아로마테라피(medical aromatherapy)로 질병의 예방, 치료 뿐 아니라, 간호영역, 간병영역에도 걸쳐 있다. 여기서는 메디컬 아로마테라피에 대해서 언급한다.

아로마테라피의 역사는 오래되었고, 수천 년 전으로 거슬러 올라간다. 고대 이집트에서는 미라를 만드는 과정에서 방향 식물을 이용했다는 것이 명확하게 알려져 있다. 또 이라크를 중심으로 중동에서도 방향 식물을 이용한 의료가 시행되었고, 인도, 베트남에서도 여러 가지 특유의 의료체계에 지금의 아로마테라피를 도입하였다고 생각된다.

아로마테라피는 고대 그리스를 거쳐 페르시아, 아라비아 의학에 큰 영향을 주었고, 드디어 유럽에 영향을 주었다. 그래서 에센셜 오일을 가진 방부효과뿐 아니라 진정작용, 최면작용 등에도 넓게 이용되었다.

---

27) 페이지엔 션, 정현모. 쉽게 배우는 경락 마사지. 푸른솔. 2002:34-45.

현재의 이른바 아로마테라피는 1900년 초, 프랑스 화학자 모리스 갸토포세(Maurice Gatefosse)에 의해서 만들어졌다. 아로마테라피(aromathérapie)라는 말도, 갸토포세가 만든 말이다. 그는 1차 세계대전, 2차 세계대전을 거치며, 에센셜오일의 항균효과를 이용해 부상을 입은 병사를 치료하였다. 그 후 프랑스 군의 외과 의사였던 쟝 발레(Jean Valnet)에 의해서 아로마테라피가 체계를 갖추게 되었다. 그는 2차 세계대전에서 부상을 입은 병사를 치료하는데 에센셜 오일을 사용하였고, 이후 병동에서 정신적 문제가 생긴 병사들에게도 에센셜 오일을 사용하였다. 마가렛 모리(Marguerite Maury)여사에 의해 이른바 에스테틱 아로마테라피가 확립되었다.[28]

(1) 대상 질환과 증상

아로마테라피가 적응이 되는 대상 질환과 증상은 아래와 같다.

　① 감기, 인플루엔자, 기관지천식 등의 호흡기질환

　② 꽃가루 알레르기 등의 질환

　③ 아토피성 피부염, 그 외 접촉성 피부염 등의 피부질환

　④ 임신 중, 출산 시, 월경곤란증, 월경전긴장증후군, 갱년기장애

　⑤ 여러 가지 심신증

　⑥ 불면증, 패닉장애 등 정신질환

　⑦ 고혈압, 당뇨병 등의 여러 가지 생활습관병으로 보이는 증상

　⑧ 어깨 뭉침, 근육통, 요통, 관절통 등의 동통

　⑨ 시차증(時差症)

　⑩ 식욕부진, 변비 등 위장장애

이상과 같이 아로마테라피는 거의 전 진료과에 걸쳐서 이용된다. 이와 같은 질병의 치료, 증상의 완화면에서 뿐만 아니라, 간호영역, 간병영역에도 이용된다.

---

28) 今西二郎(Imanishi Jiro), 補完·代替医療 - 統合医療. Kyoto:KINPODO. 2008:180~189.

또 병실 내 환경개선도 아로마테라피로 가능하다. 병원 특유의 냄새를 아로마테라피로 제거하여 쾌적한 병원 생활을 보낼 수 있는 것이 가능하다. 또 환자뿐 아니라 간병인의 긴장을 완화하거나 의료인과 환자 또는 가족 간에서 커뮤니케이션 장애를 제거하는 것도 가능하다. 한층 더 방향욕, 족욕, 수욕 등을 이용해 기도성 질환, 부종 등을 치료하고, 다양한 증상을 제거하는 것이 가능하다.

간병 영역에서도 같은 방식으로 생각할 수 있다. 간병영역에서 항불안, 진정작용뿐 아니라, 언제든지 중추신경을 자극하는 에센셜오일을 적극적으로 이용해서 행동을 활발하게 하는 것도 가능하다. 또 호스피스나 완화의료 영역에서도 큰 힘을 발휘한다. 환경의 개선과 함께 더욱 기대되는 것은 항불안작용이다.

이러한 아로마테라피에 대한 기대는 크지만 전체적으로 의료에서 차지하는 것은 보완적이다. 당연히 현대 서양의학에 의한 치료가 중심이 되고 그 간극을 메우는 형태로 메디컬 아로마테라피를 유효하게 이용하는 것이 목적이다.

실제의 증상별로 에센셜오일 처방례에 대해서 표로 정리하면 다음과 같다.

표 13-4. 증상별 에센셜오일의 블렌딩 방법

증상	에센셜오일의 블렌딩 방법 (단위: 방울)
1. 두통	페퍼민트 2, 라벤더 2
2. 꽃가루 알레르기	티트리 1, 카모마일 로만 1, 유칼립투스 라디에타 1
	유칼립투스 라디에타 2
3. 감기	유칼립투스 라디에타 2, 티트리 2
4. 인플루엔자	티트리 2-5
	티트리 3, 유칼립투스 라디에타 2
5. 폐렴, 기관지염	유칼립투스 라디에타 2, 티트리 2, 타임 2
6. 후두통증	티트리 2-5
	티트리 3, 제라늄 1, 유칼립투스 라디에타 2
7. 기침	사이프러스 2, 페티그레인 2, 바질 3
8. 가래	유칼립투스 글로블루스 2, 유칼립투스 라디에타 2, 사이프러스 1, 티트리 2
9. 천식	스파이크 라벤더 2, 사이프러스 1, 쥬니바 2, 유칼립투스 라디에타 1

10. 목의 통증	스파이크 라벤더 2, 바질 2, 페퍼민트 1, 라벤더 1
11. 어깨뭉침	페퍼민트 1, 바질 2, 스파이크 라벤더 1
12. 고혈압	라벤더 2, 세라늄 1, 일랑일랑 1, 마죠람 1
13. 저혈압	로즈마리 캄파 2, 페퍼민트 1
14. 구역감	페퍼민트 2, 라벤더 1
15. 식욕부진	페퍼민트 1-2, 레몬 1-2, 오렌지 스위트 1-2
16. 위통, 위염	페퍼민트 2, 바질 1, 레몬 1
17. 숙취	레몬 1, 로즈마리 캄파 1, 페퍼민트 1
18. 변비	바질 2, 페퍼민트 1, 마죠람 3, 로즈 1
19. 요통	레몬 유칼리 5, 레몬 5, 타라곤 5, 사이프러스 5, 카모모일 로만 2, 페퍼민트 2
20. 늑간신경통	레몬 유칼리 2, 마죠람 2, 페퍼민트 3, 카모마일 로만 1
21. 좌골신경통	로즈마리 캄파 3, 레몬 유칼리 3, 바질 2, 사이프러스 2
22. 월경통	라벤더 2, 클라리세이지 1, 페티그레인 1
23. 월경전 긴장증후군	클라리세이지 3, 제라늄 3(정서불안정 시) 쥬니퍼 4, 그레이프 후르츠 2(부기가 있을 때) 쥬니퍼 2, 사이프러스 1, 레몬 1(부기가 있을 때) 제라늄 2, 진정라벤더 2(이완효과)
24. 임신선 예방	진정라벤더 4, 네로리 4
25. 갱년기장애	클라리세이지 3, 사이프러스 3, 바질 3
26. 갱년기장애 (상역, 화끈거림)	제라늄 2, 진정라벤더 1
27. 염좌	페퍼민트 1, 로즈마린 캄파 2, 스파이크 라벤더 2, 헤리쿠리삼 4, 페퍼민트 4, 시토로네라 4
28. 장딴지 쥐	로즈마리 캄파 2, 페퍼민트 1, 진정라벤더 2
29. 전신 부종	사이프러스 2, 쥬니퍼 2, 로즈마린 캄파 1
30. 신체의 나른함	레몬 1, 로즈마린 캄파 2, 페퍼민트 1, 유칼립투스 라디에타 2
31. 냉증(수족냉)	사이프러스 2, 클라리세이지 2, 레몬 2, 레몬 5
32. 무좀	제라늄 2, 티트리 2, 라벤사라 1
33. 헤르페스 (대상포진)	티트리 2, 라벤사라 2, 페퍼민트 1
34. 욕창	티트리 2
35. 불면	시더우드 1, 진정라벤더 2, 혹은 시트러스계 오일 3 로만 카모마일 1, 진정라벤더 2 혹은 시트러스계 오일 3 시더우드 2, 로만 카모마일 1

36. 우울	오렌지 스위트 2 혹은 그레이프 후르츠 2, 바질 1 바질 1, 제라늄 2 혹은 스위트 오렌지 3, 제라늄 3, 제라늄 2, 일랑일랑 1
	로즈 1
37. 불안, 긴장	시더우드 2, 샌달우드 1
38. 패닉발작	오렌지 스위트 2-3
39. 자율신경실조증	레몬그래스 2, 페티그레인 1, 샌달우드 1
40. 출산 후 우울	자스민, 일랑일랑, 클라리세이지
	클라리세이지 1, 진정라벤더 2, 일랑일랑 1

(2) 사상체질별 적합한 에센셜오일

아로마 에센셜오일의 재료가 되는 기원 식물을 사상의학적으로 분류하거나 성미性味, 효능을 사상의학적으로 분류하면 아래와 같다.[29]

표 13-5. 사상체질별 적합한 에센셜오일

체질	적합한 에센셜오일
소음인	Black pepper, Cinnamon, Clove buds, Ginger, Fennel, Mandarin, Mugwort, Neroli, Orange sweet, Patchouli, Sandalwood, Bergamot, Grapefruit, Clary sage, Liquorice, Whitehorn, Basil, Camphor, Coriander, Lemon, Rosemary, Citromella, Lemongrass, Mellisa, Cypress, Geranium, Lavender
소양인	Myrrh, Frankincense, Peppermint, Ribwort, Spearmint, Gentian, Eucalyptus, Rose, Yarrow, Ylang Ylang, Palmarosa, Rosewood, Cedarwood, Marjoram, Vetiver, Tea tree
태음인	Pine, Calamus, Chamomile German, Chamomile Roman, Dandelion, Gentian, Jasmine, Juniper berry, Thyme, Yarrow, Ylang Ylang, Hyssop, Niaouli, Cedarwood, Vetiver, Tea tree
태양인	Ylang Ylang, Cypress, Geranium, Lavender, Marjoram

29) 최은주, 홍선기, 유준상. 아로마 에센셜 오일의 사상체질의학적 분류제목. 사상체질의학회지. 2011;23(3):304-317.

(3) 조향과정

에센셜 오일은 크림과 로션 오일에 넣어서 사용할 수 있다. 이러한 제품은 수분 공급이나 마사지를 위해서 사용될 수 있다. 보통 캐리어 오일이나 로션 크림 5ml에 에션셜 오일 2방울을 넣어서 사용한다.

캐리어 오일에 에센셜 오일을 블렌딩할 때는 일반적으로 2%로 희석하는 것이 바람직하다. 2%로 희석하는 요령은 캐리어 오일의 양을 반으로 나눠 그것이 사용할 수 있는 에센셜 오일의 방울수가 되도록 하는 것이다. 예를 들면 만일 20ml의 캐리어 오일을 사용할 경우 10방울의 에센셜 오일을 희석하면 되는 것이다.

트린트먼트에 있어서 에센셜 오일의 블렌딩에는 3개의 에센셜 오일까지만 서로 블렌딩을 할 수 있다. 베이스 노트(base note), 미들 노트(middle note), 탑 노트(top note)로 구성되어야 잘 블렌딩 된 에센셜 오일이라 할 수 있다. 하지만 만일 자극을 위한 블렌딩일 경우에는 주로 탑 노트만 사용할 수도 있고, 진정을 위한 블렌딩이라면 베이스 노트만으로 구성할 수도 있다.[30]

(4) 아로마 테라피 적용방법

에센셜 오일을 사용하는 방법은 다양한데, 초기에는 내복하기도 하였으나 사람들이 내복을 싫어하는 것을 알고 이후 마가렛 모리 여사 이후에는 외용으로 사용하게 되었다. 흡입, 확산, 목욕(반신욕), 습포(냉, 온습포), 원액사용, 마사지, 그리고 화장품과 혼합하여 사용하는 방법이 있다. 이 중에서 대상자의 상태를 파악하여 가장 효과적인 방법을 찾도록 한다.[31]

---

30) 고혜정, 김윤, 김경희, 김귀정, 김연주, 김영희 외. 그림으로 배우는 아로마테라피. 군자출판사. 2014:45-46.
31) 고혜정, 김윤, 김경희, 김귀정, 김연주, 김영희 외. 그림으로 배우는 아로마테라피. 군자출판사. 2014:33.

4) 칼라 테라피[32)]

색채가 인체에 미치는 효과를 이용하여 각종 질환을 치료하는 요법이다. 기존의 패션 디자인적으로 이름이 붙여진 칼라테라피에서는 심리적 효과만을 이용한 민간요법의 하나였다. 심리적 효과만을 이용하는 기존의 칼라테라피와는 다른 각 개인에 대응하는 다섯 가지 색깔(청, 적, 황, 백, 흑)을 사용해, 근력, 자율신경기능에 영향을 미치는 효과를 치료에 이용해서 인간에 대응하는 (색에 의한 근력 변화를 측정) 색을 판정한다. 즉 자신에 대응하는 5가지 색깔 중 하나의 색깔을 시각적으로 인지하고, 이미지 혹은 손에 넣어서 근력을 향상시키는 색을 판정한다. 그 색을 자신의 에너지 칼라로 판정한다. 에너지 칼라를 질환에 이용해 응용하는 것이다.

(1) 배경, 역사

음양오행론의 개념에 따라서 다섯 가지 색깔 청, 적, 황, 백, 흑색을 인체에 대응시켜왔다. 인간도 자연계에서 살고 있으므로 다섯 가지 색깔이 인간에게 영향을 주고 있다고 생각하였다. 오행론은 주나라 시대(기원전 1030년경~기원전 221년)에는 세계 인식의 개념으로써 사용되기 시작하여, 한나라 시대(기원전 202년~기원후 220년)에는 지금의 이론체계와 같이 정비되었다. 오행은 수많은 사물을 5개의 그룹으로 범주화하기 위해서 사용된 개념이었다가 음양사상과 합쳐진 후, 만물을 성립시키고 있는 '다섯 가지 양태'로서 이해하게 되었다. 고대 중국에서는 황제가 나라를 지배하기 위한 논리로 5행 배당표에 있는 색깔을 이용하기도 하였으나, 침구학을 비롯한 한의학에서는 인체의 오장, 오부를 오행에 배당하여 치료에 이용하였다.

오행의 5가지 색은 세계를 상징적으로 표시하는 심볼로 사용되었는데 지금도 동쪽에 청룡, 서쪽에 백호, 남쪽에 주작, 북쪽에 현무라고 하고 중앙은 노란색을 의미한다. 지구상에 존재하는 인간은 소우주로서, 지구를 포함하는 대우

---

32) 今西二郎(Imanishi Jiro). 補完・代替医療 - 統合医療. Kyoto:KINPODO. 2008:317-327.

주의 질서 속에서 오행 속성의 지배를 받는다고 생각하는 방식이다.

(2) 대상 질환과 증상

색채가 인체에 주는 영향은 심리, 근력, 자율신경에 영향을 줄 수 있다고 생각한다. 특히 자율신경에 이상이 생기는 질환에는 칼라테라피가 효과를 줄 수 있을 것이라 기대가 된다.

갱년기장애, 자율신경실조증, 당뇨병에 따른 신경장애, 부정맥, 고혈압증, 골격근 손상에 의한 근력 저하 등에 효과가 있다. 칼라테라피에서는 각 개인의 에너지 칼라를 판정하여 에너지 칼라를 치료에 이용한다. 이것은 심리적 측면에 변화를 주는 치료와 달리, 근력, 자율신경기능에 직접적으로 치료 효과를 기대할 수 있다. 결국 각 개인에 대응하는 색으로 다섯 가지 색 중 하나의 색(에너지 칼라)을 이용한다. 에너지 칼라가 청색으로 판정되면 치료에 사용하는 색은 원칙적으로 청색을 사용한다. 이 경우 색이 가지고 있는 심리적 영향은 무시한다. 사용하는 색은 단색으로 하고, 환자의 치료에 대한 설명, 에너지 칼라의 의미, 효과에 관한 확실한 이해를 얻을 수 있도록 설명하고 치료를 시작해야 한다. 의료행위로서 이해를 표시하지 않은 환자에게는 효과를 기대하기 어려운 경우가 있다. 또 중증환자나 다른 치료로 효과가 높은 경우에는 그 방법을 우선적으로 한다. 칼라테라피는 환자와 치료를 행하는 환자-의사 사이의 신뢰관계가 어느 정도 필요하다. 플라세보 효과도 덧붙여지는 효과가 된다.

(3)방법

시각적으로 색채가 선명한 플라스틱으로 만든 봉을 사용한다. 먼저 개인에 대응되는 칼라(에너지 칼라) 판정을 손가락 근력으로 측정하는 기계인 핀치 센서와 콘트롤러로 시행한다. 측정범위는 3~100N(10.2kgf), 분해능은 1N(0.1kgf), 정밀도는 ±1%FS(1N/0.1kgf)로 한다. 피검사는 청, 적, 황, 백, 흑의 길이 10 센티미터의 봉을 우측 손에 쥐고 봉의 색을 시각적으로 인지하도록 하면서 각 색의 이미지를 1분간 시행한다. 각 색의 봉을 쥐면서 핀치 센서로 10초간 엄지와 약지로 가능한 힘을 강하게 주어서 누른다. 각 색에 대해서 10회 측정하여 평균치를 비교하여 가장 큰 값을 표시하는 색깔을 피검자의 에너지 칼라로 한다. 평균치가 가장 낮은 값을 표시하는 색깔을 마이너스 칼라라고 판정하고 에너지칼라와 마이너스칼라가 오행 색채표에서 일치하는 것을 확인한다.

청색이 최대치라고 확인된 피검자의 에너지 칼라는 청색이고, 황색이 최저치를 표시할 것이다. 피검자의 마이너스 칼라는 황색이다. (오행에서 목극토)

적색에서 최대치가 확인된 피검자의 에너지 칼라는 적색이고 백색이 최저치를 표시할 것이다. 백색이 마이너스 칼라가 된다. (오행에서 화극금)

이와 같이 에너지 칼라가 황색인 피검자의 마이너스 칼라는 흑색 (오행에서 토극수)

에너지 칼라가 백색인 피검자의 마이너스 칼라는 청색 (오행에서 금극목)

에너지 칼라가 흑색인 피검자의 마이너스 칼라는 적색이 된다. (오행에서 수극화)

표 13-6. 에너지 칼라와 마이너스 칼라의 대응

에너지 칼라	청	적	황	백	흑
마이너스 칼라	황	백	흑	청	적

측정은 손가락의 핀치를 누르는 힘을 지표로 한 이유는 다른 골격근에 비교해서 반복해서 굴신운동을 해도 피로 회복이 빠르고, 단시간에 간편하게 측정이 가능하며, 재현성이 높은 까닭이다.

손가락은 대뇌피질의 감각영역과 운동영역에서 최대한도를 대표하는 부분이고, 검사자에게도 검사가 재현성, 객관성, 보편성을 손상시키지 않고 시행할 수 있다. 에너지 칼라가 판정되면 피검자에 대해서 해당 에너지 칼라로 칼라테라피를 시행한다.

피검자의 에너지 칼라 봉을 사용해 이미지 지도를 시행한다. 에너지 칼라의 색깔 봉을 한 손에 꽉 쥐고 에너지 칼라를 시각, 촉각으로 인식한다. 다른 것을 생각하지 않고, 에너지 칼라만을 5분간 의식하도록 한다. 이것을 통해 에너지

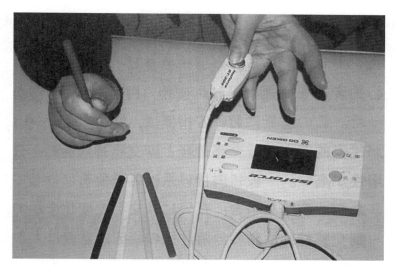

13-20. 칼라테라피 근력 측정

칼라가 근력에 뿐만 아니라 자율신경계에도 영향을 주는 것을 확인할 수 있다.

자율신경기능을 정량적으로 평가하기 위해서는 심박변이도 분석시스템인 Biocom회사의 하트리듬스캐너 혹은 인너 밸런스 스캐너를 사용한다. 물론 그 외에도 심박변이도를 측정하는 다양한 기계가 있다.

5) 약선 테라피

약선이라는 말은 약(藥)과 반찬이나 음식을 의미하는 선(膳)이 결합된 말이다. 약선은 '음식에 한약재를 넣어 기능성을 살린 약이 되는 먹거리'라고 할 수 있다.[33] 쉽게 설명하면 '약이 되는 음식'을 말한다. 한의학에서는 사실 한약과 음식이 같은 뿌리에서 나왔다는 생각을 하여 '치료와 음식이 같은 뿌리(의식동원, 醫食同源)' '약과 음식이 같은 뿌리(약식동원, 藥食同源)'이라는 표현을 하기도 한다. 당나라 손사막이라는 의사는 식이요법에 대해서 강조하면서 식료로 낫지 않는 경우에 약을 처방해야 한다고 주장하기도 하였다.

조선시대 세조 6년(1460년) 어의 전순의가 편찬한 최초의 식이요법서인 『식

---

33) 강명수, 임미경, 최미애, 김덕희. 건강에 좋은 약선음식. 학문사. 2006.

료찬요(食療纂要)』를 보면 일상생활에서 구할 수 있는 음식재료의 약성을 이용해 질병을 치료하고자 한 점을 볼 수 있다. 이미 한의학적으로도 식료라고 하여서 음식으로 치료를 하고, 그것으로 해결이 되지 않으면 약으로 치료하라는 것이 보편적으로 깔려 있다고 볼 수 있다. 아무래도 한약은 당시에 구하기 어려웠을 것이고 고가였을 것이기에 경제적으로 편하면서 주변에서 쉽게 구할 수 있는 음식을 이용해서 자주 먹을 수 있게 요리로 만들어 낸다면 일반 백성들에게는 좋은 치료방법이 될 수 있었을 것이라 생각할 수 있다.

한약을 이용한 약선의 방법으로는 약차, 약죽, 약주, 약과 등을 활용할 수 있는데, 가장 보편적으로 많이 사용되는 것은 약차나 약죽이다.

(1) 약선의 종류
① 약차

한약재를 이용하여 묽게 만든 탕약의 일종이다. 약효가 있는 식물에서 꽃, 잎, 열매, 뿌리, 시앗 등을 자연 건조하거나 혹은 발효, 볶거나 하여 물로 유효성분을 녹여낸 차이다. 질병 치료를 하고자 하는 탕약과 비교한다면 약차는 건강증진이나 질병을 예방하고자 하는 성격이 강하고 탕약에 비해서 묽게 달이거나 우려내어 일반 차보다 약효는 높지만 독성이 없는 약재를 적은 용량으로 사용하여 건강에 도움이 되며 장기간 복용할 수 있다.[34]

약차나 약선을 개발하기 위해서 『동의보감』의 각 편이나 장이 끝나는 부분에 단방을 소개하고 있는데, 그 부분은 대체로 식물, 동물, 광물성 약재를 한가지 사용해서 해당 질병을 치료하거나 예방할 수 있는 부분을 설명하고 있기에 이 부분을 참고하면 도움이 될 것이다.

여기서는 금속, 광물, 독성이 심한 것을 제외하고 식용 가능한 것을 제시하였다.[35]

---

34) 김범정, 윤병국. 웰니스관광 활성화를 위한 한의학 콘텐츠 개발 연구 -경기도 파주시 허준 묘역을 중심으로- 한국사진지리학회지. 2022;32(4):131-149.

35) 김범정, 윤병국. 웰니스관광 활성화를 위한 한의학 콘텐츠 개발 연구 -경기도 파주시 허준 묘역을 중심으로- 한국사진지리학회지. 2022;32(4):131-149.

표 13-7. 동의보감 오장문(五臟門)의 단방

오장	단방
간장	초용담, 황련, 세신, 결명자, 차전자, 제자(냉이 씨), 복분자, 청상자(개맨드라미 씨), 산조인, 산수유, 사삼, 창이자, 작약, 고삼, 청피, 목과, 소맥, 총백(파의 흰부분), 부추, 오얏
심장	석창포, 맥문동, 원지, 생지황, 황련, 복신, 연자(연꽃 열매), 살구, 소맥, 계란, 고채(씀바귀), 적소두(팥), 죽엽, 박하즙, 연교(개나리 열매), 치자
비장	창출, 백출, 승마, 사인, 곽향, 정향, 통초, 후박, 귤피, 대추, 곶감, 이당(조청으로 만든 엿, 갱엿), 기장 쌀, 좁쌀, 묵은 쌀, 찹쌀, 대맥아(보리새싹), 신국, 밀, 소고기, 붕어, 치어(숭어), 아욱
폐장	인삼, 맥문동, 천문동, 오미자, 사삼, 황금, 자원, 패모, 길경(도라지), 상백피, 정력자, 귤피, 지각, 호도, 오매, 행인(살구씨), 도인(복숭아씨), 기장 쌀, 우유, 계란 흰자위
신장	소금, 토사자, 육종용, 오미자, 숙지황, 지모, 백자인, 두충, 침향, 산수유, 모려, 복분자, 파고지, 녹용, 녹각교, 밤, 검은콩

표 13-8. 한방차의 사상의학적 분류

체질	적합한 차 음료
소음인	쌍화차, 꿀차, 대추차, 생강차, 홍삼차, 인삼차, 황기차, 십전대보차
소양인	녹차, 홍차, 구기자차, 복분자차, 알로에즙차, 인동차
태음인	율무차, 칡차, 오미자차, 도라지차, 더덕차
태양인	다래차, 머루차, 포도즙차, 오가피차

② 약죽

곡물에 충분한 물을 붓고 오랫동안 끓여 묽게 만든 유동식 음식을 말한다. 소화가 용이하고 다양한 부재료를 활용할 수 있어 약선에서 가장 많이 활용되는 대표적 제형의 하나이다. 특히 소화흡수력이 약한 어린아이, 노인, 신체 허약자 및 병후, 산후에 사용하면 좋고, 수분 손실이 많은 질환의 식사 대용식으로도 좋다.

만드는 방법은 다양한데 대체로 약재를 활용할 경우에는 달여 낸 약액을 넣고 죽을 쑨다. 소화 흡수 기능이 떨어진 사람을 대상으로 하기 때문에 재료들은 대개 잘게 다져서 사용한다. 먹는 양은 하루 식사량에 따라 적당히 하거나 소량씩 자주 먹는 것으로 하는 게 좋다.[36]

③ 약주

약주는 술을 통해서 약재의 효능이 잘 발휘되도록 도우면서 보관에 용이하고 몸에 맞는 약을 꾸준히 복용하도록 할 수 있다는 장점이 있다. 약과 음식의 속성을 동시에 가지기에 약주에 관한 기록은 의서와 조리서 모두에 실려 있었다.[37]

한약재를 이용한 술의 종류를 보면, 잣을 이용한 부의주(浮蟻酒) 혹은 백자주(柏子酒), 상수리 열매를 이용한 상실주(橡實酒), 송화를 이용한 송화천로주(松花天露酒), 쑥, 닥나무 잎, 연잎을 이용한 연화주(蓮花酒), 쑥을 이용한 이화주(梨花酒), 살구씨를 이용한 도인주(桃仁酒), 닥나무 잎을 이용한 감향주(甘香酒), 백출을 이용한 백출주(白朮酒), 황정, 천문동, 송엽, 백출, 구기자의 5가지를 이용한 오정주(五精酒), 그 외에 정향주(丁香酒), 호도주(胡桃酒), 도화주(桃花酒), 애주(艾酒), 포도주(葡萄酒), 지황주(地黃酒), 황국화주(黃菊花酒), 구기자주(枸杞子酒), 오가피주(五加皮酒), 두견주(杜鵑酒), 송절주(松節酒), 녹용주(鹿茸酒) 등 다양한 한약재를 이용해서 술을 빚어서 활용했던 것으로 보인다.

④ 사상체질별 약선

사상인은 각 체질별로 생리 병리적 특징이 모두 다르기 때문에 몸에 이로운 음식이나 해로운 음식도 체질별로 다 다르다. 체질에 따라서 이로운 음식이나 해로운 음식을 구분하는 것이 음식을 먹는 사람의 상태에 따라서 그 반응이 매우 극렬할 수도 있고, 반응이 크지 않을수도 있는데 이는 음식을 먹는 사람의 건강상태, 질병상태의 경중에 따라서 다르다.[38]

---

36) 김규열, 최윤희. 약선학 총론. 의성당. 2019:362.
37) 백유상, 안진희, 김종현, 김도훈. 조선시대 주요 조리서와 『동의보감』의 약주에 대한 비교 고찰. 대한한의원전학회지. 2021;34(2):169-206.
38) 김규열, 최윤희. 약선학 총론. 의성당. 2019:224-226.

표 13-9. 사상체질별 이로운 음식과 해로운 음식

체질	이로운 음식	해로운 음식
태양인	담백한 음식이나 간을 보하고 음을 키우는 음식 지방질이 적은 해산물이나 채소류가 좋음. 메밀, 냉면, 새우, 조개류(굴, 전복, 소라), 게, 해삼, 순채나물, 솔잎, 포도, 머루, 다래, 감, 앵두, 모과, 송화가루 등	계피와 같은 맵고 성질이 뜨거운 음식이나 지방질이 많은 음식
소양인	비위 기능이 좋고 열이 많은 체질이기에 평소 냉수, 싱싱하고 찬 음식, 채소류, 해물류가 좋음. 음이 부족해지기 쉬워서 보음하는 음식이 좋음. 보리, 팥, 녹두, 돼지고기, 토끼고기, 오리고기, 계란, 굴, 해삼, 멍게, 전복, 새우, 게, 가재, 복어, 잉어, 자라, 가물치, 가자미, 녹차, 배추, 오이, 상치, 가지, 당근, 수박, 참외, 딸기, 파인애플, 알로에, 빙과류	고추, 생강, 파, 마늘, 후추, 겨자 등 자극성이 있는 조미료, 닭고기, 개고기, 염소고기, 노루고기, 꿀, 인삼 등 보양식품이나 소음인에게 이로운 식품은 해로움.
태음인	간기능이 좋아서 과음하는 경우가 많고 위장기능이 좋아서 식욕이 좋고 과식하는 습관으로 비만이 잘 됨. 심폐기능이 약해서 호흡기, 순환기 계통의 질환이 오기 쉬움. 고혈압, 중풍, 당뇨병 등을 조심해야 함. 지방질이 많은 식품은 좋지 않고 고단백의 중후한 식품이 어울림. 밀, 콩, 율무, 수수, 땅콩, 들깨, 현미, 설탕, 쇠고기, 사슴고기, 우유, 버터, 치즈, 간유, 명란, 우렁이, 뱀장어, 잉어, 명태, 대구, 다시마, 김, 해조류, 밤, 잣, 호두, 은행, 배, 매실, 살구, 자두, 무, 도라지, 더덕, 고사리, 연근, 토란, 마, 버섯, 칡차, 녹용, 녹각 등.	닭고기, 개고기, 돼지고기, 삼계탕, 인삼차, 꿀, 생강차 등 태음인 중에서 몸이 찬 태음인은 인삼, 꿀, 생강이 어느 정도 맞는 경우도 있음.
소음인	소화기능이 약해 위장장애가 오기 쉬우므로 자극성 있는 조미료나 따뜻한 음식이 좋고, 기름진 음식이나 생것, 차가운 음식은 주의해야 함. 찹쌀, 차조, 귤, 토마토, 사과, 닭고기, 꿩고기, 참새고기, 메뚜기, 흑염소, 개고기, 염소고기, 양고기, 노루고기, 인삼, 대추, 꿀, 황기, 백출, 조기, 꽁치, 갈치, 멸치, 미꾸라지, 송사리, 붕어, 시금치, 양배추, 파, 마늘, 고추, 생강, 쑥, 쑥갓, 부추, 겨자, 후추, 카레	미나리, 옥수수, 천도복숭아, 딸기, 참외, 수박, 냉 우유, 빙과류, 생맥주, 맥주, 돼지고기, 오징어, 밀가루 음식 등.

6) 음악 테라피

(1) 노래, 음악을 이용한 테라피

한방음악치료는 한의학 이론을 바탕으로 악기와 음악의 표현 요소에 내재된 각 특성을 이용해 환자의 심리와 신체상태를 개선하는 새로운 치료법이다. 현재까지는 대체로 환자의 심리적인 편안함을 유도하여 정서를 개선하는 치료법이었다면 한방음악치료는 한의학에서 바라보는 인체의 구성분인 정(精), 기(氣), 신(神)에 영향을 주어서 정신심리적인 면뿐만 아니라 신체적인 부분까지 다스려 줄 수 있는 치료법이다. 기존의 음악치료가 주로 수동적인 음악을 듣게 하는 방법이라면 한방음악치료는 세분화된 변증에 맞춰 리듬과 악기연주를 통해 치료 효과를 낼 수 있다.[39]

악기의 성질이나 음악을 한의학의 오행기운 상태로 분류하여 목기음악, 화기음악, 토기음악, 금기음악, 수기음악으로 나누고 오장의 허실 상태에 따라서 운용하는 것이 오행음악치료이다. [표 13-10]

(2) 진동, 공명을 이용한 테라피

인체의 내부는 미시적으로 생각한다면 항상 움직이고 있다. 그러므로 외부에서 특정한 주파수의 진동을 준다면 인체에 생리적 효과를 줄 수 있으리라 가정할 수 있다.

흔히 많이 사용되는 방법이 싱잉볼이나 전통 타악기 등이 있다.

싱잉볼(singing bowl)은 그릇 모양의 타악기로 가죽으로 감싼 나무로 제작된 도구인 말렛을 사용해 싱잉볼의 상단 가장자리를 가격하거나 마찰하는 방식으로 연주한다. 싱잉볼 소리는 싱잉볼의 크기, 모양, 두께 등에 따라서 고유한 음향학적 특징(피치, 울림 등)을 가진다.[40]

---

39) 김범정, 윤병국. 웰니스관광 활성화를 위한 한의학 콘텐츠 개발 연구. 2022;32(4):131-149.
40) 김성찬, 홍금나, 최민주. 싱잉볼 소리의 특성 및 임상적인 기전. 한국자연치유학회지. 2022;11(2):143-151.

표 13-10. 오행음악 특징과 악기, 곡명

오행음악	특징과 악기	곡명
목기음악	-음기 중에 속박되어 있던 양기가 음기의 껍질을 깨고 용출하는 기세 -봄에 돋아나는 새싹과 같이 부드럽고 연약한 듯하면서도 딱딱한 겉면을 깨고 곧게 뻗어 나가는 용출력 -가야금의 밝은 음색과 대금의 화평하면서도 힘 있는 평취주법 부분	-김주파류 가야금산조 中 중중모리 -김주파류 가야금산조 中 자진모리 -지영희류 해금산조 中 굿거리 -지영희류 해금산조 中 자진굿거리
화기음악	-용출한 양기가 사방으로 분열하여 발산하는 기세 -발산과 번영을 주도하는 기운 -가야금이나 해금의 휘모리 부분 또는 대금의 힘차게 뻗어나가는 역취주법 부분	-김죽파류 가야금산조 中 휘모리 -대풍류 -시나위 -지영희류 해금산조 中 자진모리 -천년만세 中 양청도드리 -향당교주
토기음악	-부드러우며 포용력이 있어 목기, 화기, 금기, 수기를 조화롭게 하는 기세. 음양의 어느 한쪽으로 치우치지 않고 모두 포용하는 기운 -활을 사용하여 연음의 부드러움과 중간 음역의 건실함을 주는 아쟁의 음색과 평안하고 안정된 대금의 평취 주법 부분	-박종선류 아쟁산조 中 중모리 -박종선류 아쟁산조 中 중중모리 -보허자 -수룡음(생황) -신쾌동류 거문고산조 中 중중모리 -여민락 中 1장, 7장 -천년만세 中 계면가락도드리 -해령
금기음악	-양기의 극심한 분열 중에서 일어난 음기가가 수렴하는, 즉 펼쳐있는 기운을 내부로 거두어 들이는 기세 -수용과 평정을 주도하는 기운 -거문고의 차분하면서도 흐트러지지 않는 음색과 술대로 발현할 때의 영롱함이 이에 속하고 대금이나 해금이 애수 띤 계면조의 조금 느린 가락을 연주하는 부분	-서용석류 대금산조 中 중모리 -이생강류 대금산조 中 진양조 -청성자진한잎
수기음악	-밖에서 수렴한 음기를 안으로 응축하는 기세 -휴식과 잠장을 주도하는 기운 -거문고의 어둡고 차분한 음색이나 대금이 저취로 연주하면서 한 음을 길게 부는 부분	-보태평 中 희문, 기명, 귀인 -서용석류 대금산조 中 진양조 -신쾌동류 거문고산조 中 진양조

※〈김범정, 윤병국 논문에서 인용〉

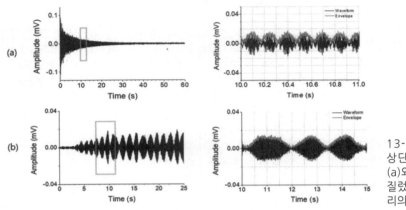

13-21. 싱잉볼 상단을 쳤을 때 (a)와 상단을 문질렀을 때(b) 소리의 차이

싱잉볼의 임상적 효과를 관찰하는 기존 실험은 대부분 명상, 치유, 마사지 프로그램과 함께 싱잉볼을 사용했을 때의 효과이므로, 일부 연구는 대조군(무음 상태)과의 비교가 없이 연구 대상자에게 유발된 심리적, 생리적 반응이 프로그램의 효과인지, 싱잉볼의 효과인지가 확실하지 않으므로 추후 연구가 필요하다.[41]

7) 요가 [42]

요가는 산스크리트어로 '합일하다, 조절하다, 또는 에너지를 불어넣다'라는 의미를 지닌다. 즉 요가가 삶의 높은 잠재력을 펼치기 위해 몸, 마음과 영혼을 적절히 통합하고 있음을 나타낸다.[43]

20세기의 종교학자 미르체아 엘리아데(1907-1986)가 그의 저작에서 언급하듯이 '인간의 여러 가지 부조화를 조화롭게 하는 자세와 바르게 하는 것'이라고 하였고, 더욱이 '신과 결합하는 것'이라고 말해질 정도이다. 거기서는 일체감이 변함없이 안정되기를 바란다는 점이라고 생각된다.

인간은 오래전부터 경험으로 심신이 상호 관련을 갖는 것이 건강에 영향을

---

41) 김성찬, 홍금나, 최민주. 싱잉볼 소리의 특성 및 임상적인 기전. 한국자연치유학회지. 2022;11(2):143-151.

42) 今西二郎(Imanishi Jiro). 補完・代替医療 - 統合医療. Kyoto:KINPODO. 2008:11-120.

43) 데이비드 프롤리, 산드라 서머필드 코젝. 곽미자. 당신을 위한 맞춤 요가. 슈리 크리슈나다스 아쉬람. 2009.

준다는 것을 알고 있었고, 때로는 종교적 방법이나 기술을 이용해서 일상으로부터 좀 더 편안한 상태로 심신을 올리고 이끌도록 단련하게 되었다고 생각한다. 그 전형이 바로 요가요법에 있는 것이라고 생각된다.

요가 자체의 기원은 오래되어 기원전 2,000년경 인더스 문명시대로 거슬러 올라가고 고대 인도의 바라몬교의 영향을 받아 기원전 1,000년경부터 우파니샤드 성전이 쓰였고, 그로부터 고전적인 요가의 논리가 전달되게 되었다. 기원후 5세기경 편찬된 『요가수트라』라는 경전은 요가의 실천법을 적고 있다. 요가는 지금까지도 계속 다양하게 분화 변천되어 왔고 현재의 주요한 유파는 4개가 되었다.

요가가 건강실현법으로 현대의학과 접점을 가지게 된 것은 1920년에 인도의 카이발야다마 (Kaivalyadhama) 요가 연구소가 창설되고 나서부터이다. 이 연구소는 지금까지도 요가를 실행해 심신에 미치는 영향을 연구하고 있고, 요가대학을 병설해서 인도 중앙정부 공인의 요가요법사를 육성하고 있다. 특히 제2차 세계대전 후 스트레스 사회의 가운데 다발하는 심신증의 치료와 예방에 유효한 건강법으로서 요가를 세계적으로 보급하는 데 공헌해 왔다.

요가와 관련된 설명을 알기 위해서 몇 가지 용어를 살펴보고자 한다.

파탄잘리는 우리 삶의 모든 측면을 내적으로 그리고 외적으로 다루고 있는 〈요가의 완전한 여덟 가지 원칙〉에 대해서 간략히 설명하였다. 이 여덟 가지 원칙(아쉬탕가)은 다음과 같다.[44]

표 13-11. 요가의 여덟 가지 원칙

1. 야마	행위의 수련	2. 니야마	생활양식의 발달
3. 아사나	요가 자세	4. 프라나야마	호흡의 조절
5. 프라티야하라	감각의 조절	6. 다라나	집중
7. 디야나	명상	8. 사마디	깨달음(삼매)

---

44) 데이비드 프롤리, 산드라 서머필드 코젝. 곽미자. 당신을 위한 맞춤 요가. 슈리 크리슈나다스 아쉬람. 2009:24.

최근 한의학, 아유르베다 등의 전통 의학을 재인식하려는 움직임이 있는 가운데 요가에 대해서도 호흡기, 순환기, 대사계통의 생리학, 정신·생리학적 보고가 이뤄지고 있다.

구체적으로는

ⓘ 부교감신경을 우위로 함으로써 얻게 되는 자율신경의 안정,

② 대사기능을 대체로 저하시키는 것,

③ 혈전증에 대한 예방효과,

④ 온도조절기능의 향상,

⑤ 호흡기능의 향상,

⑥ 내분비기능의 향상

⑦ a파의 부활 등을 거론할 수 있다.

소변 속에서 17-OHCS 와 17-KS 수치의 상승이 인정되고, 혈청 콜레스테롤은 감소하여, a의 출현율은 증가하는 것이 관찰된다. 곧 요가라는 기법을 통해서 부교감신경을 우위로 하면 심신의 안정되거나 안정을 유도하는 것이 가능하리라는 점을 시사한다.

(1) 대상 질환과 증상
① 불면증

요가에서는 인간의 의식상태를 ①자구라트(각성상태), ②스와브나(몽면상태), ③스슈프티(숙면상태), ④투리야(제4의 의식상태)로 분류하여, 건강한 경우 ①~④를 향해서 자신의 의식상태를 계속 통합해 나가는 상태라는 것이다. 불면증환자는 ①에서 ②로 가는 프로세스에서 잘 진행되지 않는 상태로, 요가요법의 호흡법(프라나야마: 조기법이라고도 함, 신체적으로 호흡운동을 시켜 breathing exercise기법에 응용하고 있음), 감정의 의식화를 촉진하는 감정조절법(프라티야하라) 등을 통해 개선된다.

②어지럼

어지럼은 여러 가지 원인에 의해 생기지만 특히 자율신경실조에 의해 일어나는 경우 요가요법은 유효하다고 알려져 있다. 이것은 독특한 호흡법에 따라, 본래 체내에서 자율적으로 운영되는 생명활동을 자유자재로 조정하는 것이 가능하도록 하여 부조화로 오고 있는 자율신경계를 의식적으로 조화쪽으로 시정하는 것이라고 한다.

③고혈압증

요가요법과 명상으로, 이산화탄소 배출량과 산소섭취량이 저하되고 호흡 횟수와 심박수가 저하되고, 혈중 유산농도가 감소한다. 이렇게 계속되며, 고혈압증과 고콜레스테롤혈증이 개선된다는 보고가 있다. 그래서 Benson 등은 본태성 고혈압증의 치료법의 하나로서, 'relaxation response'라는 간단한 릭랙스법을 개발해서 좋은 성적을 거둬, 미국의 보건성에서 비약물적 고혈압증 치료법으로 공인되었다.

④기관지 천식 ([요가요법의 각종 기법] 항목을 참고할 것)

⑤정신과 영역에서의 접점

요가에서는 아사나(좌법), 프라나야마(호흡법), 디야나(명상)을 거쳐 '깨달음'이라고 하는 사마디(삼매)로 도달하는 것을 본래의 목적으로 하고 있다. 거기에 도달하는 것으로 인간의 마음 근저에 있는 진실한 자아의 깨우침이 일어나, 그것을 자각하는 것이 가능하게 하는 것이다. (불교에서는 bud(싹)와 비슷한 개념을 쓴다). 이것은 개인이 전인격으로서 높은 레벨에 도달하는 것을 의미하는 것으로 해석한다. 정신과 치료 측면과 서로 통하는 방안이 있을 것으로 보인다. 예를 들면 심신증 환자에서 성격 특징은 시프네오스(Sifneos)가 말한 바와 같이 감정표현불능증(alexithymia)이 있을 수 있는데, 이는 정신적 갈등이 언어화가 안 되고 정동체험을 표출하는 게 어렵게 된다. 앞서 말한 개념과 기법은 수천 년의 시간을 거치면서 전승되어 온 것이다. 실제로 이러한 개념을 서양에서 시작한 것은 프로이트의 등장에서부터이다.

요가요법에서는 호흡운동(breathing exercise)와 아사나(asana)를 눈을 감고 시행하는 사이에 그 움직임에서 발생하는 신체감각에 환자의 의식을 집중시키도록 지도한다.

이것이 심신증환자에게 심체 감각을 되돌리게 하여 위에서 말한 성격 특징이 치료에 결합되게 하여 결과적으로 증상의 개선을 도모하게 하는 것이다. 한층 더 요가요법을 응용해서 반복한 이미지 훈련에서 면역력을 향상시켜 암의 치료에도 도움이 되는 방법(사이몬튼 요법)도 널리 알려지고 있다.

⑥ 임부를 위한 요가(maternity 요가)

1992년 모리타 등은 임신 중 생리적 변화로 생기는 여러 가지 기능저하나 임신 특유의 불쾌한 증상을 해소할 목적으로 요가를 시행할 것을 제창했다. 특히 요통, 어깨뭉침, 변비, 장단지에 쥐가 나는 등의 불편한 증상을 개선하고자 하는 것이며, 나아가 신체뿐 아니라 정신적인 릴렉스 효과를 얻고자 하는 것이다. 일본에서는 일본마터니티요가협회, 일본마터니티피트니스협회 등이 운영되고 있다.

⑦ 고령자를 위한 요가

고령자는 신체가 쇠약해지는 것에 동반해 통증이나 난청 등의 신체적 스트레스, 죽음에 대한 공포, '자신의 이야기를 전달할 수 없다'는 정신적 스트레스를 느끼는 경우가 많다. 이러한 고령자 특유의 스트레스 완화와 일상생활 동작 능력 향상을 위해서 실시하는 요가는 실버 요가라고 불리기도 한다.

(2) 요가의 각종 기법

아사나(asana: 좌법, 일련의 체위 변경), 호흡운동(breathing exercise)기법, 프라나야마 (pranayama: 호흡법, 양 눈을 감고 복식호흡을 빠르게 하면서 한쪽 코로만 호흡을 하는 등, 일정한 기법이 있고 독특한 완급이 있는 일련의 호흡을 의식적으로 시행한다), 및 디야나(명상)법이 있다. 신체 정화법(클리어)이라고 불리는 요가의 각종 정화법도 심신증의 심리적 치료법으로서 효과를 거둘 수 있다. 예를 들면 수트라 네티(Sutra Neti)라는 고무 제품의 카테터를 코에서 후두로 넣어서 그 한쪽 끝을 입에 꺼내서 비강을 마찰하는 정화법이다. 이것을 이용해서 기관지 천식 환자에게는 이물을 비강에 넣어서도 신경 과민성을 일으키지 않도록 의식이 적어지게 하는 방법이라고 한다. 일정한 효과도 거두고 있다고 한다. 심리요

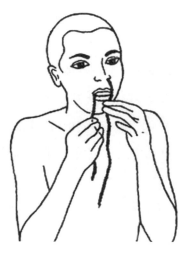

13-22. 수트라 네티

법의 내관법도 넓은 의미의 자기 발견 방법으로서 요가요법이라고 생각된다.

(3) 요가의 면역활성작용

요가의 숙련자에서는 아사나 기간에 비해서 프라나야마기간에 α파 출현율의 변화와 프라나야마기간의 전후에 NK 세포의 활성 수치 변화 사이에 정상관관계가 있다고 한다[45]

Anand 등은 α파의 진폭은 요가의 디야나(명상)에 따라 증가한다는 보고를 하였고, Satyanarayana 등은 요가 시행을 30일간 계속하는 것으로 α파의 출현율이 후두부와 전부엽 앞 부근에서 증가하는 것을 보고하였다. 한편 숙련자에서는 아사나, 프라나야마, 디야나의 단계를 밟아서 진행하면서 α파의 출현율이 증가하고 심신의 이완이 깊어지는 효과가 있음을 알 수 있다[46]

프라나야마는 의식적으로 호흡을 조절하는 방법으로, 적지 않은 정신적 집중이 필요하다. α파의 출현율은 아사나(좌법)에 비해서 호흡법에서 유의하게 증가

45) Kamei T et al. Correlation between alpha rhythms and natural killer cell activity during yogic respiratory exercise. Stress and Health. 2001;17:141-145.
46) 今西二郎(Imanishi Jiro). 補完·代替医療 - 統合医療. Kyoto:KINPODO. 2008:119.

한다.

즉 프라나야마 기간에 있어서 α파의 출현율의 증가와 NK활성의 상승과의 상관성은 스트레스를 받지 않는 상태의 정신적 집중이 NK세포의 기능을 단시간에 증가시키는 것을 보여준다고 할 수 있다. 다만, 아직 기전에 대해서는 어떠한 신경전달물질이나 신경-면역-내분비의 네트워크가 매개하는 것이라고 생각되지만, 상세한 것에 대해서는 아직 명확하지 않다.

8) 명상요법 [47)

명상의 역사는 인류의 역사와 함께 하여, 동양에서는 오래전부터 명상법으로서 전통적인 요가나 좌선이 있었다. 명상을 좀 더 계통적으로 종합한 것이 인도의 요가이다. 그 후 요가는 신체적인 단련을 주체적으로 하는 하타 요가, 명상을 주체적으로 하는 라쟈 요가, 철학적 사색을 주체적으로 하는 지나-나 요가, 인격신을 숭배하는 신앙적 바쿠치 요가, '만트라'를 암송하는 만트라 요가 등으로 나뉘었고, TM(Transcendental Meditation: 초월명상)이나 자율훈련법, 일본의 모리타요법 등의 원리는 모두 요가에서 발생한 것이라 할 수 있다.

명상에 대해서 West는 '개인이 하나의 대상, 개념, 이미지, 또는 체험에 자기를 위치시키려는 주의(注意)나 의식을 향하는 연습'이라고 정의하였고, Goleman 등은 '하나의 표적으로 삼는 감각에 향해서, 의식을 통합적, 지속적으로 집중시키는 것'이라고 하였다. 안도(安藤)는 '더욱 고도의 의식상태 또는 더욱 고도의 건강해지려는 상태를 끌어내기 위한 정신적 프로세스를 가지런히 하는 것을 목적으로 의식을 집중하는 의식적 훈련이지만, 현대에서는 릭랙션을 목적으로 한다거나, 어떤 종류의 심리치료를 목적으로 행하는 것'이라고 하였다.

야마자키(山崎)는 명상을 광의의 명상법, 협의의 명상법, 관상법으로 크게 구별하였다.

---

47) 今西二郎(Imanishi Jiro). 補完·代替医療 - 統合医療. Kyoto:KINPODO. 2008:257-263.

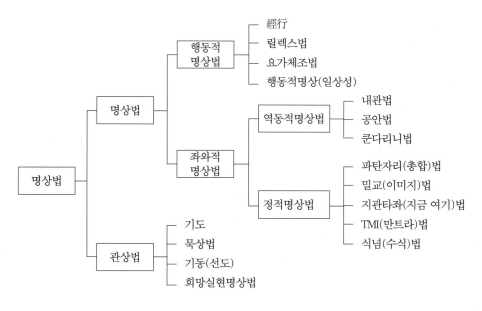

그림 13-23. 명상법의 분류

(1) 대상 질환과 증상

명상에 의한 효과가 있는 것으로는 고혈압 환자의 혈압강하, 혈청 콜레스테롤 농도의 저하, 동맥혈 중의 유산농도의 저하, 피부 전기저항 반응의 안정, 체온·내당능·지첨맥파 등의 항상성 유지기능의 향상, 비만자의 체중감소 및 마른 사람의 체중증가, 기관지천식의 경감, 관상동맥질환의 치료, 불면증의 호전, 불안 및 스트레스 경감, 알콜 및 약물 남용의 억제, 만성 통증 및 생리통·두통의 경감, 공포증의 탈감작법, 정신건강 등이 있다.

(2) 방법

명상의 실천에는 다양한 형식이 있다.

 ① 눈을 뜨고 그림이나 초의 불꽃, 흰 벽을 응시하는 방법

 ② 눈을 감고 입으로 읊조리거나 소리를 내지 않고 만트라를 반복하는 방법

 ③ 극도로 천천히 혹은 보통의 속도로 걷는 방법

 ④ 몇 시간이라도 계속 손을 편 채로 빙글빙글 돌리는 방법

⑤ 후-후-후 하고 강하게 외치면서 점프를 반복하는 방법 등이다.

여기서는 "릴랙션 테크닉"이라고 하는 Benson과 Klipper에 의해 제시된 방법을 보여준다. 이것은 TM(초월명상)의 변법이다.

[명상의 준비]

① 명상의 장소
명상은 어디서든 할 수 있지만, 사람의 출입이 없이 마음을 가라앉힐 수 있는 일정한 장소가 좋다. 입원 중에는 개인실이 바람직하지만 큰 병실에 있다 하더라도, 사람이 없는 틈에 침대나 의자에 앉아서도 실행할 수 있다.

②복장
헐렁한 옷을 입는다. 발은 양말이나 슬리퍼 정도로 하고, 시계는 풀어 놓는 편이 좋다.

③명상의 횟수와 시간대
1일 1~2회, 아침·저녁으로 행하는 경우가 많다. 소화기능은 릴랙스 반응에 방해가 되므로 식후 2시간 정도가 좋다. 공복시나 심한 운동을 한 뒤, 입욕 직후도 피한다.

④명상 대상자에게 지도하는 경우
- 충분한 사전동의를 받는다.
- 평가(assessment)의 실시: 건강 레벨이 극도로 저하된 경우, 안정되지 않는 경우에는 적용이 되지 않기에 명상에 적당한지 충분히 평가를 실시한다.
- 느긋하게 지시: 도와주는 사람은 명상 대상자의 근처에서, 입으로 말을 걸 수 있는 정도로 천천히 지시한다.
- 충분한 관찰: 명상 중에는 충분히 관찰하고, 피로한 기색이 보이거나 안정되지 않는 상태가 느껴지면 중지시킨다.

[명상의 실시]

① 안락한 자세로 조용히 앉는다.

② 조용히 눈을 감는다.

③ 근육을 릴랙스시킨다.

　　근육을 발끝부터 릴랙스 시켜서 서서히 안면근육까지 진행한다.

④ 심호흡을 한다.

　　코로부터 심호흡을 들이마시고 천천히 숨을 내뱉으며 심호흡을 수회 반복한다.

⑤ 호흡에 의식을 집중한다.

- 자연스럽게 호흡하고 호기시에는 소리를 내지 않고 마음속으로 '하나' 또는 숨을 들이쉬고 내뱉을 때 '하나'라고 말한다.

- '하나' 대신에 정신적인 궁리로서 사용되는 것이 '만트라(진언眞言)'를 이용해도 좋다. '하나'라고 하는 소리나 만트라는 깊은 의식레벨에 도달하기 위한 탈 것이 되어, 명상에 들어가는 것을 도와주는 수단이 된다.

⑥ 이 상태를 10~20분 지속한다.

- 명상 중에 잡념이 떠올라 오는 경우가 있는데, 잡념이 떠오르는 것은 보통 있는 일이므로 별로 신경 쓰지 않아도 된다. 잡념은 있는 채로 하고 다시 마음의 소리에 주의를 향해서 '하나'라고 반복한다.

- 표층적인 의식에서는 근심이나 걱정하는 것이 있어서 마음이 가라앉지 않는 상태이더라도, 명상으로 깊은 의식 레벨에 도달하면 의식은 평온하게 된다. 그것은 비가 오는 날에 높은 상공에 비행기 위에 태양이 반짝이는 것과 같은 상태이다.

- 명상중에 지복체험(至福體驗)을 하는 경우도 있는데, 어떤 의식상태이더라도 그것에 빠지지 않도록 한다.

- 명상체험은 동일한 사람이더라도 그때의 상황, 상태에 따라서 달라지는 개별성이 큰데, 이것 저것 생각하지 않고 다만 무사기(無邪氣; 솔직하고 악의가 없는 상태)로 명상행위를 지속한다. 연습을 쌓으면 편하게 할 수 있게 된다.

- 시간을 확인하는 것은 눈을 뜨고 시계를 봐도 되지만, 자명종 시계는 사용하지

않는다.

⑦ 종료한다.

끝나면 눈을 감은 채 수 분간 앉아서, 그 뒤 천천히 눈을 뜬다. 종료후의 기분이나
상태를 관찰하고 평가한다.

(3) 작용기전

명상의 제일 조건은 전신의 근육을 릴랙스하는 것이지만, 근섬유의 릴랙스에
서, 근방추 속에 존재하는 감각신경 Ia, II 등에 의해 정보가 감약되어, 뇌의 흥
분이 저하된다. 따라서 명상중에 생리적 변화로서,

① 산소소비량과 이산화탄소 배출량이 큰 폭으로 감소하고, 대사율이 저하

② 호흡수, 분당 환기량, 심박수가 감소

③ 피부 전기저항 반응이 안정화

④ 동맥혈의 산소분압과 이산화탄소분압, 산염기평형, 혈압이 안정화

⑤ 동맥 중의 젖산 농도가 감소

⑥ 뇌파의 전두부와 두정부에서 α파와 θ파가 증대되는 등이 연구에서 확인되
었다.

명상과 더불어 호흡에 따라서 자율신경이 정상화되어 뇌의 기능이 향상되고,
심리적인 건강이 유도되며, 억제된 마음이 조장되게 된다. 이것은 제4의 의식
상태의 존재를 지지하는 것이 된다. 생리학자 Wallace는 명상 중에 의식상태
로서, 통상의 의식상태를 '명상', '꿈', '눈뜸'의 3가지 의식상태 외에 '평온함의
기민함'이라고 불리는 제4의 의식상태를 제창했다. 곧, 통상의 '눈뜸'의 상태와
다른, 마음도 신체도 깊이 편안해 있으면서 의식은 기민하게 눈떠있는 상태이
다. Tart는 명상 중 상태를 통상의 식상태에 대비하여 변성의식상태의 하나로
보고 있다.

(4) 임상평가, EBM현황, 문제점

명상은 웰니스와 전체적인 건강에 관한 문헌에서 이완요법으로 추천되어 주목받고 있다. 이완요법으로서 명상을 임상으로 도입하고자 하는 경우 몇 개의 처리해야 할 과제가 있다. 먼저 명상에 관한 지도자가 필요하며, 개개의 대상에 맞는 적절한 기법을 지도하며, 명상 중에 일어나는 문제의 처리, 평가 등을 실행해야 한다.

초월명상(TM)에 대해서는 특별히 지도가 필요하며, 명상에 대한 부작용은 적지 않은데, 때때로 어지럼, 현실과 동떨어진 느낌, 불안, 우울감, 안정되지 못함 등의 폐해가 보고되고 있으므로 신중히 대응할 필요가 있다.

9) 삼림치료 [48)](#)

삼림에 들어가서 편안하게 시간을 보내는 것은 건강의 회복과 증진을 도모하기 위해서 효과적이라고 생각이 든다. 일본에서는 1982년 임야청(林野廳)에서 '삼림욕'이라는 용어를 사용했는데 아마도 이러한 것이 삼림에 들어가서 마치 목욕하듯이 맑은 공기를 마시고 온다는 의미를 잘 묘사하는 것이라 보인다. 그런데 한 걸음 더 나아가 '삼림치료'는 '삼림욕'보다는 의학적인 면이 더 들어간 표현으로 '삼림을 이용해서 건강의 회복과 증진을 도모하는 것'이라고 정의된다. 처음 '삼림치료'의 용어가 사용된 것은 일본에서 1999년 학회를 중심으로 사용되었고, 시민사회에서는 여러 가지 연구회가 만들어졌다. 일본에서 2004년 임야청과 후생노동성이 옵서버로서 참여하는 '삼림테라피연구회'가 설립되었다. 삼림테라피라는 말은 '과학적 근거에 기초하여 삼림의 효과를 건강의 유지와 증진에 활용하는 대책의 총칭'이라고 정의하였다. 삼림테라피스트, 테라피로드 등의 명칭이 사용되고 있다.

---

48) 今西二郎(Imanishi Jiro). 補完·代替医療 - 統合医療. Kyoto:KINPODO. 2008:349-355.

(1) 삼림요법 모델 - 독일의 크나이프요법

독일의 크나이프요법은 삼림요법의 모델 중 하나로서 소개되는 경우가 많다. 크나이프요법은 독일의 크나이프(S. Kneipp, 1821-1897)가 제창한 자연을 이용한 요법으로서, 자신의 결핵을 '수치료'로 완치한 경험에서 만들어진 것이다. 온냉수를 이용하는 '수치료'가 중심이 되어 삼림을 산책하는 것을 포함한 '운동요법', 균형 잡힌 음식물을 섭취하는 '식이요법', 허브나 약초를 사용하는 '식물요법', 심신의 조화 및 신체 내외와 자연과의 조화를 도모하는 '조화요법'의 5가지로 구성되어 있다. 크나이프요법의 적응이 되는 질환이나 증상으로는 심장·순환기질환, 관절 류마티스 질환, 소화기질환, 불면증, 신경증 등이 있다.

운동요법에는 삼림을 산책하는 것이 포함되어 있는데 증상이나 체력에 알맞게 거리나 경사를 달리하는 코스를 걷는 것이다. 삼림의 개요나 크나이프요법을 견학하는 프로그램, 호흡·순환기계의 운동이나 재활을 중간에 넣는 프로그램, 산림치유지도사의 안내에 따라서 시행하는 삼림학습프로그램 등이 있다.

호흡·순환기계 산책은 '호흡체조가 딸린 산책'이며, 40분간 걷고, 20분간 '호흡체조'를 하는데 대략 2회정도 하면 2시간30분정도를 하게 된다. 삼림 가운데 설치된 '보행수조'에서 냉수욕을 시행하는 경우도 있다. 이 프로그램은 크나이프요법사나 크나이프의사가 동반하여 지도하는 것으로 되어 있다.

크나이프요법은 독일에서 건강보험의 적용이 가능한데, 일정한 조건을 갖추면 크나이프 요양지로 인정을 받을 수 있다. 요양지의 인정조건은 풍부한 자연환경과 요양에 적절한 기후를 갖추고 있을 것, 산책 코스를 갖는 삼림 및 요양공원을 가지고 있을 것, 의학적으로 요양 효과를 증명하는 장기간의 데이터를 축적하고 있는 것, 적절한 의료스텝과 의료설비를 갖추고 있는 것이다.

• 대상 질환과 증상

　삼림요법이 적응이 되는 대상 질환과 증상은 아래와 같다.

　생활습관병

　당뇨병

고혈압증

순환기질환

심신증

신경증, 우울증

수면 리듬의 부조화, 불면증

지적장애

치매

일상적 스트레스 및 괴로움

　또 고령자의 낙상예방을 목적으로, 운동, 지지기관의 트레이닝으로서 시행하는 경우도 있다. 그러나 이러한 대상 질환과 증상에 대해서 효과의 과학적 검증은 아직 충분하지 않은 면이 있어서, 이후로 연구의 진전이 있기를 기대하고 있다.

(2) 방법
① 삼림산책

　삼림산책은 스트레스 완화, 이완의 유도, 생활습관병의 예방 등을 도모할 수 있다. 재활은 지형의 고저차를 활용해서 행할 수 있다. 대상자에 어울리게 기존의 삼림을 조금 변경해서 정비한다면, 가까이 있는 어떤 삼림도 삼림요법에 이용할 수 있다. 예를 들면 삼림 내에 표지를 설치하고, 길이 헷갈리지 않게 산책코스를 제공한다. 경치가 좋은 장소에는 휴게를 위해서 벤치나 정자를 설치하면 좋다. 많은 사람이 이용하는 경우에는 화장실도 준비되어 있는 것이 좋다. 휠체어를 이용하는 사람에게는 포장된 충분한 폭의 도로가 필요하다. 삼림 내 울창하지만 불쾌한 인상을 주는 경우에는 수목을 적절히 벌채하여 밝게 하고 마음이 편하도록 환경변화를 하는 것도 좋다.

　고령자나 체력이 떨어진 사람들을 위해서 고저차가 적은 코스를 선택하게 한다. 대상자가 다양한 경우에는 거리나 고저차 등에 따라 레벨을 나눠서 산책 코스를 준비하고 질환의 내용이나 몸 상태에 따라 코스를 선택하게 한다. 산책 코스 중간에 광장을 설치하여 그곳에서 exercise를 하도록 가르칠 수 있다.

삼림산책 시간은 체력에 어울리게 조정하지만, 경험적으로는 30분에서 1시간 정도로부터 시작하는 것이 적당하다. 삼림산책방법도 정해진 것은 아니므로 나뭇잎 사이로 비치는 햇빛, 상쾌한 공기를 마시며, 그때 그때의 자태를 보이는 나무나 풀을 보며, 새 지저귐을 듣고, 떨어진 낙엽을 밟으며 다양한 감각을 충분히 움직이게 하며 산책하면 좋은 것이다. 중간에 휴식 장소에 exercise를 넣는다든지 조용히 앉아서 경치를 구경한다거나 명상을 시행하는 것도 좋다.

삼림의 가이드로서 산림치유지도사를 동반해서 삼림산책을 즐기면 한층 더 깊은 맛을 느낄 수 있고, 중간에 exercise를 지도한다거나 안전한 삼림산책이 되도록 하는 것도 효과적이다.

② 삼림 내에서의 작업

삼림 내에서 수목이나 임산물을 이용해 간단하게 작업을 시행하는 것을 통해 작업요법으로도 효과를 기대할 수 있다. 삼림 내에서 작업은 심신의 장애를 가진 사람의 치료나 교육에 이용되기도 한다. 작업프로그램에는 예를 들면 원목을 운반하거나, 가지치기, 나무 심기, 숯 만들기 등이 있다. 단순한 작업 동작이 하기 편해서 좋을 수 있고, 작업 후에 성취감도 맛볼 수 있도록 고안해 두는 게 중요하다.

③ 삼림내에서 카운셀링

상담자는 카운셀러와 함께 삼림을 걸으며, 때로는 도중에 휴식을 취하며 카운셀링을 받는다. 상담자가 익숙해질 때까지 짧은 산책부터 시작해 천천히 상담자의 페이스에 맞춰 시간을 늘려가는 것이 좋다.

그 외에 숲에서 혼자가 되어 자기를 되돌아보는 셀프 카운셀링이나 그룹 카운셀링 워크라고 하는 형식도 있다.

(3) 작용기전

① 복합적 작용기전

삼림환경이 사람에게 작용하는 기전은 단순하지 않다. 빛, 소리, 바람, 향기 등 다양한 물리적 자극은 사람에게 작용되어 심신의 피로를 덜어내고 리프레쉬(refresh)된 기분이 들게 된다. 몸을 움직이는 것은 운동요법으로서 효과도 준다. 또 사람의 사고를 매개로 해서 생기는 작용도 있다. 예를 들면, 나이가 든 큰 나무에 대해서 드는 경외감, 어렸을 때 숲에서 놀던 기억, 역사적 유산으로서 관심, 생물에 대한 자애감 등, 모든 요소들이 삼림환경의 체험에 영향을 준다. 삼림요법의 효과는 이러한 요인이 복합적으로 작용해서 결과적으로 발휘되는 것이다. 아래에서 일부 작용기전을 소개한다.

② 삼림의 풍경

삼림의 풍경은 시각적으로 치유의 효과를 가진 것으로 알려져 있다. 삼림의 풍경은 공포감과 같은 부정적 감정을 경감시키고 애정이나 기쁨과 같은 긍정적 감정을 증진시킨다. 또 도시보다 삼림의 풍경을 보는 것이 급성 스트레스의 회복을 빠르게 한다고 알려져 있다.

③ 숲의 향기 – 피톤치드

피톤치드는 모든 식물이 생산하는 휘발성 및 비휘발성 물질로 다른 생물에게 영향을 주는 것이라고 정의된다. 숲의 향기는 피톤치드 중에서도 수목에서 유래하는 테르펜류의 휘발성물질이 중심이 된다. 이것은 수목이 다른 생물로부터 자신을 지키기 위해서 생산하는 물질이다. 노송나무나 소나무류에서는 α-피렌, 녹나무에서는 캄파 등, 나무 종류에 따라 다양한 성분이 알려져 있다. 효능은 성분의 종류, 농도에 따라 다르지만, 진정작용이나 면역기능 증강작용도 보고되어 있다. 다만, 삼림 내에 존재하는 농도에서 피톤치드가 사람에게 어떤 영향을 주는지는 명확하게 알려져 있지 않다.

④ 장소의 특성

삼림에서 치료 및 교육을 하거나 카운셀링을 하는 것에는 삼림이 갖는 장소의 특성도 효과적인 작용을 하고 있다.

지적장애가 있는 사람에게 치료 및 교육에 대해서 실내에서는 돌발행위, 이상행동, 표정이나 감정의 면에서 진정되지 않는 상태, 커뮤니케이션의 결여가 보인다 하여도, 삼림산책이나 작업을 행하는 것으로 내적인 스트레스가 발산되어 감정적으로 안정이 되고, 커뮤니케이션이 원활하게 되는 등 효과가 관찰된다. 또 카운셀링에 있어서 삼림 내에서는 자연으로 둘러싸여 릴랙스가 된 상태로 상담이 가능하며, 자기 수용도가 향상되는 점, 걱정이나 스트레스, 불안감, 초조감, 우울증 등의 증상이 완화되는 것 등 유용성이 경험적으로 알려져 있다.

삼림은 마음껏 몸을 움직일 수 있는 장소이며 크게 흥미를 일으키는 것들과 만날 수 있는 곳으로 이완이 되는 쾌적한 장소이다. 또한 일상 생활공간으로부터 떨어진 곳으로(전지효과), 산 위에서 내려다본다거나 수목에 둘러싸인 것으로부터 자신의 걱정거리가 작게 되는 것 등을 생각할 수 있는 장소이기도 한 특징이 있어, 이러한 것이 유효하게 작용하는 것이 아닐까 생각된다.

(4) EBM의 현황, 문제점

현재까지 삼림요법의 과학적 근거는 충분히 검증되지 않았다. 그러나 환경심리학 분야에서는 자연의 풍경을 가지고 치유 효과에 대해서 연구가 진행되고 있으며, 일정한 결과가 축적되고 있다. 병원의 창으로 보이는 풍경 효과에 대해서 조사해 본 연구에서는 창에서 서 있는 나무가 보이는 방과 벽돌벽이 보이는 방에 있는 환자의 수술 후 입원 일수와 간호기록지의 기록, 진통제 투여수의 비교를 보았을 때, 창에서 서 있는 나무를 볼 수 있는 방에 있던 환자가 양호한 회복을 보여주었다. 또, 휴가에서 원생 자연이 남아 있는 장소에 갔던 사람은 도시로 나갔던 사람이나 휴가에 밖으로 나가지 못했던 사람과 달리, 여행 후 일의 능률이 개선되었다는 연구가 있다.

삼림산책에 대해서도 연구가 진행되고 있다. 삼림산책은 당뇨병환자의 혈당치를 저하시키고 기분프로필검사(POMS)나 다면적 감정척도(MMS) 단축판에서 측정되는 긴장이나 불안, 분노, 적대감, 억울감, 피로 등의 부정적 감정을 경감시키고 활기나 활동적으로 쾌적한 긍정적 감정을 증진시킨다는 것이 명확하게 밝혀졌다.

삼림 내에서 작업이나 카운셀링을 하는 효과에 대해서도, 경험적으로 말하는 점이 많다는 문제가 있지만, 몇 개의 보고가 있다. 일본, 캐나다, 스웨덴 등의 지적장애자의 재활(갱생)시설에서는 삼림에서 치료와 교육의 사례가 많이 보고되어 있다. 통나무나 가지를 운반하는 프로그램을 통해서 자폐증의 완화에 효과를 올린 사례, 중증의 정신지체 등의 지적장애자, 자폐증 등의 발달장애자가 장기간에 걸쳐 삼림 내에서 작업이나 산책을 하는 경우 신체능력, 커뮤니케이션 능력, 자기 효용감, 감정안정도, 생활 리듬 향상 등이 좋아졌고 패닉, 자해 등의 행동장애, 이식증 등의 이상행동 빈도가 감소하였다는 보고가 있다. 카운셀링에 대해서는 자신이 안고 있는 걱정거리를 경감시키고, 있는 그대로의 자신을 받아들일 수 있는 자기 수용도가 높아진다는 보고, 트라우마 관련 질환(PTSD) 환자의 홀로 남기, 사회성, 공격행동에 대해 양호한 효과를 거둘 수 있다는 보고가 있다.

삼림요법은 삼림에 둘러싸인 산허리지대를 활성화하고자 하는 움직임도 있어 주목을 받고 있다. 그러나 의료의 현장에서는 삼림요법을 실천하기 위해 환경을 정비하고 인력을 육성해야 하는 점은 과제이다. 또 과학적 근거를 얻기 위해 연구를 더욱 충실히 하여 보완대체요법으로서 평가를 결정해나가야 할 필요가 있다.

부록 1

〜彡 !彡〜

〈14경혈과 경혈명〉

	한글명	영문명
1	수태음폐경(手太陰肺經)	Lung Meridian
2	수양명대장경(手陽明大腸經)	Large Intestine Meridian
3	족양명위경(足陽明胃經)	Stomach Meridian
4	족태음비경(足太陰脾經)	Spleen Meridian
5	수소음심경(手少陰心經)	Heart Meridian
6	수태양소장경(手太陽小腸經)	Small Intestine Meridian
7	족태양방광경(足太陽膀胱經)	Bladder Meridian
8	족소음신경(足少陰腎經)	Kidney Meridian
9	수궐음심포경(手厥陰心包經)	Pericardium Meridian
10	수소양삼초경(手少陽三焦經)	Triple Energizer Meridian
11	족소양담경(足少陽膽經)	Gallbladder Meridian
12	족궐음간경(足厥陰肝經)	Liver Meridian
13	독맥(督脈)	Governor Vessel
14	임맥(任脈)	Conception Vessel

	한글명	영문명	부위
		1. 수태음폐경(手太陰肺經)	
LU1	중부(中府)	Jungbu	앞가슴 부위, 첫째 갈비사이공간과 같은 높이, 빗장아래오목의 가쪽, 앞정중선에서 가쪽으로 6촌
LU2	운문(雲門)	Unmun	앞가슴 부위, 빗장아래오목의 오목한 곳, 어깨뼈 부리돌기 안쪽, 앞정중선에서 가쪽으로 6촌
LU3	천부(天府)	Cheonbu	위팔 앞 가쪽면, 위팔두갈래근의 바로 가쪽 모서리, 앞겨드랑주름에서 아래로 3촌

LU4	협백(俠白)	Hyeopbaek	위팔 앞 가쪽면, 위팔두갈래근의 바로 가쪽 모서리, 앞겨드랑주름에서 아래로 4촌
LU5	척택(尺澤)	Cheoktaek	팔꿈치 앞쪽면, 팔오금주름, 위팔두갈래근힘줄의 가쪽 오목한 곳
LU6	공최(孔最)	Gongchoe	아래팔 앞 가쪽면, 척택(LU5)과 태연(LU9)을 연결하는 선 위, 손바닥쪽 손목주름에서 위로 7촌
LU7	열결(列缺)	Yeolgyeol	아래팔 노쪽면, 긴엄지벌림근힘줄과 짧은엄지폄근힘줄 사이, 긴엄지벌림근힘줄 고랑의 오목한 곳, 손바닥쪽 손목주름에서 위로 1.5촌
LU8	경거(經渠)	Gyeonggeo	아래팔 앞 가쪽면, 노뼈붓돌기와 노동맥의 사이, 손바닥쪽 손목주름에서 위로 1촌
LU9	태연(太淵)	Taeyeon	손목 앞 가쪽면, 노뼈붓돌기와 손배뼈의 사이, 긴엄지벌림근힘줄의 자쪽 오목한 곳
LU10	어제(魚際)	Eoje	손바닥, 첫째 손허리뼈의 노쪽 중점, 적백육제
LU11	소상(少商)	Sosang	엄지손가락, 끝마디뼈의 노쪽, 엄지손톱 노쪽 뿌리각에서 몸 가쪽으로 0.1지촌(指寸), 엄지손톱의 노쪽 모서리를 지나는 수직선과 엄지손톱 뿌리를 지나는 수평선이 만나는 지점
수양명대장경(手陽明大腸經)			
LI1	상양(商陽)	Sangyang	집게손가락, 끝마디뼈의 노쪽, 집게손톱 노쪽 뿌리각에서 몸 가쪽으로 0.1지촌(指寸), 집게손톱의 노쪽 모서리를 지나는 수직선과 집게손톱 뿌리를 지나는 수평선이 만나는 지점
LI2	이간(二間)	Igan	집게손가락, 노쪽 둘째 손허리손가락관절의 먼쪽 오목한 곳, 적백육제
LI3	삼간(三間)	Samgan	손등, 노쪽 둘째 손허리손가락관절의 몸쪽 오목한 곳
LI4	합곡(合谷)	Hapgok	손등, 둘째 손허리뼈 노쪽의 중점
LI5	양계(陽谿)	Yanggye	손목 뒤 가쪽면, 손등쪽 손목주름의 노쪽, 노뼈붓돌기 몸쪽의 해부학적 코담배갑(anatomical snuffbox)의 오목한 곳

LI6	편력(偏歷)	Pyeollyeok	아래팔 뒤 가쪽면, 양계(LI5)와 곡지(LI11)를 연결하는 선 위, 손등쪽 손목주름에서 위로 3촌
LI7	온류(溫溜)	Ollyu	아래팔 뒤 가쪽면, 양계(LI5)와 곡지(LI11)를 연결하는 선 위, 손등쪽 손목주름에서 위로 5촌
LI8	하렴(下廉)	Haryeom	아래팔 뒤 가쪽면, 양계(LI5)와 곡지(LI11)를 연결하는 선 위, 팔오금주름에서 아래로 4촌
LI9	상렴(上廉)	Sangnyeom	아래팔 뒤 가쪽면, 양계(LI5)와 곡지(LI11)를 연결하는 선 위, 팔오금주름에서 아래로 3촌
LI10	수삼리(手三里)	Susamni	아래팔 뒤 가쪽면, 양계(LI5)와 곡지(LI11)를 연결하는 선 위, 팔오금주름에서 아래로 2촌
LI11	곡지(曲池)	Gokji	팔꿈치 가쪽면, 척택(LU5)과 위팔뼈 가쪽 위관절 융기를 연결하는 선의 중점
LI12	주료(肘髎)	Juryo	팔꿈치 뒤 가쪽면, 위팔뼈 가쪽 위관절융기의 위 가쪽 관절융기 윗능선 앞쪽
LI13	수오리(手五里)	Suori	위팔 가쪽면, 곡지(LI11)와 견우(LI15)를 연결하는 선 위, 팔오금주름에서 위로 3촌
LI14	비노(臂臑)	Bino	위팔 가쪽면, 어깨세모근 모서리의 바로 앞쪽, 곡지(LI11)에서 위로 7촌
LI15	견우(肩髃)	Gyeonu	팔이음뼈, 봉우리 가쪽 모서리의 앞쪽끝과 위팔뼈 큰결절 사이의 오목한 곳
LI16	거골(巨骨)	Geogol	팔이음뼈, 빗장뼈의 봉우리끝과 어깨뼈가시 사이의 오목한 곳
LI17	천정(天鼎)	Cheonjeong	목 앞쪽면, 반지연골과 같은 높이, 목빗근 모서리의 바로 뒤쪽
LI18	부돌(扶突)	Budol	목 앞쪽면, 방패연골 위쪽 모서리와 같은 높이, 목빗근의 앞뒤 모서리 사이
LI19	구화료(口禾髎)	Guhwaryo	얼굴, 인중 도랑의 중점과 같은 높이로, 콧구멍 가쪽 모서리의 아래
LI20	영향(迎香)	Yeonghyang	얼굴, 콧방울고랑 위, 콧방울 가쪽 모서리의 중점과 같은 높이
족양명위경(足陽明胃經)			

ST1	승읍(承泣)	Seungeup	얼굴, 안구와 눈확아래 모서리의 사이, 동공의 바로 아래
ST2	사백(四白)	Sabaek	얼굴, 눈확아래 구멍
ST3	거료(巨髎)	Georyo	얼굴, 동공의 바로 아래, 콧방울 아래쪽 모서리와 같은 높이
ST4	지창(地倉)	Jichang	얼굴, 입꼬리 옆에서 가쪽으로 0.4지촌(指寸)
ST5	대영(大迎)	Daeyeong	얼굴, 아래턱뼈각, 깨물근 부착 부분의 앞쪽 오목한 곳, 얼굴동맥 위
ST6	협거(頰車)	Hyeopgeo	얼굴, 아래턱뼈각에서 위 앞쪽으로 손가락 가로 한 마디(가운뎃손가락)되는 곳
ST7	하관(下關)	Hagwan	얼굴, 광대활 아래쪽 모서리의 중점과 턱뼈패임 사이의 오목한 곳
ST8	두유(頭維)	Duyu	머리, 이마 모서리의 앞이마 머리카락 경계선에서 바로 위 0.5촌, 앞정중선에서 가쪽으로 4.5촌
ST9	인영(人迎)	Inyeong	목 앞쪽 부위, 방패연골의 위쪽 모서리와 같은 높이, 목빗근의 앞쪽, 온목동맥 위
ST10	수돌(水突)	Sudol	목 앞쪽 부위, 반지연골과 같은 높이, 목빗근 모서리의 바로 앞쪽
ST11	기사(氣舍)	Gisa	목 앞쪽 부위, 작은빗장위오목, 빗장뼈복장끝의 위쪽, 목빗근의 빗장뼈머리와 복장뼈머리 사이의 오목한 곳
ST12	결분(缺盆)	Gyeolbun	목 앞쪽 부위, 큰빗장위오목, 앞정중선에서 가쪽으로 4촌, 빗장뼈 위쪽의 오목한 곳
ST13	기호(氣戶)	Giho	앞가슴 부위, 빗장뼈 아래쪽, 앞정중선에서 가쪽으로 4촌
ST14	고방(庫房)	Gobang	앞가슴 부위, 첫째 갈비사이공간, 앞정중선에서 가쪽으로 4촌
ST15	옥예(屋翳)	Ogye	앞가슴 부위, 둘째 갈비사이공간, 앞정중선에서 가쪽으로 4촌
ST16	응창(膺窓)	Eungchang	앞가슴 부위, 셋째 갈비사이공간, 앞정중선에서 가쪽으로 4촌
ST17	유중(乳中)	Yujung	앞가슴 부위, 젖꼭지 가운데
ST18	유근(乳根)	Yugeun	앞가슴 부위, 다섯째 갈비사이공간, 앞정중선에서 가쪽으로 4촌

ST19	불용(不容)	Buryong	윗배, 배꼽의 중심에서 위로 6촌, 앞 정중선에서 가쪽으로 2촌
ST20	승만(承滿)	Seungman	윗배, 배꼽의 중심에서 위로 5촌, 앞 정중선에서 가쪽으로 2촌
ST21	양문(梁門)	Yangmun	윗배, 배꼽의 중심에서 위로 4촌, 앞 정중선에서 가쪽으로 2촌
ST22	관문(關門)	Gwanmun	윗배, 배꼽의 중심에서 위로 3촌, 앞 정중선에서 가쪽으로 2촌
ST23	태을(太乙)	Taeeul	윗배, 배꼽의 중심에서 위로 2촌, 앞 정중선에서 가쪽으로 2촌
ST24	활육문(滑肉門)	Hwaryungmun	윗배, 배꼽의 중심에서 위로 1촌, 앞 정중선에서 가쪽으로 2촌
ST25	천추(天樞)	Cheonchu	윗배, 배꼽의 중심에서 가쪽으로 2촌
ST26	외릉(外陵)	Oereung	아랫배, 배꼽의 중심에서 아래로 1 촌, 앞정중선에서 가쪽으로 2촌
ST27	대거(大巨)	Daegeo	아랫배, 배꼽의 중심에서 아래로 2 촌, 앞정중선에서 가쪽으로 2촌
ST28	수도(水道)	Sudo	아랫배, 배꼽의 중심에서 아래로 3 촌, 앞정중선에서 가쪽으로 2촌
ST29	귀래(歸來)	Gwirae	아랫배, 배꼽의 중심에서 아래로 4 촌, 앞정중선에서 가쪽으로 2촌
ST30	기충(氣衝)	Gichung	사타구니 부위, 두덩결합 위쪽 모서 리와 같은 높이, 앞정중선에서 가쪽 으로 2촌, 넙다리동맥 위
ST31	비관(髀關)	Bigwan	넓적다리 앞쪽면, 넙다리곧은근 몸쪽 끝, 넙다리빗근, 넙다리근막긴장근의 3개 근육 사이의 오목한 곳
ST32	복토(伏兎)	Bokto	넓적다리 앞 가쪽면, 위앞엉덩뼈가시 와 무릎뼈바닥 가쪽끝을 연결하는 선 에서 무릎뼈바닥으로부터 위로 6촌
ST33	음시(陰市)	Eumsi	넓적다리 앞 가쪽면, 넙다리곧은근힘 줄 가쪽 모서리, 무릎뼈바닥으로부터 위로 3촌
ST34	양구(梁丘)	Yanggu	넓적다리 앞 가쪽면, 가쪽 넓은근과 넙다리곧은근힘줄의 가쪽 모서리 사 이, 무릎뼈바닥에서 위로 2촌
ST35	독비(犢鼻)	Dokbi	무릎 앞쪽면, 무릎인대의 가쪽 오목 한 곳

ST36	족삼리(足三里)	Joksamni	종아리 앞쪽면, 독비와 해계를 연결하는 선 위, 독비(ST35)에서 아래로 3촌
ST37	상거허(上巨虛)	Sanggeoheo	종아리 앞쪽면, 독비(ST35)와 해계(ST41)를 연결하는 선 위, 독비(ST35)에서 아래로 6촌
ST38	조구(條口)	Jogu	종아리 앞쪽면, 독비(ST35)와 해계(ST41)를 연결하는 선 위, 독비(ST35)에서 아래로 8촌
ST39	하거허(下巨虛)	Hageoheo	종아리 앞쪽면, 독비(ST35)와 해계(ST41)를 연결하는 선 위, 독비(ST35)에서 아래로 9촌
ST40	풍륭(豊隆)	Pungnyung	종아리 앞 가쪽면, 앞정강근의 가쪽 모서리, 가쪽 복사끝에서 위로 8촌
ST41	해계(解谿)	Haegye	발목 앞쪽면, 발목관절 앞면 가운데 오목한 곳, 긴엄지폄근힘줄과 긴발가락폄근힘줄의 사이
ST42	충양(衝陽)	Chungyang	발등, 둘째 발허리뼈 뿌리와 중간쐐기뼈의 관절부위, 발등동맥 위
ST43	함곡(陷谷)	Hamgok	발등, 둘째·셋째 발허리뼈 사이, 둘째 발허리발가락관절에서 몸쪽끝 오목한 곳
ST44	내정(內庭)	Naejeong	발등·둘째·셋째 발가락 사이·발살 가장자리 뒤쪽, 적백육제
ST45	여태(厲兌)	Yeotae	둘째 발가락·끝마디뼈 가쪽·둘째 발톱 가쪽 뿌리각에서 몸 가쪽 0.1지촌(指寸)·둘째 발톱의 가쪽 모서리를 지나는 수직선과 발톱 뿌리를 지나는 수평선이 만나는 곳
족태음비경(足太陰脾經)			
SP1	은백(隱白)	Eunbaek	엄지발가락, 끝마디뼈의 안쪽, 발톱 안쪽뿌리각에서 몸 안쪽으로 0.1지촌(指寸), 엄지발톱 뿌리의 안쪽 모서리를 지나는 수직선과 발톱 뿌리를 지나는 수평선이 만나는 곳
SP2	대도(大都)	Daedo	엄지발가락, 첫째 발허리발가락관절에서 면쪽 오목한 곳, 적백육제
SP3	태백(太白)	Taebaek	발 안쪽면, 첫째 발허리발가락관절에서 몸쪽 오목한 곳, 적백육제
SP4	공손(公孫)	Gongson	발 안쪽면, 첫째 발허리뼈바닥 앞쪽 아래의 적백육제

SP5	상구(商丘)	Sanggu	발 안쪽면, 안쪽 복사뼈 앞 아래, 발 배뼈거친면과 안쪽 복사끝을 연결하는 선의 중간 오목한 곳
SP6	삼음교(三陰交)	Sameumgyo	종아리 정강뼈면, 정강뼈 안쪽 모서리의 뒤쪽, 안쪽 복사끝에서 위로 3촌
SP7	누곡(漏谷)	Nugok	종아리 정강뼈면, 정강뼈 안쪽 모서리의 뒤쪽, 안쪽 복사끝에서 위로 6촌
SP8	지기(地機)	Jigi	종아리 정강뼈면, 정강뼈 안쪽 모서리의 뒤쪽, 음릉천(SP9)에서 아래로 3촌
SP9	음릉천(陰陵泉)	Eumneungcheon	종아리 정강뼈면, 정강뼈 안쪽 관절 융기 아래 모서리와 정강뼈 안쪽 모서리 사이의 오목한 곳
SP10	혈해(血海)	Hyeolhae	넓적다리 앞 안쪽면, 안쪽 넓은근이 튀어나온 곳, 무릎뼈바닥 안쪽끝에서 위로 2촌
SP11	기문(箕門)	Gimun	넓적다리 안쪽면, 무릎뼈바닥 안쪽끝과 충문(SP12)을 연결하는 선에서 위로부터 1/3과 아래로부터 2/3가 되는 지점, 긴모음근과 넙다리빗근 사이, 넙다리동맥 위
SP12	충문(衝門)	Chungmun	사타구니 부위, 샅고랑, 넙다리동맥에서 가쪽
SP13	부사(府舍)	Busa	아랫배, 배꼽의 중심에서 아래로 4.3촌, 앞정중선에서 가쪽으로 4촌
SP14	복결(腹結)	Bokgyeol	아랫배, 배꼽의 중심에서 아래로 1.3촌, 앞정중선에서 가쪽으로 4촌
SP15	대횡(大橫)	Daehoeng	윗배, 배꼽의 중심에서 가쪽으로 4촌
SP16	복애(腹哀)	Bogae	윗배, 배꼽의 중심에서 위로 3촌, 앞정중선에서 가쪽으로 4촌
SP17	식두(食竇)	Sikdu	앞가슴 부위, 다섯째 갈비사이공간, 앞정중선에서 가쪽으로 6촌
SP18	천계(天谿)	Cheongye	앞가슴 부위, 넷째 갈비사이공간, 앞정중선에서 가쪽으로 6촌
SP19	흉향(胸鄉)	Hyunghyang	앞가슴 부위, 셋째 갈비사이공간, 앞정중선에서 가쪽으로 6촌
SP20	주영(周榮)	Juyeong	앞가슴 부위, 둘째 갈비사이공간, 앞정중선에서 가쪽으로 6촌
SP21	대포(大包)	Daepo	가쪽 가슴 부위, 여섯째 갈비사이공간, 중간 겨드랑선 위

수소음심경(手少陰心經)			
HT1	극천(極泉)	Geukcheon	겨드랑, 겨드랑 중심에서 겨드랑동맥 위
HT2	청령(靑靈)	Cheongnyeong	위팔 안쪽면, 위팔두갈래근의 바로 안쪽, 팔오금주름에서 위로 3촌
HT3	소해(少海)	Sohae	팔꿈치 앞 안쪽면, 위팔뼈 안쪽 위관절융기 바로 앞쪽, 팔오금주름과 같은 높이
HT4	영도(靈道)	Yeongdo	아래팔 앞 안쪽면, 자쪽 손목굽힘근 힘줄의 바로 노쪽, 손바닥쪽 손목주름에서 위로 1.5촌
HT5	통리(通里)	Tongni	아래팔 앞 안쪽면, 자쪽 손목굽힘근 힘줄의 노쪽, 손바닥쪽 손목주름에서 위로 1촌
HT6	음극(陰郄)	Eumgeuk	아래팔 앞 안쪽면, 자쪽 손목굽힘근 힘줄의 노쪽, 손바닥쪽 손목주름에서 위로 0.5촌
HT7	신문(神門)	Sinmun	손목 앞 안쪽면, 자쪽 손목굽힘근힘줄의 노쪽, 손바닥쪽 손목주름 위
HT8	소부(少府)	Sobu	손바닥, 넷째·다섯째 손허리뼈 사이의 오목한 곳, 다섯째 손허리손가락관절의 몸쪽
HT9	소충(少衝)	Sochung	새끼손가락, 끝마디뼈의 노쪽, 새끼손톱 노쪽 모서리에서 몸 가쪽으로 0.1지촌(指寸), 새끼손톱의 노쪽 모서리를 지나는 수직선과 손톱뿌리를 지나는 수평선이 만나는 지점
수태양소장경(手太陽小腸經)			
SI1	소택(少澤)	Sotaek	새끼손가락, 끝마디뼈의 자쪽, 새끼손톱 자쪽 뿌리각에서 몸 가쪽으로 0.1지촌(指寸), 새끼손톱의 자쪽 모서리를 지나는 수직선과 손톱뿌리를 지나는 수평선이 만나는 지점
SI2	전곡(前谷)	Jeongok	새끼손가락, 자쪽 다섯째 손허리손가락관절의 먼쪽 오목한 곳, 적백육제
SI3	후계(後谿)	Hugye	손등, 자쪽 다섯째 손허리손가락관절의 몸쪽 오목한 곳, 적백육제
SI4	완골(腕骨)	Wangol	손목 뒤 안쪽면, 다섯째 손허리뼈 바닥과 세모뼈 사이의 오목한 곳, 적백육제

SI5	양곡(陽谷)	Yanggok	손목 뒤 안쪽면, 자뼈붓돌기와 세모뼈 사이의 오목한 곳
SI6	양로(養老)	Yangno	아래팔 뒤 안쪽면, 자뼈머리의 노쪽 오목한 곳, 손등쪽 손목주름에서 몸쪽으로 1촌
SI7	지정(支正)	Jijeong	아래팔 뒤 안쪽면, 자뼈의 안쪽 모서리와 자쪽 손목굽힘근의 사이로 손등쪽 손목주름에서 몸쪽으로 5촌
SI8	소해(小海)	Sohae	팔꿈치 뒤 안쪽면, 팔꿈치머리와 위팔뼈 안쪽 위관절융기 사이의 오목한 곳
SI9	견정(肩貞)	Gyeonjeong	팔이음뼈, 어깨관절 뒤쪽 아래, 겨드랑주름 뒤쪽끝에서 위로 1촌
SI10	노수(臑俞)	Nosu	팔이음뼈, 겨드랑주름 뒤쪽끝에서 위쪽, 어깨뼈 가시 아래의 오목한 곳
SI11	천종(天宗)	Cheonjong	어깨뼈 부위, 어깨뼈가시 중점과 어깨뼈 아래각을 연결한 선에서 위로부터 1/3, 아래로부터 2/3가 되는 지점의 오목한 곳
SI12	병풍(秉風)	Byeongpung	어깨뼈 부위, 가시위오목, 어깨뼈가시 중점에서 위쪽
SI13	곡원(曲垣)	Gogwon	어깨뼈 부위, 어깨뼈가시 안쪽끝에서 위쪽으로 오목한 곳
SI14	견외수(肩外俞)	Gyeonoesu	위쪽 등 부위, 첫째 등뼈(T1) 가시돌기 아래 모서리와 같은 높이, 뒤정중선에서 가쪽으로 3촌
SI15	견중수(肩中俞)	Gyeonjungsu	위쪽 등 부위, 일곱째 목뼈(C7) 가시돌기 아래 모서리와 같은 높이, 뒤정중선에서 가쪽으로 2촌
SI16	천창(天窓)	Cheonchang	앞쪽 목 부위, 목빗근의 뒤쪽, 방패연골 윗모서리와 같은 높이
SI17	천용(天容)	Cheonyong	앞쪽 목 부위, 아래턱뼈각 뒤쪽, 목빗근 앞쪽의 오목한 곳
SI18	관료(顴髎)	Gwollyo	얼굴, 광대뼈 아래쪽, 가쪽 눈구석 바로 아래 오목한 곳
SI19	청궁(聽宮)	Cheonggung	얼굴, 귀구슬 한가운데의 앞쪽 모서리와 아래턱뼈 관절돌기의 뒤쪽 모서리 사이의 오목한 곳
족태양방광경(足太陽膀胱經)			
BL1	정명(睛明)	Jeongmyeong	얼굴, 안쪽 눈구석의 위 안쪽 부분과 눈확의 안쪽 벽 사이의 오목한 곳

BL2	찬죽(攢竹)	Chanjuk	머리, 눈썹 안쪽끝의 오목한 곳
BL3	미충(眉衝)	Michung	머리, 이마뼈패임의 위쪽, 앞이마 머리카락 경계선에서 위로 0.5촌
BL4	곡차(曲差)	Gokcha	머리, 앞이마 머리카락 경계선에서 위로 0.5촌, 앞정중선에서 가쪽으로 1.5촌
BL5	오처(五處)	Ocheo	머리, 앞이마 머리카락 경계선에서 위로 1촌, 앞정중선에서 가쪽으로 1.5촌
BL6	승광(承光)	Seunggwang	머리, 앞이마 머리카락 경계선에서 위로 2.5촌, 앞정중선에서 가쪽으로 1.5촌
BL7	통천(通天)	Tongcheon	머리, 앞이마 머리카락 경계선에서 위로 4촌, 앞정중선에서 가쪽으로 1.5촌
BL8	낙각(絡却)	Nakgak	머리, 앞이마 머리카락 경계선에서 위로 5.5촌, 앞정중선에서 가쪽으로 1.5촌
BL9	옥침(玉枕)	Okchim	머리, 바깥뒤통수뼈융기 위쪽 모서리와 같은 높이, 뒤정중선에서 가쪽으로 1.3촌
BL10	천주(天柱)	Cheonju	뒤쪽 목 부위, 둘째 목뼈(C2) 가시돌기의 위쪽 모서리와 같은 높이, 등세모근에서 가쪽으로 오목한 곳
BL11	대저(大杼)	Daejeo	위쪽 등 부위, 첫째 등뼈(T1) 가시돌기의 아래 모서리와 같은 높이, 뒤정중선에서 가쪽으로 1.5촌
BL12	풍문(風門)	Pungmun	위쪽 등 부위, 둘째 등뼈(T2) 가시돌기의 아래 모서리와 같은 높이, 뒤정중선에서 가쪽으로 1.5촌
BL13	폐수(肺兪)	Pyesu	위쪽 등 부위, 셋째 등뼈(T3) 가시돌기의 아래 모서리와 같은 높이, 뒤정중선에서 가쪽으로 1.5촌
BL14	궐음수(厥陰兪)	Gworeumsu	위쪽 등 부위, 넷째 등뼈(T4) 가시돌기의 아래 모서리와 같은 높이, 뒤정중선에서 가쪽으로 1.5촌
BL15	심수(心兪)	Simsu	위쪽 등 부위, 다섯째 등뼈(T5) 가시돌기의 아래 모서리와 같은 높이, 뒤정중선에서 가쪽으로 1.5촌

BL16	독수(督兪)	Doksu	위쪽 등 부위, 여섯째 등뼈(T6) 가시돌기의 아래 모서리와 같은 높이, 뒤정중선에서 가쪽으로 1.5촌
BL17	격수(膈兪)	Gyeoksu	위쪽 등 부위, 일곱째 등뼈(T7) 가시돌기의 아래 모서리와 같은 높이, 뒤정중선에서 가쪽으로 1.5촌
BL18	간수(肝兪)	Gansu	위쪽 등 부위, 아홉째 등뼈(T9) 가시돌기의 아래 모서리와 같은 높이, 뒤정중선에서 가쪽으로 1.5촌
BL19	담수(膽兪)	Damsu	위쪽 등 부위, 열째 등뼈(T10) 가시돌기의 아래 모서리와 같은 높이, 뒤정중선에서 가쪽으로 1.5촌
BL20	비수(脾兪)	Bisu	위쪽 등 부위, 열한째 등뼈(T11) 가시돌기의 아래 모서리와 같은 높이, 뒤정중선에서 가쪽으로 1.5촌
BL21	위수(胃兪)	Wisu	위쪽 등 부위, 열두째 등뼈(T12) 가시돌기의 아래 모서리와 같은 높이, 뒤정중선에서 가쪽으로 1.5촌
BL22	삼초수(三焦兪)	Samchosu	허리 부위, 첫째 허리뼈(L1) 가시돌기의 아래 모서리와 같은 높이, 뒤정중선 가쪽으로 1.5촌
BL23	신수(腎兪)	Sinsu	허리 부위, 둘째 허리뼈(L2) 가시돌기의 아래 모서리와 같은 높이, 뒤정중선에서 가쪽으로 1.5촌
BL24	기해수(氣海兪)	Gihaesu	허리 부위, 셋째 허리뼈(L3) 가시돌기의 아래 모서리와 같은 높이, 뒤정중선에서 가쪽으로 1.5촌
BL25	대장수(大腸兪)	Daejangsu	허리 부위, 넷째 허리뼈(L4) 가시돌기의 아래 모서리와 같은 높이, 뒤정중선에서 가쪽으로 1.5촌
BL26	관원수(關元兪)	Gwanwonsu	허리 부위, 다섯째 허리뼈(L5) 가시돌기의 아래 모서리와 같은 높이, 뒤정중선에서 가쪽으로 1.5촌
BL27	소장수(小腸兪)	Sojangsu	엉치 부위, 첫째 뒤엉치뼈구멍과 같은 높이, 정중엉치뼈능선에서 가쪽으로 1.5촌
BL28	방광수(膀胱兪)	Banggwangsu	엉치 부위, 둘째 뒤엉치뼈구멍과 같은 높이, 정중엉치뼈능선에서 가쪽으로 1.5촌
BL29	중려수(中膂兪)	Jungnyeosu	엉치 부위, 셋째 뒤엉치뼈구멍과 같은 높이, 정중엉치뼈능선에서 가쪽으로 1.5촌

BL30	백환수(白環俞)	Baekwansu	엉치 부위, 넷째 뒤엉치뼈구멍과 같은 높이, 정중엉치뼈능선에서 가쪽으로 1.5촌
BL31	상료(上髎)	Sangnyo	엉치 부위, 첫째 뒤엉치뼈구멍
BL32	차료(次髎)	Charyo	엉치 부위, 둘째 뒤엉치뼈구멍
BL33	중료(中髎)	Jungnyo	엉치 부위, 셋째 뒤엉치뼈구멍
BL34	하료(下髎)	Haryo	엉치 부위, 넷째 뒤엉치뼈구멍
BL35	회양(會陽)	Hoeyang	엉덩이 부위, 꼬리뼈끝에서 가쪽으로 0.5촌
BL36	승부(承扶)	Seungbu	엉덩이 부위, 엉덩이주름의 중점
BL37	은문(殷門)	Eunmun	넓적다리 뒤쪽면, 넙다리두갈래근과 반힘줄모양근의 사이, 엉덩이주름에서 아래로 6촌
BL38	부극(浮郄)	Bugeuk	무릎 뒤쪽면, 넙다리두갈래근힘줄의 바로 안쪽, 오금주름에서 몸쪽으로 1촌
BL39	위양(委陽)	Wiyang	무릎 뒤 가쪽면, 오금주름에서 넙다리두갈래근힘줄의 바로 안쪽
BL40	위중(委中)	Wijung	무릎 뒤쪽면, 오금주름의 중심
BL41	부분(附分)	Bubun	위쪽 등 부위, 둘째 등뼈(T2) 가시돌기의 아래 모서리와 같은 높이, 뒤정중선에서 가쪽으로 3촌
BL42	백호(魄戶)	Baekho	위쪽 등 부위, 셋째 등뼈(T3) 가시돌기의 아래 모서리와 같은 높이, 뒤정중선에서 가쪽으로 3촌
BL43	고황(膏肓)	Gohwang	위쪽 등 부위, 넷째 등뼈(T4) 가시돌기의 아래 모서리와 같은 높이, 뒤정중선에서 가쪽으로 3촌
BL44	신당(神堂)	Sindang	위쪽 등 부위, 다섯째 등뼈(T5) 가시돌기의 아래 모서리와 같은 높이, 뒤정중선에서 가쪽으로 3촌
BL45	의희(譩譆)	Uihui	위쪽 등 부위, 여섯째 등뼈(T6) 가시돌기의 아래 모서리와 같은 높이, 뒤정중선에서 가쪽으로 3촌
BL46	격관(膈關)	Gyeokgwan	위쪽 등 부위, 일곱째 등뼈(T7) 가시돌기의 아래 모서리와 같은 높이, 뒤정중선에서 가쪽으로 3촌
BL47	혼문(魂門)	Honmun	위쪽 등 부위, 아홉째 등뼈(T9) 가시돌기의 아래 모서리와 같은 높이, 뒤정중선에서 가쪽으로 3촌

BL48	양강(陽綱)	Yanggang	위쪽 등 부위, 열째 등뼈(T10) 가시돌기의 아래 모서리와 같은 높이, 뒤정중선에서 가쪽으로 3촌
BL49	의사(意舍)	Uisa	위쪽 등 부위, 열한째 등뼈(T11) 가시돌기의 아래 모서리와 같은 높이, 뒤정중선에서 가쪽으로 3촌
BL50	위창(胃倉)	Wichang	위쪽 등 부위, 열두째 등뼈(T12) 가시돌기의 아래 모서리와 같은 높이, 뒤정중선에서 가쪽으로 3촌
BL51	황문(肓門)	Hwangmun	허리 부위, 첫째 허리뼈(L1) 가시돌기의 아래 모서리와 같은 높이, 뒤정중선에서 가쪽으로 3촌
BL52	지실(志室)	Jisil	허리 부위, 둘째 허리뼈(L2) 가시돌기의 아래 모서리와 같은 높이, 뒤정중선에서 가쪽으로 3촌
BL53	포황(胞肓)	Pohwang	엉덩이 부위, 둘째 뒤엉치뼈구멍과 같은 높이, 정중엉치뼈능선에서 가쪽으로 3촌
BL54	질변(秩邊)	Jilbyeon	엉덩이 부위, 넷째 뒤엉치뼈구멍과 같은 높이, 뒤정중선에서 가쪽으로 3촌
BL55	합양(合陽)	Habyang	종아리 뒤쪽면, 장딴지근의 가쪽 머리와 안쪽 머리의 사이, 오금주름에서 먼쪽으로 2촌
BL56	승근(承筋)	Seunggeun	종아리 뒤쪽면, 장딴지근의 두 힘살들 사이, 오금주름에서 먼쪽으로 5촌
BL57	승산(承山)	Seungsan	종아리 뒤쪽면, 발꿈치힘줄과 장딴지근의 두 힘살들이 만나는 곳
BL58	비양(飛揚)	Biyang	종아리 뒤 가쪽면, 장딴지근 가쪽 머리의 아래쪽 모서리와 발꿈치힘줄의 사이, 곤륜(BL60)에서 몸쪽으로 7촌과 같은 높이
BL59	부양(跗陽)	Buyang	종아리 뒤 가쪽면, 종아리뼈와 발꿈치힘줄의 사이, 곤륜(BL60)에서 몸쪽으로 3촌과 같은 높이
BL60	곤륜(崑崙)	Gollyun	발목 뒤 가쪽면, 가쪽 복사끝과 발꿈치힘줄 사이의 오목한 곳
BL61	복삼(僕參)	Boksam	발 가쪽면, 곤륜(BL60)의 먼쪽, 발꿈치뼈 가쪽, 적백육제
BL62	신맥(申脈)	Sinmaek	발 가쪽면, 가쪽 복사끝 바로 아래, 가쪽 복사뼈의 아래쪽 모서리와 발꿈치뼈 사이의 오목한 곳

BL63	금문(金門)	Geummun	발등, 가쪽 복사뼈 앞쪽 모서리의 먼쪽, 다섯째 발허리뼈거친면 뒤쪽, 입방뼈 아래쪽의 오목한 곳
BL64	경골(京骨)	Gyeonggol	발 가쪽면, 다섯째 발허리뼈거친면의 먼쪽, 적백육제
BL65	속골(束骨)	Sokgol	발 가쪽면, 다섯째 발허리발가락관절 몸쪽의 오목한 곳, 적백육제
BL66	족통곡(足通谷)	Joktonggok	새끼발가락, 가쪽 다섯째 발허리발가락관절 면쪽의 오목한 곳, 적백육제
BL67	지음(至陰)	Jieum	새끼발가락, 끝마디뼈의 가쪽, 새끼발톱 가쪽 뿌리각에서 몸쪽으로 0.1지촌(指寸), 새끼발톱의 가쪽 모서리를 지나는 수직선과 발톱 뿌리를 지나는 수평선이 만나는 지점
족소음신경(足少陰腎經)			
KI1	용천(湧泉)	Yongcheon	발바닥, 발가락을 굽혔을 때 발바닥의 가장 오목한 곳
KI2	연곡(然谷)	Yeongok	발 안쪽면, 발배뼈거친면 아래, 적백육제
KI3	태계(太谿)	Taegye	발목 뒤 안쪽면, 안쪽 복사끝과 발꿈치힘줄 사이의 오목한 곳
KI4	대종(大鐘)	Daejong	발 안쪽면, 안쪽 복사뼈 뒤쪽 아래, 발꿈치뼈 위, 발꿈치힘줄 안쪽 부착부의 앞쪽 오목한 곳
KI5	수천(水泉)	Sucheon	발 안쪽면, 태계(KI3)에서 아래로 1촌, 발꿈치뼈 융기의 앞쪽 오목한 곳
KI6	조해(照海)	Johae	발 안쪽면, 안쪽 복사끝에서 아래로 1촌, 안쪽 복사끝 아래의 오목한 곳
KI7	부류(復溜)	Buryu	종아리의 뒤 안쪽면, 발꿈치힘줄의 앞쪽, 안쪽 복사끝에서 위로 2촌
KI8	교신(交信)	Gyosin	종아리의 안쪽면, 정강뼈 안쪽 모서리의 뒤쪽 오목한 곳, 안쪽 복사끝에서 위로 2촌
KI9	축빈(築賓)	Chukbin	종아리 뒤 안쪽면, 가자미근과 발꿈치힘줄 사이, 안쪽 복사끝에서 위로 5촌
KI10	음곡(陰谷)	Eumgok	무릎 뒤 안쪽면, 반힘줄모양근힘줄의 바로 가쪽, 오금주름 위
KI11	횡골(橫骨)	Hoenggol	아랫배, 배꼽의 중심에서 아래로 5촌, 앞정중선에서 가쪽으로 0.5촌

KI12	대혁(大赫)	Daehyeok	아랫배, 배꼽의 중심에서 아래로 4촌, 앞정중선에서 가쪽으로 0.5촌
KI13	기혈(氣穴)	Gihyeol	아랫배, 배꼽의 중심에서 아래로 3촌, 앞정중선에서 가쪽으로 0.5촌
KI14	사만(四滿)	Saman	아랫배, 배꼽의 중심에서 아래로 2촌, 앞정중선에서 가쪽으로 0.5촌
KI15	중주(中注)	Jungju	아랫배, 배꼽의 중심에서 아래로 1촌, 앞정중선에서 가쪽으로 0.5촌
KI16	황수(肓兪)	Hwangsu	윗배, 배꼽의 중심에서 가쪽으로 0.5촌
KI17	상곡(商曲)	Sanggok	윗배, 배꼽의 중심에서 위로 2촌, 앞정중선에서 가쪽으로 0.5촌
KI18	석관(石關)	Seokgwan	윗배, 배꼽의 중심에서 위로 3촌, 앞정중선에서 가쪽으로 0.5촌
KI19	음도(陰都)	Eumdo	윗배, 배꼽의 중심에서 위로 4촌, 앞정중선에서 가쪽으로 0.5촌
KI20	복통곡(腹通谷)	Boktonggok	윗배, 배꼽의 중심에서 위로 5촌, 앞정중선에서 가쪽으로 0.5촌
KI21	유문(幽門)	Yumun	v윗배, 배꼽의 중심에서 위로 6촌, 앞정중선에서 가쪽으로 0.5촌
KI22	보랑(步廊)	Borang	앞가슴 부위, 다섯째 갈비사이공간, 앞정중선에서 가쪽으로 2촌
KI23	신봉(神封)	Sinbong	앞가슴 부위, 넷째 갈비사이공간, 앞정중선에서 가쪽으로 2촌
KI24	영허(靈墟)	Yeongheo	앞가슴 부위, 셋째 갈비사이공간, 앞정중선에서 가쪽으로 2촌
KI25	신장(神藏)	Sinjang	앞가슴 부위, 둘째 갈비사이공간, 앞정중선에서 가쪽으로 2촌
KI26	욱중(彧中)	Ukjung	앞가슴 부위, 첫째 갈비사이공간, 앞정중선에서 가쪽으로 2촌
KI27	수부(兪府)	Subu	앞가슴 부위, 빗장뼈 바로 아래, 앞정중선에서 가쪽으로 2촌
수궐음심포경(手厥陰心包經)			
PC1	천지(天池)	Cheonji	앞가슴 부위, 넷째 갈비사이공간, 앞정중선에서 가쪽으로 5촌
PC2	천천(天泉)	Cheoncheon	위팔 앞쪽면, 위팔두갈래근의 긴머리와 짧은머리 사이, 앞겨드랑주름에서 먼쪽으로 2촌

PC3	곡택(曲澤)	Goktaek	팔꿉 앞쪽면, 팔오금주름 위, 위팔두 갈래근힘줄의 안쪽 오목한 곳
PC4	극문(郄門)	Geungmun	아래팔 앞쪽면, 긴손바닥근힘줄과 노쪽 손목굽힘근힘줄의 사이, 손바닥쪽 손목주름에서 몸쪽으로 5촌
PC5	간사(間使)	Gansa	아래팔 앞쪽면, 긴손바닥근힘줄과 노쪽 손목굽힘근힘줄의 사이, 손바닥쪽 손목주름에서 몸쪽으로 3촌
PC6	내관(內關)	Naegwan	아래팔 앞쪽면, 긴손바닥근힘줄과 노쪽 손목굽힘근힘줄의 사이, 손바닥쪽 손목주름에서 몸쪽으로 2촌
PC7	대릉(大陵)	Daereung	손목 앞쪽면, 긴손바닥근힘줄과 노쪽 손목굽힘근힘줄의 사이, 손바닥쪽 손목주름 위
PC8	노궁(勞宮)	Nogung	손바닥, 둘째 · 셋째 손허리뼈 사이의 오목한 곳, 손허리손가락관절의 몸쪽
PC9	중충(中衝)	Jungchung	가운뎃손가락, 가운뎃손가락끝의 중점
수소양삼초경(手少陽三焦經)			
TE1	관충(關衝)	Gwanchung	약손가락, 끝마디뼈의 자쪽, 손톱 자쪽 뿌리각에서 몸쪽 0.1지촌(指寸), 손톱 자쪽 모서리를 지나는 수직선과 손톱 뿌리를 지나는 수평선이 만나는 지점
TE2	액문(液門)	Aengmun	손등, 약손가락과 새끼손가락 사이 손살 가장자리에서 위쪽으로 오목한 곳, 적백육제
TE3	중저(中渚)	Jungjeo	손등, 넷째 · 다섯째 손허리뼈 사이, 넷째 손허리손가락관절에서 몸쪽으로 오목한 곳
TE4	양지(陽池)	Yangji	손목 뒤쪽면, 손가락폄근힘줄에서 자쪽 오목한 곳, 손등쪽 손목주름 위
TE5	외관(外關)	Oegwan	아래팔 뒤쪽면, 자뼈와 노뼈 사이공간의 중점, 손등쪽 손목주름에서 몸쪽으로 2촌
TE6	지구(支溝)	Jigu	아래팔 뒤쪽면, 자뼈와 노뼈 사이공간의 중점, 손등쪽 손목주름에서 몸쪽으로 3촌
TE7	회종(會宗)	Hoejong	아래팔 뒤쪽면, 자뼈의 노쪽 모서리, 손등쪽 손목주름에서 몸쪽으로 3촌

TE8	삼양락(三陽絡)	Samyangnak	아래팔 뒤쪽면, 자뼈와 노뼈 사이공간의 중점, 손등쪽 손목주름에서 몸쪽으로 4촌
TE9	사독(四瀆)	Sadok	아래팔 뒤쪽면, 자뼈와 노뼈 사이공간의 중점, 팔꿈치머리의 융기로부터 먼쪽으로 5촌
TE10	천정(天井)	Cheonjeong	팔꿈치 뒤쪽면, 팔꿈치머리의 융기로부터 몸쪽으로 1촌 오목한 곳
TE11	청냉연(淸冷淵)	Cheonnaengyeon	위팔 뒤쪽면, 팔꿈치머리의 융기와 봉우리각을 연결하는 선 위, 팔꿈치머리의 융기에서 몸쪽으로 2촌
TE12	소락(消濼)	Sorak	위팔 뒤쪽면, 팔꿈치머리의 융기와 봉우리각을 연결하는 선 위, 팔꿈치머리의 융기에서 몸쪽으로 5촌
TE13	노회(臑會)	Nohoe	위팔 뒤쪽면, 어깨세모근 모서리의 뒤 아래쪽, 봉우리각에서 아래로 3촌
TE14	견료(肩髎)	Gyeollyo	팔이음뼈, 봉우리각과 위팔뼈 큰결절 사이의 오목한 곳
TE15	천료(天髎)	Cheollyo	어깨뼈 부위, 어깨뼈 위각에서 위로 오목한 곳
TE16	천유(天牖)	Cheonyu	앞쪽 목 부위, 아래턱뼈각과 같은 높이, 목빗근의 뒤쪽 오목한 곳
TE17	예풍(翳風)	Yepung	앞쪽 목 부위, 귓불의 뒤쪽, 꼭지돌기 아래끝에서 앞쪽 오목한 곳
TE18	계맥(瘈脈)	Gyemaek	머리, 꼭지돌기 중심, 예풍(TE17)에서 각손(TE20)을 연결하는 굽은 선의 위로부터 2/3와 아래로부터 1/3이 되는 지점
TE19	노식(顱息)	Nosik	머리, 예풍(TE17)에서 각손(TE20)을 연결하는 굽은 선의 위로부터 1/3과 아래로부터 2/3가 되는 지점
TE20	각손(角孫)	Gakson	머리, 귓바퀴 꼭대기의 바로 위쪽
TE21	이문(耳門)	Imun	얼굴, 귀구슬위패임과 아래턱뼈 관절 돌기 사이의 오목한 곳
TE22	이화료(耳和髎)	Ihwaryo	머리, 관자놀이 머리카락선의 뒤쪽, 귓바퀴 뿌리의 앞쪽, 얕은관자동맥의 뒤쪽
TE23	사죽공(絲竹空)	Sajukgong	머리, 눈썹 가쪽끝의 오목한 곳
족소양담경(足少陽膽經)			

GB1	동자료(瞳子髎)	Dongjaryo	머리, 눈 부위 오목한 곳, 바깥눈구석에서 가쪽으로 0.5촌
GB2	청회(聽會)	Cheonghoe	얼굴, 귀구슬사이패임과 아래턱뼈 관절돌기 사이의 오목한 곳
GB3	상관(上關)	Sanggwan	머리, 광대활 중점에서 위쪽 오목한 곳
GB4	함염(頷厭)	Hamyeom	머리, 두유(ST8)에서 곡빈(GB7)을 연결하는 굽은 선의 위로부터 1/4과 아래로부터 3/4이되는 지점
GB5	현료(懸顱)	Hyeollo	머리, 두유(ST8)에서 곡빈(GB7)을 연결하는 굽은 선의 중점
GB6	현리(懸釐)	Hyeolli	머리, 두유(ST8)에서 곡빈(GB7)을 연결하는 굽은 선의 위로부터 3/4과 아래로부터 1/4이되는 지점
GB7	곡빈(曲鬢)	Gokbin	머리, 귓바퀴 꼭대기를 지나는 수평선과 관자놀이 머리카락 경계선의 뒤쪽 모서리를 지나는 수직선이 만나는 지점
GB8	솔곡(率谷)	Solgok	머리, 귓바퀴 꼭대기의 바로 위쪽, 관자놀이 머리카락선에서 위쪽으로 1.5촌
GB9	천충(天衝)	Cheonchung	머리, 귓바퀴 뿌리 뒤쪽 모서리의 바로 위쪽, 머리카락 경계선에서 위쪽으로 2촌
GB10	부백(浮白)	Bubaek	머리, 꼭지돌기의 뒤 위쪽, 천충(GB9)에서 완골(GB12)을 연결하는 굽은 선의 위로부터 1/3과 아래로부터 2/3가 되는 지점
GB11	두규음(頭竅陰)	Dugyueum	머리, 꼭지돌기의 뒤 위쪽, 천충(GB9)에서 완골(GB12)을 연결하는 굽은 선의 위로부터 2/3와 아래로부터 1/3이 되는 지점
GB12	완골(完骨)	Wangol	앞쪽 목 부위, 꼭지돌기의 뒤 아래쪽 오목한 곳
GB13	본신(本神)	Bonsin	머리, 앞이마 머리카락 경계선에서 위쪽으로 0.5촌, 앞정중선에서 가쪽으로 3촌
GB14	양백(陽白)	Yangbaek	머리, 눈썹에서 위쪽으로 1촌, 동공 중심에서 똑바로 위쪽
GB15	두임읍(頭臨泣)	Duimeup	머리, 앞이마 머리카락 경계선에서 안쪽으로 0.5촌, 동공 중심에서 똑바로 위쪽

GB16	목창(目窗)	Mokchang	머리, 앞이마 머리카락 경계선에서 안쪽으로 1.5촌, 동공 중심에서 똑바로 위쪽
GB17	정영(正營)	Jeongyeong	머리, 앞이마 머리카락 경계선에서 안쪽으로 2.5촌, 동공 중심에서 똑바로 위쪽
GB18	승령(承靈)	Seungnyeong	머리, 앞이마 머리카락 경계선에서 안쪽으로 4촌, 동공 중심에서 똑바로 위쪽
GB19	뇌공(腦空)	Noegong	머리, 풍지(GB20)의 바로 위쪽, 바깥 뒤통수뼈융기의 윗모서리와 같은 높이
GB20	풍지(風池)	Pungji	앞쪽 목 부위, 뒤통수뼈의 아래쪽, 목빗근 기시와 등세모근 사이의 오목한 곳
GB21	견정(肩井)	Gyeonjeong	뒤쪽 목 부위, 일곱째 목뼈 가시돌기와 봉우리 가쪽끝을 연결하는 선의 중점
GB22	연액(淵腋)	Yeonaek	가쪽 가슴 부위, 넷째 갈비사이공간, 중간겨드랑선 위
GB23	첩근(輒筋)	Cheopgeun	가쪽 가슴 부위, 넷째 갈비사이공간, 중간겨드랑선에서 앞쪽으로 1촌
GB24	일월(日月)	Irwol	앞가슴 부위, 일곱째 갈비사이공간, 앞정중선에서 가쪽으로 4촌
GB25	경문(京門)	Gyeongmun	옆배, 열두째 갈비뼈끝의 아래쪽
GB26	대맥(帶脈)	Daemaek	옆배, 열한째 갈비뼈끝의 아래쪽, 배꼽의 중심과 같은 높이
GB27	오추(五樞)	Ochu	아랫배, 배꼽의 중심에서 아래로 3촌, 위앞 엉덩뼈가시의 안쪽
GB28	유도(維道)	Yudo	아랫배, 위앞 엉덩뼈가시에서 안쪽 아래로 0.5촌
GB29	거료(居髎)	Georyo	엉덩이 부위, 위앞 엉덩뼈가시와 큰돌기의 융기를 연결하는 선의 중점
GB30	환도(環跳)	Hwando	엉덩이 부위, 큰돌기의 융기와 엉치뼈틈새를 연결하는 선의 가로부터 1/3과 안으로부터 2/3가 되는 지점
GB31	풍시(風市)	Pungsi	넓적다리 가쪽 부위, 똑바로 선 자세에서 양팔을 넓적다리에 나란히 늘어뜨렸을 때, 가운뎃손가락끝이 닿는 엉덩정강근막띠의 뒤쪽 오목한 곳

GB32	중독(中瀆)	Jungdok	넓적다리의 가쪽면, 엉덩정강근막띠의 뒤쪽, 다리 오금주름에서 위쪽으로 7촌
GB33	슬양관(膝陽關)	Seuryanggwan	무릎 가쪽면, 넙다리두갈래근과 엉덩정강근막띠 사이의 오목한 곳, 넙다리뼈 가쪽 위관절융기에서 뒤 위쪽
GB34	양릉천(陽陵泉)	Yangneugcheon	종아리 종아리뼈쪽면, 종아리뼈의 머리에서 앞 면쪽 오목한 곳
GB35	양교(陽交)	Yanggyo	종아리 종아리뼈쪽면, 종아리뼈의 뒤 가쪽 복사끝에서 몸쪽으로 7촌
GB36	외구(外丘)	Oegu	종아리 종아리뼈쪽면, 종아리뼈의 앞 가쪽 복사끝에서 몸쪽으로 7촌
GB37	광명(光明)	Gwangmyeong	종아리 종아리뼈쪽면, 종아리뼈의 앞 가쪽 복사끝에서 몸쪽으로 5촌
GB38	양보(陽輔)	Yangbo	종아리 종아리뼈쪽면, 종아리뼈의 앞 가쪽 복사끝에서 몸쪽으로 4촌
GB39	현종(懸鐘)	Hyeonjong	종아리 종아리뼈쪽면, 종아리뼈의 앞 가쪽 복사끝에서 몸쪽으로 3촌
GB40	구허(丘墟)	Guheo	발목 앞 가쪽 부위, 긴발가락폄근힘줄의 가쪽 오목한 곳, 가쪽 복사뼈의 앞 면쪽
GB41	족임읍(足臨泣)	Jogimeup	발등, 넷째·다섯째 발허리뼈의 뿌리 결합부에서 먼쪽, 다섯째 긴발가락폄근힘줄의 가쪽 오목한 곳
GB42	지오회(地五會)	Jiohoe	발등, 넷째·다섯째 발허리뼈 사이, 넷째 발허리발가락관절의 몸쪽 오목한 곳
GB43	협계(俠谿)	Hyeopgye	발등, 넷째·다섯째 발가락 사이, 발살 가장자리의 몸쪽, 적백육제
GB44	족규음(足竅陰)	Jokgyueum	넷째 발가락, 끝마디뼈 가쪽, 발톱 가쪽 뿌리각에서 몸쪽 0.1지촌(指寸), 발톱의 가쪽 경계를 지나는 수직선과 넷째 발톱 뿌리를 지나는 수평선이 만나는 지점
족궐음간경(足厥陰肝經)			
LR1	대돈(大敦)	Daedon	엄지발가락, 끝마디뼈의 가쪽, 발톱 가쪽 뿌리각에서 몸쪽 0.1지촌(指寸), 발톱의 가쪽 모서리를 지나는 수직선과 발톱 뿌리를 지나는 수평선이 만나는 지점

LR2	행간(行間)	Haenggna	발등, 첫째 · 둘째 발가락 사이, 발살 가장자리에서 몸쪽, 적백육제
LR3	태충(太衝)	Taechung	발등, 첫째 · 둘째 발허리뼈 사이, 두 뼈뿌리의 결합부에서 먼쪽 오목한 곳, 발등동맥 위
LR4	중봉(中封)	Jungbong	발목 앞 안쪽면, 앞정강근힘줄의 안쪽 오목한 곳, 안쪽 복사뼈의 앞쪽
LR5	여구(蠡溝)	Yeogu	종아리의 앞 안쪽면, 정강뼈 안쪽면의 중앙, 안쪽 복사끝에서 몸쪽으로 5촌
LR6	중도(中都)	Jungdo	종아리 앞 안쪽면, 정강뼈 안쪽면의 중앙, 안쪽 복사끝에서 몸쪽으로 7촌
LR7	슬관(膝關)	Seulgwan	종아리 정강뼈쪽면, 정강뼈 안쪽 관절융기의 아래, 음릉천(SP9)에서 뒤쪽으로 1촌
LR8	곡천(曲泉)	Gokcheon	무릎 안쪽면, 반힘줄모양근힘줄과 반막모양근힘줄의 안쪽 오목한 곳, 다리오금주름 안쪽끝
LR9	음포(陰包)	Eumpo	넓적다리 안쪽면, 두덩정강근과 넙다리빗근 사이, 무릎바닥에서 몸쪽으로 4촌
LR10	족오리(足五里)	Jogori	넓적다리 안쪽면, 기충(ST30)에서 먼쪽으로 3촌, 동맥 위
LR11	음렴(陰廉)	Eumnyeom	넓적다리 안쪽면, 기충(ST30)에서 먼쪽으로 2촌
LR12	급맥(急脈)	Geummaek	샅고랑 부위, 두덩결합의 위쪽 모서리와 같은 높이, 앞정중선에서 가쪽으로 2.5촌
LR13	장문(章門)	Jangmun	옆배, 열한째 갈비뼈끝의 아래쪽
LR14	기문(期門)	Gimun	앞가슴 부위, 여섯째 갈비사이공간, 앞정중선에서 가쪽으로 4촌
독맥(督脈)			
GV1	장강(長強)	Janggng	회음 부위, 꼬리뼈의 아래, 꼬리뼈끝과 항문을 연결하는 선의 중점
GV2	요수(腰兪)	Yosu	엉치 부위, 엉치뼈틈새, 뒤정중선 위
GV3	요양관(腰陽關)	Yoyanggwan	허리 부위, 넷째 허리뼈(L4) 가시돌기 아래의 오목한 곳, 뒤정중선 위
GV4	명문(命門)	Myeongmun	허리 부위, 둘째 허리뼈(L2) 가시돌기 아래의 오목한 곳, 뒤정중선 위

GV5	현추(懸樞)	Hyeonchu	허리 부위, 첫째 허리뼈(L1) 가시돌기 아래의 오목한 곳, 뒤정중선 위
GV6	척중(脊中)	Cheokjung	위쪽 등 부위, 열한째 등뼈(T11) 가시돌기 아래의 오목한 곳, 뒤정중선 위
GV7	중추(中樞)	Jungchu	위쪽 등 부위, 열째 등뼈(T10) 가시돌기 아래의 오목한 곳, 뒤정중선 위
GV8	근축(筋縮)	Geunchuk	위쪽 등 부위, 아홉째 등뼈(T9) 가시돌기 아래의 오목한 곳, 뒤정중선 위
GV9	지양(至陽)	Jiyang	위쪽 등 부위, 일곱째 등뼈(T7) 가시돌기 아래의 오목한 곳, 뒤정중선 위
GV10	영대(靈臺)	Yeongdae	위쪽 등 부위, 여섯째 등뼈(T6) 가시돌기 아래의 오목한 곳, 뒤정중선 위
GV11	신도(神道)	Sindo	위쪽 등 부위, 다섯째 등뼈(T5) 가시돌기 아래의 오목한 곳, 뒤정중선 위
GV12	신주(身柱)	Sinju	위쪽 등 부위, 셋째 등뼈(T3) 가시돌기 아래의 오목한 곳, 뒤정중선 위
GV13	도도(陶道)	Dodo	위쪽 등 부위, 첫째 등뼈(T1) 가시돌기 아래의 오목한 곳, 뒤정중선 위
GV14	대추(大椎)	Daechu	뒤쪽 목 부위, 일곱째 목뼈(C7) 가시돌기 아래의 오목한 곳, 뒤정중선 위
GV15	아문(瘂門)	Amun	뒤쪽 목 부위, 둘째 목뼈(C2) 가시돌기 위쪽의 오목한 곳, 뒤정중선 위
GV16	풍부(風府)	Pungbu	뒤쪽 목 부위, 바깥뒤통수뼈융기의 바로 아래, 양쪽 등세모근 사이의 오목한 곳
GV17	뇌호(腦戶)	Noeho	머리, 바깥뒤통수뼈융기 위의 오목한 곳
GV18	강간(強間)	Ganggan	머리, 뒷목 머리카락 경계선에서 위로 4촌, 뒤정중선 위
GV19	후정(後頂)	Hujeong	머리, 뒷목 머리카락 경계선에서 위로 5.5촌, 뒤정중선 위
GV20	백회(百會)	Baekhoe	머리, 앞이마 머리카락 경계선에서 위로 5촌, 앞정중선 위
GV21	전정(前頂)	Jeonjeong	머리, 앞이마 머리카락 경계선에서 위로 3.5촌, 앞정중선 위
GV22	신회(顖會)	Sinhoe	머리, 앞이마 머리카락 경계선에서 위로 2촌, 앞정중선 위
GV23	상성(上星)	Sangseong	머리, 앞이마 머리카락 경계선에서 위로 1촌, 앞정중선 위

GV24	신정(神庭)	Sinjeong	머리, 앞이마 머리카락 경계선에서 위로 0.5촌, 앞정중선 위
GV25	소료(素髎)	Soryo	얼굴, 코끝
GV26	수구(水溝)	Sugu	얼굴, 인중 도랑 중간선의 중점
GV27	태단(兌端)	Taedan	얼굴, 윗입술결절의 중점
GV28	은교(齦交)	Eungyo	얼굴, 윗입술주름띠와 윗잇몸이 만나는 지점
임맥(任脈)			
CV1	회음(會陰)	Hoeeum	회음 부위, 항문과 남자의 경우에는 음낭의 뒤쪽 모서리를, 여자의 경우 뒤대음순을 연결하는 선의 중점
CV2	곡골(曲骨)	Gokgol	아랫배, 두덩결합의 위쪽, 앞정중선 위
CV3	중극(中極)	Junggeuk	아랫배, 배꼽의 중심에서 아래로 4촌, 앞정중선 위
CV4	관원(關元)	Gwanwon	아랫배, 배꼽의 중심에서 아래로 3촌, 앞정중선 위
CV5	석문(石門)	Seongmun	아랫배, 배꼽의 중심에서 아래로 2촌, 앞정중선 위
CV6	기해(氣海)	Gihae	아랫배, 배꼽의 중심에서 아래로 1.5촌, 앞정중선 위
CV7	음교(陰交)	Eumgyo	아랫배, 배꼽의 중심에서 아래로 1촌, 앞정중선 위
CV8	신궐(神闕)	Sin-gwol	윗배, 배꼽의 중심
CV9	수분(水分)	Subun	윗배, 배꼽의 중심에서 위로 1촌, 앞정중선 위
CV10	하완(下脘)	Hawan	윗배, 배꼽의 중심에서 위로 2촌, 앞정중선 위
CV11	건리(建里)	Geolli	윗배, 배꼽의 중심에서 위로 3촌, 앞정중선 위
CV12	중완(中脘)	Jungwan	윗배, 배꼽의 중심에서 위로 4촌, 앞정중선 위
CV13	상완(上脘)	Sangwan	윗배, 배꼽의 중심에서 위로 5촌, 앞정중선 위
CV14	거궐(巨闕)	Geogwol	윗배, 배꼽의 중심에서 위로 6촌, 앞정중선 위
CV15	구미(鳩尾)	Gumi	윗배, 칼몸통결합에서 아래로 1촌, 앞정중선 위
CV16	중정(中庭)	Jungjeong	앞가슴 부위, 칼몸통결합의 중점, 앞정중선 위

CV17	단중(膻中)	Danjung	앞가슴 부위, 넷째 갈비사이공간과 같은 높이, 앞정중선 위
CV18	옥당(玉堂)	Okdang	앞가슴 부위, 셋째 갈비사이공간과 같은 높이, 앞정중선 위
CV19	자궁(紫宮)	Jagung	앞가슴 부위, 둘째 갈비사이공간과 같은 높이, 앞정중선 위
CV20	화개(華蓋)	Hwagae	앞가슴 부위, 첫째 갈비사이공간과 같은 높이, 앞정중선 위
CV21	선기(璇璣)	Seon-gi	앞가슴 부위, 목아래패임에서 아래로 1촌, 앞정중선 위
CV22	천돌(天突)	Cheondol	앞쪽 목 부위, 목아래패임의 가운데, 앞정중선 위
CV23	염천(廉泉)	Yeomcheon	앞쪽 목 부위, 방패연골 윗모서리의 위쪽, 목뿔뼈 위쪽의 오목한 곳, 앞정중선 위
CV24	승장(承漿)	Seungjang	얼굴, 턱끝입술고랑 중심의 오목한 곳

부록 2

〈한약재 목록〉

제1장 해표약(解表藥)

1-1 발산풍한약(發散風寒藥)

마황(麻黃)	계지(桂枝)	자소엽(紫蘇葉)	형개(荊芥)
강활(羌活)	백지(白芷)	방풍(防風)	고본(藁本)
신이(辛夷)	세신(細辛)	생강(生薑)	향유(香薷)
총백(蔥白)	정류(檉柳)	창이자(蒼耳子)	

1-2 발산풍열약(發散風熱藥)

박하(薄荷)	우방자(牛蒡子)	상엽(桑葉)	국화(菊花)
갈근(葛根)	시호(柴胡)	승마(升麻)	만형자(蔓荊子)
담두시(淡豆豉)	선태(蟬蛻)	부평(浮萍)	목적(木賊)

제2장 청열사화약(淸熱瀉火藥)

2-1 청열사火藥

석고(石膏)	지모(知母)	노근(蘆根)	천화분(天花粉)
죽엽(竹葉)	치자(梔子)	하고초(夏枯草)	담죽엽(淡竹葉)
한수석(寒水石)	압척초(鴨跖草)	곡정초(穀精草)	
밀몽화(密蒙花)	청상자(靑箱子)	괴각(槐角)	

2-2 청열조습약(淸熱燥濕藥)

황금(黃芩)	황련(黃連)	황백(黃柏)	용담초(龍膽草)
고삼(苦蔘)	백선피(白鮮皮)	대두황권(大豆黃卷)	

2-3 청열량혈약(淸熱凉血藥)

서각(犀角)	선지황(鮮地黃)	현삼(玄蔘)	목단피(牧丹皮)
적작약(赤芍藥)	자초(紫草)		

2-4 청열해독약(淸熱解毒藥)

금은화(金銀花)	연교(連翹)	포공영(蒲公英)	자화지정(紫花地丁)
대청엽(大靑葉)	판람근(板藍根)	청대(靑黛)	우황(牛黃)
조휴(蚤休)	반변련(半邊蓮)	토복령(土茯苓)	어성초(魚腥草)
사간(射干)	산두근(山豆根)	마발(馬勃)	마치현(馬齒莧)
백두옹(白頭翁)	진피(秦皮)	아담자(鴉膽子)	패장초(敗醬草)
백화사설초(白花蛇舌草)		웅담(熊膽)	백렴(白蘞)
누로(漏蘆)	산자고(山慈姑)	녹두(綠豆)	번백초(翻白草)
위릉채(萎陵菜)	야국화(野菊花)	인동등(忍冬藤)	

2-5 청허열약(淸虛熱藥)

청호(靑蒿)	백미(白薇)	지골피(地骨皮)	은시호(銀柴胡)
호황련(胡黃蓮)			

제3장 사하약(瀉下藥)

3-1 공하약(攻下藥)

대황(大黃)	망초(芒硝)	노회(蘆薈)	

3-2 윤하약(潤下藥)

화마인(火麻仁)	욱리인(郁李仁)		

3-3 준하축수약(峻下逐水藥)

감수(甘遂)	대극(大戟)	원화(芫花)	견우자(牽牛子)
상륙(商陸)	파두(巴豆)	속수자(續隨子)	

제4장 거풍습약(祛風濕藥)

4-1 거풍습지비통(祛風濕止痺痛藥)

독활(獨活)	위령선(威靈仙)	방기(防己)	진구(秦艽)
해동피(海桐皮)	초오(草烏)	잠사(蠶沙)	발계(菝葜)
마전자(馬錢子)			

4-2 서근활락약(舒筋活絡藥)

목과(木瓜)	낙석등(絡石藤)	상지(桑枝)	백화사(白花蛇)
희첨초(豨簽草)	서장경(徐長卿)	사과락(絲瓜絡)	오초사(烏梢蛇)
취오동(臭梧桐)	해풍등(海風藤)		

4-3 거풍습강근골약(祛風濕强筋骨藥)

오가피(五加皮)	호골(虎骨)	곡기생(槲寄生)	상기생(桑寄生)

제5장 방향화습약(芳香化濕藥)

창출(蒼朮)	후박(厚朴)	곽향(藿香)	사인(砂仁)
백두구(白豆蔲)	초두구(草豆蔲)	초과(草果)	패란(佩蘭)

제6장 이수삼습약(利水滲濕藥)

6-1 이수퇴종약(利水退腫藥)

복령(茯苓)	저령(豬苓)	택사(澤瀉)	의이인(薏苡仁)
동과피(冬瓜皮)	적소두(赤小豆)	누고(螻蛄)	옥미수(玉米鬚)
택칠(澤漆)			

6-2 이뇨통림약(利尿通淋藥)

차전자(車前子)	목통(木通)	활석(滑石)	통초(通草)
해금사(海金沙)	석위(石韋)	비해(萆薢)	지부자(地膚子)
편축(萹蓄)	구맥(瞿麥)	동규자(冬葵子)	등심초(燈心草)
삼백초(三白草)			

6-3 이습퇴황약(利濕退黃藥)

인진호(茵蔯蒿)	금전초(金錢草)		

제7장 온리약(溫裏藥)

부자(附子)	천오두(川烏頭)	건강(乾薑)	육계(肉桂)
오수유(吳茱萸)	촉초(蜀椒)	필발(蓽撥)	필징가(蓽澄茄)
정향(丁香)	고량강(高良薑)	소회향(小茴香)	호초(胡椒)

제8장 이기약(理氣藥)

진피(陳皮)	청피(靑皮)	지실(枳實)	지각(枳殼)
목향(木香)	향부자(香附子)	오약(烏藥)	침향(沈香)
천련자(川楝子)	여지핵(荔枝核)	청목향(靑木香)	해백(薤白)
단향(檀香)	시체(柿蒂)	매괴화(玫瑰花)	대복피(大腹皮)
토목향(土木香)	감송향(甘松香)		

제9장 소식약(消食藥)

산사(山楂)	신곡(神麯)	맥아(麥芽)	곡아(穀芽)
내복자(萊菔子)	계내금(鷄內金)		

제10장 구충약(驅蟲藥)

사군자(使君子)	고련피(苦楝皮)	빈랑(檳榔)	뇌환(雷丸)
학슬(鶴蝨)	비자(榧子)	무이(蕪荑)	관중(貫衆)

제11장 지혈약(止血藥)

11-1 수렴지혈약(收斂止血藥)

선학초(仙鶴草)	백급(白及)	종려피(棕櫚皮)	우절(藕節)

11-2 양혈지혈약(凉血止血藥)

대계(大薊)	소계(小薊)	지유(地楡)	괴화(槐花)
측백엽(側柏葉)	저마근(苧麻根)	백모근(白茅根)	양제근(羊蹄根)

11-3 화어지혈약(化瘀止血藥)

삼칠근(三七根)	포황(蒲黃)	천초근(茜草根)	화예석(花蕊石)

11-4 온경지혈약(溫經止血藥)

애엽(艾葉)	복룡간(伏龍肝)		

제12장 활혈거어약(活血祛瘀藥)

천궁(川芎)	유향(乳香)	몰약(沒藥)	현호색(玄胡索)
울금(鬱金)	강황(薑黃)	아출(莪朮)	삼릉(三稜)
단삼(丹蔘)	호장근(虎杖根)	익모초(益母草)	도인(桃仁)
홍화(紅花)	오령지(五靈脂)	우슬(牛膝)	천산갑(穿山甲)
자충(蟅蟲)	수질(水蛭)	맹충(虻蟲)	택란(澤蘭)
능소화(凌霄花)	자연동(自然銅)	왕불류행(王不留行)	유기노(劉寄奴)
소목(蘇木)	건칠(乾漆)	조각자(皂角刺)	혈갈(血竭)
마편초(馬鞭草)	충울자(茺蔚子)	권백(卷柏)	계혈등(鷄血藤)

제13장 화담(化痰) 지해(止咳) 평천약(平喘藥)

13-1 온화한담약(溫化寒痰藥)

반하(半夏)	천남성(天南星)	백부자(白附子)	백개자(白芥子)
조협(皂莢)	선복화(旋覆花)	백전(白前)	

13-2 청화열담약(淸化熱痰藥)

전호(前胡)	길경(桔梗)	과루(瓜蔞)	패모(貝母)
천축황(天竺黃)	죽여(竹茹)	죽력(竹瀝)	해부석(海浮石)
문합(文蛤)	청몽석(靑礞石)	해조(海藻)	곤포(昆布)
반대해(胖大海)	와방자(瓦楞子)	비파엽(枇杷葉)	동과자(冬瓜子)

13-3 지해평천약(止咳平喘藥)

행인(杏仁)	백부근(百部根)	자원(紫苑)	관동화(款冬花)
소자(蘇子)	상백피(桑白皮)	정력자(葶藶子)	마두령(馬兜鈴)
백과(白果)			

제14장 안신약(安神藥)

주사(朱砂)	자석(磁石)	용골(龍骨)	호박(琥珀)
산조인(酸棗仁)	백자인(柏子仁)	원지(遠志)	합환피(合歡皮)
영지(靈芝)	야교등(夜交藤)		

제15장 평간약(平肝藥)

15-1 평간식풍약(平肝息風藥)

영양각(羚羊角)	조구등(釣鉤藤)	천마(天麻)	백강잠(白殭蠶)
전갈(全蝎)	오공(蜈蚣)	구인(蚯蚓)	결명자(決明子)

15-2 평간잠양약(平肝潛陽藥)

석결명(石決明)	모려(牡蠣)	진주(珍珠)	진주모(珍珠母)
대모(玳瑁)	대자석(代赭石)	백질려(白蒺藜)	

제16장 개규약(開竅藥)

사향(麝香)	빙편(氷片)	석창포(石菖蒲)	소합향(蘇合香)
안식향(安息香)	섬수(蟾酥)	장뇌(樟腦)	

제17장 보익약(補益藥)

17-1 보기약(補氣藥)

인삼(人蔘)	당삼(黨參)	황기(黃芪)	백출(白朮)
산약(山藥)	백편두(白扁豆)	감초(甘草)	대조(大棗)
봉밀(蜂蜜)			

17-2 보양약(補陽藥)

녹용(鹿茸)	녹각(鹿角)	녹각교(鹿角膠)	녹각상(鹿角霜)
파극천(巴戟天)	육종용(肉蓯蓉)	선모(仙茅)	음양곽(淫羊藿)
호로파(胡蘆巴)	두중(杜仲)	속단(續斷)	보골지(補骨脂)
구척(狗脊)	익모인(益母仁)	골쇄보(骨碎補)	동충하초(冬蟲夏草)
합개(蛤蚧)	호도육(胡桃肉)	자하거(紫河車)	토사자(菟絲子)
사원자(沙苑子)	쇄양(鎖陽)	구자(韭子)	양기석(陽起石)
해구신(海狗腎)	해마(海馬)	사상자(蛇床子)	

17-3 보혈약(補血藥)

당귀(當歸)	숙지황(熟地黃)	백작약(白芍藥)	하수오(何首烏)
아교(阿膠)	용안육(龍眼肉)		

사삼(沙參)	맥문동(麥門冬)	천문동(天門冬)	석곡(石斛)
옥죽(玉竹)	황정(黃精)	백합(百合)	구기자(枸杞子)
상심자(桑椹子)	한련초(旱蓮草)	여정자(女貞子)	구판(龜板)
별갑(鱉甲)	흑지마(黑芝麻)	저실자(楮實子)	

제18장 수삽약(收澁藥)

18-1 지한약(止汗藥)

부소맥(浮小麥)	마황근(麻黃根)	나도근(糯稻根)	

18-2 지사약(止瀉藥)

가자(訶子)	육두구(肉豆蔻)	적석지(赤石脂)	오매(烏梅)
앵속각(罌粟殼)	우여량(禹餘糧)	석류피(石榴皮)	춘피(椿皮)
오배자(五倍子)			

18-3 삽정(澁精) 축뇨(縮尿) 지대약(止帶藥)

오미자(五味子)	연자육(蓮子肉)	검실(芡實)	산수유(山茱萸)
금앵자(金櫻子)	상표초(桑螵蛸)	복분자(覆盆子)	해표초(海螵蛸)
백반(白礬)			

제19장 용토약(涌吐藥)

과체(瓜蒂)	상산(常山)	담반(膽礬)	여로(藜蘆)

제20장 외용약(外用藥)

유황(硫黃)	비석(砒石)	웅황(雄黃)	경분(輕粉)
연단(鉛丹)	노감석(爐甘石)	붕사(硼砂)	반모(斑蝥)
노봉방(露蜂房)	대풍자(大風子)		목근피(木槿皮)

부록 3

〈상용 한의학 용어〉

ㄱ

간(肝)
간혈(肝血)
감미(甘味)
격(膈)
결맥(結脈)
경(驚)
경결(硬結)
경근(經筋)
경기(經氣)
경락(經絡)
경맥(經脈)
경혈(經穴)
고미(苦味)
곡(哭)
공(恐)
관(關)
구갈(口渴)
구고(口苦)
구역(嘔逆)
군화(君火)
규맥(芤脈)
극혈(郄穴)
근막(筋膜)
기육(肌肉)
기허(氣虛)
기혈진액(氣血津液)
긴맥(緊脈)

낙맥(絡脈)
낙혈(絡穴)
내과(內踝)

ㄴ

노(怒)
노권(勞倦)
뇌맥(牢脈)

ㄷ

단맥(短脈)
담(膽)
담음(痰飮)
담음병(痰飮病)
대맥(代脈)
대복(大腹)
대장(大腸)
대침(大鍼)
도인(導引)
도한(盜汗)
동맥(動脈)
두항강통(頭項强痛)

ㅁ

망진(望診)
망혈(亡血)
맥상(脈象)
맥진(脈診)

명문(命門)
무한(無汗)
문진(問診)
문진(聞診)
미맥(微脈)
미사(微邪)

ㅂ

발(髮)
발산(發散)
방광(膀胱)
백(魄)
번열(煩熱)
번조(煩燥)
병인(病因)
병인(病因)-내인(內因)
병인(病因)-불내외인(不內外因)
병인(病因)-외인(外因)
병증(病證)
보사(補瀉)
복만(腹滿)
복맥(伏脈)
복진(腹診)
본치(本治)
봉침(鋒鍼)

ㅅ

사(思)
사기(邪氣)
사맥(死脈)
사진(四診)
사총혈(四總穴)
삭맥(數脈)
산맥(散脈)
산미(酸味)
삼릉침(三稜鍼)
삼초(三焦)
삽맥(澁脈)
상극(相剋)
상생(相生)
상서(傷暑)
상초(上焦)
상한(傷寒)
상화(相火)
서(暑)
선천(先天)

선혈(選穴)
설사(泄瀉)
섬어(譫語)
성(腥)
세맥(細脈)
소맥(小脈)
소변불리(小便不利)
소변자리(小便自利)
소복(小腹)
소복(少腹)
소인(素因)
소장(小腸)
손락(孫絡)
손맥(孫脈)
수곡(水穀)
수렴(收斂)
수체(水滯)
습(濕)
습병(濕病)
시침(鍉鍼)
신(呻)
신(神)
신(腎)
신기(神氣)
신미(辛味)
신열(身熱)
신중(身重)
실(實)
실맥(實脈)
실사(實邪)
실열(實熱)
심(心)
심통(心痛)
심포(心包)
심하만(心下滿)
심하비(心下痞)

ㅇ

압통(壓痛)

약맥(弱脈)
양기(陽氣)
어혈(瘀血)
연맥(軟脈)
열성(熱性)
영기(營氣)
영수(迎隨)
영혈(營血)
오곡(五穀)
오관(五官)
오미(五味)
오성(五聲)
오수혈(五兪穴)
오심(惡心)
오장육부(五臟六腑)
오취(五臭)
오풍(惡風)
오한(惡寒)
오행(五行)–목화토금
수(木火土金水)
온침(溫鍼)
완맥(緩脈)
외과(外踝)
외사(外邪)
우(憂)
원기(原氣)
원리침(員利鍼)
원양(元陽)
원침(員鍼)
원혈(原穴)
위(胃)
위구(胃口)
위기(衛氣)
유뇨(遺尿)
유맥(濡脈)
음기(陰氣)
음성(陰盛)
음식(飮食)
의(意)

이급후중(裏急後重)
이롱(耳聾)
인중(人中)

ㅈ

자락(刺絡)
자오(子午)
자침(刺鍼)
자한(自汗)
작탁(雀啄)
장(臟)
장부(臟腑)
장상(藏象)
장침(長鍼)
장화(壯火)
적(積)
적사(賊邪)
정(精)
정기(正氣)
정기(精氣)
정사(正邪)
정지(情志)
조(燥)
조(臊)
조박(糟粕)
종근(宗筋)
종기(宗氣)
주리(腠理)
중습(中濕)
중초(中焦)
중풍(中風)
중한(中寒)
증(證)
지(志)
지맥(遲脈)
진열가한(眞熱假寒)
진한가열(眞寒假熱)
질맥(疾脈)

ㅊ

참침(鑱鍼)
척(尺)
척부(尺膚)
천(喘)
초(焦)
촉맥(促脈)
촌(寸)
촌구(寸口)
취혈(取穴)
칠정(七情)
침관(鍼管)
침구(鍼灸)
침맥(沈脈)

ㅌ

탄석맥(彈石脈)
탈한(脫汗)
탕액(湯液)

ㅍ

팔회혈(八會穴)
평맥(平脈)
폐(肺)
폐기(肺氣)
표리(表裏)
표치(標治)
풍(風)
피모(皮毛)
피부침(皮膚鍼)
피침(鈹鍼)

ㅎ

하초(下焦)
학병(瘧病)
한(寒)
한성(寒性)
함미(鹹味)
해수(咳嗽)

향(香)

허(虛)

허맥(虛脈)

허사(虛邪)

허열(虛熱)

혁맥(革脈)

현맥(弦脈)

혈맥(血脈)

협(脇)

협척혈(夾脊穴)

협하(脇下)

협하경(脇下硬)

협하만통(脇下滿痛)

호침(毫鍼)

혼(魂)

홍맥(洪脈)

화(火)

활맥(滑脈)

후천(後天)

흉통(胸痛)

흉협고만(胸脇苦滿)

희(喜)

부록 4

〈그림과 표 목록〉

〈표 차례〉

〈단행본〉

1. Sung-Deuk Oak. Sources of Nursing History in Korea(한국 간호 역사 자료집) Vol. 1(1886-1900). 대한 간호협회. p. 26

2. 今西二郎(Imanishi Jiro). 補完 · 代替医療 - 統合医療. Kyoto:KINPODO. 2008:11-20. 57-59. 119. 257-263. 309-405. 317-327. 349-355.

3. 페이지엔 션, 정현모. 쉽게 배우는 경락 마사지. 푸른솔. 2002:10-13. 34-45. 180-189.

4. 강명수, 임미경, 최미애, 김덕희. 건강에 좋은 약선음식. 학문사. 2006.

5. 김규열, 최윤희. 약선학 총론. 의성당. 2019:224-226. 362

6. 데이비드 프롤리, 산드라 서머필드 코젝. 곽미자. 당신을 위한 맞춤 요가. 슈리 크리슈나다스 아쉬람. 2009.

〈논문〉

1. 范永聰 區顯鋒. 李氏朝鮮的醫女制度和著名醫女. Contemporary Historical Review(當代史學). 2005;7(1)

2. Miao J, Cheng L, Chi Z, Jing Y, Yong T, Aiping L. et al. Syndrome differentiation in modern research of traditional Chinese medicine. Journal of Ethnopharmacology. 2012;140(3):634-642.

3. Mohamed Elgendi. On the Analysis of Fingertip Photoplethysmography Signals. Current Cardiology Reviews. 2012;8(1):14-25.

4. R. Amalric, D. Giraud, C. Altschuler, J.M. Spitalier, H. Brandone, Y. Ayme et al. Infrared Thermography of Breast Cancers. An 8-year Experience. (Diganosis, Detection, Progrnosis, Follow-up). Proceedings of the 12th International Cancer Congress, Buenos Aires, 1978. Cancer Control. 1979:193-200.

5. M. Bonmarin, Le Gal. Thermal Imaging in Dermatology. Imaging in Dermatology. 2016:437-454.

6. Ashish Saxena, E.Y.K. Ng. Soo Teik Lim. Infrared(IR) thermography as a potential screening modality for carotid artery stenosis. Computers in Biology and Medicine. 2019;113:103419.

7. Kamei T et al. Correlation between alpha rhythms and natural killer cell activity during yogic respiratory exercise. Stress and Health. 2001;17:141-145.

8. 김태영. 경남 웰니스 관광 육성을 위한 제언. 경남발전. 2016(135):44-55.

9. 최지안. 힐링과 연관된 개념의 변천과 트렌드 동향분석-웰빙, 웰니스, 힐링의 키워드를 중심으로. 기초조형학연구. 2019;20(4):597-612.

10. 최환석, 옥선명, 김철민, 이병채, 정기삼, 이순주. 유산소 운동이 Heart Rate Variability(HRV)에 미치는 영향. 가정의학회지. 2005;26:561-566.

11. 김범정, 윤병국. 웰니스관광 활성화를 위한 한의학 콘텐츠 개발 연구 -경기도 파주시 허준 묘역을 중심으로- 한국사진지리학회지. 2022;32(4):131-149.

12. 윤현민. 태극건강기공체조가 신체 생리적 기능에 미치는 영향. 대한침구학회지. 2004;21(4):107-124.

13. 김경철, 이정원, 김이순. 한방기공체조가 두뇌력, 심박변이율, 생혈액형태에 미치는 영향. 동의생리병리학회지. 2007;21(1):126-136.

14. 최은주, 홍선기, 유준상. 아로마 에센셜 오일의 사상체질의학적 분류제목. 사상체질의학회지. 2011;23(3):304-317.

15. 고혜정, 김윤, 김경희, 김귀정, 김연주, 김영희 외. 그림으로 배우는 아로마테라피. 군자출판사. 2014:45-46.

16. 백유상, 안진희, 김종현, 김도훈. 조선시대 주요 조리서와 『동의보감』의 약주에 대한 비교 고찰. 대한한의원전학회지. 2021;34(2):169-206.

17. 김성찬, 홍금나, 최민주. 싱잉볼 소리의 특성 및 임상적인 기전. 한국자연치유학회지. 2022;11(2):143-151.

〈인터넷 자료〉

1. 인터넷 두산백과사전
2. 네이버 국어사전
3. 한경경제용어사전
4. 조선왕조실록, 『태종실록』.
5. 김정아. 학문명백과. 형설출판사.
6. 동서간호학연구소 홈페이지 http://www.ewnri.or.kr
7. https://www.mayoclinic.org/tests-procedures/ankle-brachial-index/about/pac20392934
8. https://www.fda.gov/consumers/consumer-updates/breast-cancer-screeningthermogram-no-substitute-mammogram
9. https://askhematologist.com/miscellaneous-red-cell-abnormalities/
10. https://tmc.gov.in/tmh/PDF/Hemato%20Pathology%20Course/PBS%20DR%20Kiran.pdf
11. World Health Organization(WHO) International Standard Terminologies on traditional medicine in the Western Pacific Region. 2007:19. https://apps.who.int/iris/handle/10665/206952

한방간호학개론

초 판 1쇄 인쇄일 2024년 2월 26일
초 판 1쇄 발행일 2024년 3월 4일

지 은 이 유준상
만 든 이 이정옥
디 자 인 황현옥
만 든 곳 행림서원
　　　　　서울시 은평구 수색로 340 〈202호〉
　　　　　전화 : 02) 375-8571
　　　　　팩스 : 02) 375-8573
　　　　　http://blog.naver.com/pyung1976
　　　　　이메일　pyung1976@naver.com
등록번호　제25100-2015-000103호
　ISBN　　979-11-89061-17-3　93510
정 　 가　22,000원